小儿推拿学

王　晨　张国强　主编

中原农民出版社
·郑州·

编委会

主　任　韦保新　娄　赟

副主任　王轶群　李中良　张志强

主　编　王　晨　张国强

副主编　王艳丽　齐二静

编　者　（以姓氏笔画为序）

王　珂　王　晨　王艳丽　齐二静

杨丽霞　肖莲英　张国强

图书在版编目（CIP）数据

小儿推拿学／王晨，张国强主编．—郑州：中原农民出版社，2019．8

ISBN 978－7－5542－2099－3

Ⅰ．①小…　Ⅱ．①王…　②张…　Ⅲ．①小儿疾病－推拿　Ⅳ．①R244．15

中国版本图书馆 CIP 数据核字（2019）第 172926 号

出版：中原农民出版社

地址：河南省郑州市郑东新区祥盛街 27 号 7 层　　**邮编**：450016

网址：http：//www. zynm. com　　**电话**：0371－65788656

发行单位：全国新华书店

承印单位：洛阳和众印刷有限公司

开本：787mm×1092mm　1/16

印张：17．25

字数：350 千字

版次：2019 年 9 月第 1 版　　**印次**：2019 年 9 月第 1 次印刷

书号：ISBN 978－7－5542－2099－3　　**定价**：55．00 元

编写说明

小儿推拿学是推拿学和中医学的重要组成部分,是中医儿科学和推拿学相结合的产物。小儿推拿学是在中医基础理论的指导下,根据小儿的生理、病理及生长发育特点,运用推拿手法作用于小儿一定部位和穴位,以防治小儿疾病,并以促进小儿健康及生长发育为目的的一门学科。是针灸推拿专业的主干课程和特色课程。

本教材是培养中医推拿人才的重要工具,是传承中医小儿推拿的重要载体,是传统中医药文化的具体体现。为使本教材在体现中医特色的同时融汇现代医学知识,我们对部分内容作了相应调整,使之符合当前的教学与临床。

本教材系统介绍了小儿推拿学的基础理论、临证概要及推拿治疗方法,强调诊断疾病、辨别证候等中医临证思维方法在小儿疾病诊断中的重要性,对小儿常见疾病的辨证施治规律与推拿技能进行了详细的阐述,并将中医儿科理论知识与推拿治疗紧密结合,强调知识的联系性和内在逻辑关系,重视小儿推拿学的实用性和发展性。在内容设置方面充实了新知识、新技能,如在基础篇里增设了小儿推拿辨证概要、治法概要、小儿喂养与保健以及小儿推拿治疗特点等,将小儿推拿常用手法增加到 15 种,复式操作法增加到 17 种,并在常用穴位章节里插入图片等;在临床篇里我们增加了现代小儿的常见病、多发病和其他疗法以及知识链接、小贴士等,并在每章的后面设置了复习思考题等;在附篇里增加了婴儿抚触等内容。力求全面反映小儿推拿的基础理论、基本知识和基本技能,突出中医小儿推拿在小儿疾病预防与治疗中的特色与优势。

本教材既侧重推拿技能的实用性,又体现本专业的特色,使其更具思想性、系统性、先进性和创新性;其内容体系设计科学,文中导入知识链接和小贴士等,以提高学生的学习兴趣和学习效率。

本教材编者均常年从事小儿推拿教学与临床治疗工作。为适应当前医学发展的需要,教材的深度和广度应符合高职院校针灸推拿专业培养目标的要求,做到理论知识简明扼要、推拿技能密切联系临床,既能满足小儿推拿教与学的需要,又能满足小儿推拿从业人员的需求,亦可满足其他相关专业人员自学的需要。

本教材分为上篇、下篇和附篇三部分,共十四章。其中第一至第六章为上篇(基础篇),主要介绍小儿推拿的基础知识、基本理论和基本技能,包括小儿推拿发展简史、生理病理病因特点、生长发育特点、临证概要、小儿喂养与保健、小儿推拿治疗概要、小儿推拿手法以及常用穴位等;第七至第十三章为下篇(临床篇),主要介绍小儿常见病的基本理论和推拿治疗方法,分为肺系病证、脾胃系病证、心系病证、肝胆系病证、肾系病证、时行病证以及其他病证等;第十四章为附篇(保健篇),主要介绍了小儿保健常用及全身推拿和婴儿抚触等;附录为文献歌赋选录。书中详细介绍了小儿推拿的手法和常用穴位的具体操作方法,对临床 39 种适宜小儿推拿的常见病证作了详细的阐述,全书共配插图 191 幅。

本教材主要适用于针灸推拿、中医骨伤科、康复治疗技术、护理等专业。

在教材的编写过程中,得到了河南推拿职业学院领导的大力支持,他们对本教材的编写和审定给予极大的关注和帮助,并提出了宝贵的意见,在此特表示衷心感谢!

本教材图片由摄影记者燕鑫拍摄,在此表示衷心感谢!

在编写过程中,我们着重总结教学与临床经验,集思广益,力求编出特色。由于水平所限,书中错谬之处在所难免,敬请广大师生在使用本教材的过程中,提出宝贵意见或建议,以便今后进一步修订完善和提高。

《小儿推拿学》编委会

2019 年 3 月

目 录

上篇 基础篇

下篇　临床篇

附篇　保健篇

上篇 基础篇

第一章 概 述

小儿推拿学是在中医学基本理论的指导下，根据小儿的生理、病理及生长发育特点，运用推拿手法作用于小儿一定部位和穴位，以防治小儿疾病，并促进小儿健康及生长发育的一门学科。

小儿推拿是中医儿科学和推拿学相结合的产物，它是传统中医的重要组成部分，通过运用特有的手法和穴位，将中医认识和治疗疾病的“理、法、方、药”演变为“理、法、方、推”。同时它又隶属于推拿学，遵循推拿学的基本规律，传统的推拿手法和腧穴同样适用于小儿。然而由于小儿特殊的生理特点，使得小儿推拿疗法与成人推拿疗法不尽相同，小儿推拿穴位除十四经穴位之外，还有其特定穴位，且许多特定穴都分布在肘腕关节以下，其操作手法、速度及时间和手法作用等都与成人有着很大的差别，因而形成了小儿推拿治疗的独特体系。

第一节 小儿推拿发展简史

推拿疗法是我国劳动人民在与疾病作斗争的长期实践过程中积累起来的宝贵经验。早在两千多年以前就有用推拿手法治病的记载，到隋唐时期最为盛行，直到明朝万历年间，按摩由治疗成人疾病逐渐发展到治疗小儿疾病，并经古代医家的长期医疗实践及经验总结，小儿推拿在推拿学中自成体系，独具一格。

数千年来，历代儿科医家在小儿推拿保健、预防和治疗方面积累了极其丰富的临床经验和理论知识，对人类发展做出了卓越的贡献。随着社会的发展，现代人们逐渐认识到自然疗法的优越性，小儿推拿又受到了世人的瞩目，并在当今小儿的保健和防治疾病中继续发挥重要作用。

一、明代以前(小儿推拿奠基时期)

“推拿”一词最早出现于明代张四维《医门秘旨》,在此之前多称为“按摩”,明代以后两者并存共用,目前我国政府以“推拿学”正式命名这一学科。推拿是人类最古老的一种外治疗法,从人类诞生之初,人们在与自然界斗争的过程中,就认识到按摩对疾病的预防、治疗及对身体的保健作用,不断地实践并总结经验教训而逐渐形成了推拿治疗体系。

春秋战国时期,扁鹊广泛运用砭石、针灸、按摩、汤液、热熨等方法治疗疾病,被后世尊为“医祖”。《史记·扁鹊仓公列传》记载:“扁鹊名闻天下……来入咸阳,闻秦人爱小儿,即为小儿医……”还详细记载了扁鹊与弟子运用砭刺、按摩、药熨、汤剂等方法治愈患有“尸厥”的虢国太子的案例。

湖南长沙马王堆出土的我国现存最早的医学著作《五十二病方》提到了婴儿索痉、婴儿病痫、婴儿瘛等儿科病名,并记载了用匕周刮痧治疗小儿惊风,还首次记录了类似膏摩的治疗方法。

秦汉时期,我国成人按摩将近成熟。我国现存最早的医学典籍《黄帝内经》162 篇中共有 29 篇涉及推拿,并指出了按摩的发源地为现今河南一带,还描述了按摩的命名、适应证、禁忌证、具体方法、治疗机制、按摩人才选择标准及按摩工具等。同时也论述了小儿生长发育、体质特点、先天致病因素,以及泄泻、喘鸣等病证的诊断和预后。《灵枢·卫气失常》“十八已上为少,六岁已上为小”,《灵枢·逆顺肥瘦》“婴儿者,其肉脆血少气弱”,《灵枢·厥病》还记载了按摩与针刺结合治疗小儿虫病的方法,“肠中有虫瘕及蛟蛕……肿聚往来上下行,痛有休止,腹热喜渴,涎出者,是蛟蛕也。以手聚按而坚持之,无令得移,以大针刺之,久持之,虫不动,乃出针也”。东汉张仲景《金匮要略》首次提到了“膏摩”一词,并将其与针灸、导引等法并列,用于预防保健。

两晋南北朝时期,按摩手法日渐丰富,手法适用范围不断扩大,膏摩法得到系统总结,养生手法逐渐形成。葛洪不仅对我国的药物学研究有较深的造诣,而且对推拿也有一定的贡献,如他所著的《肘后备急方》中记载有“治卒腹痛……拈取其脊骨皮深取痛引之,从龟尾至顶门乃止。未愈,更为之”。这种方法与现在的小儿捏脊疗法颇为相似,它不仅可治疗急腹症,还可治疗小儿疳积等许多病证。该书还有用重刺激的手法使突然昏厥的病人苏醒的记载,如“救卒死……令爪其病人人中,取醒”,及运用抄腹法又称颠腹法治疗小儿急性腹痛(如肠扭转)的治疗方法,如“使病人伏卧,一人跨上,两手抄举其腹,令病人自纵重轻举抄之,令去床三尺许,便放之,如此二七度止”,使推拿急救治疗的范围更加宽广。此书还最早记述了“天行发斑疮”即天花的典型症状和流行特点。

隋唐时期按摩颇受重视,在太医署内有专门的按摩科,并有按摩博士的职位。最早的太医署分医、药两大部分。医学教育又分为医、针、按摩和咒禁四科。少小科是医学教育的重要内容和必修课。按摩博士对按摩生进行教学、培训和考核。唐代完善了太医署制度，规定了按摩的治疗范围为“风、寒、暑、湿、饥、饱、劳、逸”八类。唐代对儿科医生要求严格，承袭医学博士教授学生的形式，学制五年，有严格的考试制度，考试合格方能成为小儿医。

隋代首位太医博士巢元方著《诸病源候论》，全书 50 卷，其中小儿杂病诸候 6 卷，儿科病因证候 252 候。提出了小儿“不可暖衣……宜时见风日。常当节适乳哺”等正确的育儿观。全书并无方药，却于每卷之末附按摩导引法，并把摩腹法作为保健推拿。唐代医家孙思邈极其重视妇幼保健，在《备急千金要方》中有应用药物制成膏剂与手法相结合的膏摩法。“治少小新生肌肤柔弱，喜为风邪所中，身体壮热，或中大风，手足惊掣，甘草防风（各一两）白术桔梗（各二十铢）雷丸（二两半）上五味……炙手以摩儿百遍，寒者更热，热者更寒”。他运用膏摩法治疗小儿范围内的疾病有：“中客忤”“项强欲死”“鼻塞不通涕出”“夜啼”“腹胀痛”“不能乳食”等十几种，不但扩大了膏摩治疗疾病的范围，对膏摩法治疗小儿疾病也有了较系统的论述。该书还记载：“小儿虽无病，早起常以膏摩囟上及手足心，甚避风寒。”这是首次将膏摩法用于小儿保健推拿的医学文献记载。唐代王焘《外台秘要》第 35 ~ 36 卷为“小儿诸疾”，有“摩儿头及脊”治疗夜啼的记载。唐末，我国第一部儿科专著《颅囟经》提出了小儿“纯阳之体”的理论，阐述小儿脉法及囟门诊察法，论述了惊、痫、疳、痢、火丹等证治。

宋代将少小科改称小方脉科，使中医儿科完全独立。北宋钱乙是当时最享盛名的儿科之圣，他专于儿科 40 余年，学术造诣精湛，有《小儿药证直诀》三卷传世。他在小儿生理、病理、四诊、治疗等方面，都有独特见解。他总结出了小儿的生理病理特点“五脏六腑，成而未全，全而未壮。脏腑柔弱，气血未实，易虚易实，易寒易热”，强调了望诊的重要性，创立了中医儿科的脏腑辨证体系。

虽然宋代是中医儿科形成发展的辉煌时期，但由于受到宋代程朱理学及中央集权思想的影响，包括按摩在内的中医外科治疗体系的发展受都到了一定的限制，宋代按摩科被取消，尽管身处逆境，推拿医学仍在部分医家和民间顽强生存，并酝酿着新的发展。这一时期的医学著作中，仍可找到按摩治病和养生保健的宝贵资料。在《太平圣惠方》《圣济总录》中均有很多膏摩方，膏摩的操作趋向细腻，并对按摩手法的作用有了较详细的论述。

二、明清时期（小儿推拿形成成熟时期）

明代是小儿推拿发展的鼎盛时期，在当时的医疗机构“太医院”十三科中，又再度成立了“按摩科”，小儿推拿的理论水平不断提高，临床上已经积累了丰富的经验，形成了小儿推拿的独特体系，不仅儿科专著中有大量小儿推拿的记载，而且小儿推拿专著也相继问世。

明代张四维《医门秘旨》，最早提出了“推拿”一词，书中有部分小儿推拿内容，并绘有“推拿掌法图”。四明陈氏《小儿按摩经》是最早的小儿推拿专著，收录于杨继洲《针灸大成》。该书开篇指出“小儿之疾，并无七情所干，不在肝经，即在脾经，不在脾经，即在肝经。其疾多在肝脾两脏”。收集了40多个小儿推拿特定穴位，并绘制了小儿推拿穴位图谱，记载了多种推拿手法及29种小儿推拿复式操作手法。《小儿按摩经》的问世，标志着小儿推拿从民间技艺升华为成熟理论，小儿推拿学科从此走上独立发展之道。明代太医龚云林在广泛搜集并总结前人有关小儿推拿按摩疗法成就的基础上，结合自家临床实践中的心得体会撰写了《小儿推拿方脉活婴秘旨全书》。本书卷上首先详细论述小儿变蒸、惊风、诸疳、吐泻四病的病因病机及证治，其次叙述儿科的诊法、推拿手法、穴位、穴位图及其他外治方法。卷下将儿科多种疾病编成歌诀，并载述相应疾病的方药治法。此书为现存推拿专著中年代较早而又较为完善的小儿推拿单行本，曹炳章先生曾把此书誉为“推拿最善之本”。同时还有周于蕃的《小儿推拿秘诀》等著作问世。

清代小儿推拿更广泛地应用于临床，在民间尤为盛行，同时其诊疗水平不断提高、发展和创新。该时期小儿推拿专著较多，其中对后世影响较大的有熊应雄的《小儿推拿广意》，该书重点介绍小儿推拿穴位和手法，图文并茂，并论述了小儿推拿各种诊法，在小儿推拿史上起着广泛的普及作用，虽多次出版，仍供不应求。还有骆如龙的《幼科推拿秘书》，徐谦光的《推拿三字经》，周松龄的《小儿推拿辑要》，张振鋆的《厘正按摩要术》等。

三、近现代小儿推拿概况

近代中国内忧外患，中医事业举步维艰，推拿疗法备受冷落，但因推拿有其群众基础，仍然在民间发展，最大成就是形成了许多推拿流派。而此时西医和西医手法的传入促进了传统手法的革新。这一时期的推拿著作仍以小儿推拿为主，大都通俗易懂，图文并见，对推拿的普及有一定作用，但缺乏创新，学术鲜有建树。

新中国成立后，在党的中医政策指引下，推拿疗法得到各级地方政府和卫生部门的大力扶植和发展，中医推拿犹如枯木逢春，得到复苏和发展，不少院校成立了推拿系或推拿专业，小儿推拿学的教学工作不断提高，小儿推拿专著和小儿推拿学的教材相继出版，如上海科学技术出版社出版的《推拿学》和山东科学技术出版社出版的《推拿学》以及中国盲文出版社出版的《儿科推拿学》等。

近年来，随着中医推拿学术交流的活跃，小儿推拿更是独树一帜，这对促进中医儿科学术交流发展起到了积极的作用。

儿童是人类的希望，祖国的未来，能否保证儿童的健康，使之聪颖、健康、活泼、快乐地成长，不仅关系到千家万户的愿望与幸福，而且关系到国家的前途与民族的兴旺，因此，开展小儿推拿教学、科研、临床及积极培养推拿人才，将对我国儿童及世界儿童的卫生保健工作做出重大的贡献。

附Ⅰ　主要小儿推拿流派介绍

小儿推拿自明代形成以后，在其发展过程中，受到诸如历史、地域、文化、医者自身等因素的影响，形成了多个具有自身特色和风格的研究和运用小儿推拿并世代流传的派别，称为小儿推拿流派。各大流派在有关小儿生理病理、小儿推拿原理、防治疾病等方面均有自己独特的学术思想，而其推拿手法操作也往往有别于主流学科，并在一定区域内世代相传。

目前国内发展比较充分，影响较大的小儿推拿流派主要有：湘西小儿推拿流派，山东的三字经小儿推拿流派、张汉臣小儿推拿流派、张席珍小儿推拿流派和孙重三小儿推拿流派，北京的冯氏小儿捏脊流派和上海的海派儿科推拿。其他的流派，有的昙花一现，有的囿于狭小的区域，还有的缺少理论总结和著述，大都逐渐萎缩或湮没了。

随着时代的发展，尤其是信息化时代的来临，促使国内各大小儿推拿流派不断交叉融合，各个流派与其原貌也有了不同程度的差异。下面将对目前国内重要的小儿推拿流派代表人物及特点作简要介绍。

（一）湘西小儿推拿流派

1. 代表人物　刘开运、符明进、邵湘宁、石维坤等。

刘开运出身中医世家，苗汉后裔，御医后代，家族业医已三四百年，祖传中医、草医、推拿三套绝技，融汉、苗医于一炉，独树一帜。曾担任中华推拿学学会副主任，主编《小儿推拿疗法》，为国内唯一精通中医、草医、推拿的名老医师，主要从事小儿推拿研究，并将刘氏小儿推拿流派发扬光大。

2. 特征

①重视传统推拿，学术思想遵从古训，传承明清时期主流小儿推拿操作部位、主要穴位和手法。

②辨证取穴，归经施治。继承并发扬了小儿推拿的辨证施治，认为辨证是取穴的基础。诊治过程中十分重视对疾病病症的归经施治，根据疾病的症状采取恰当的穴位、手法及清补原则进行治疗。

③创立独特的五经配伍推治法。诊治疾病以五脏为中心，把小儿常见病归属五脏，并运用生克制化理论，结合小儿生理病理特点，确定补母、泻子、抑强、扶弱的治疗原则，以指导取穴主补或主泻，以全面调理五脏。

④推拿手法以推揉为主，拿按次之。顺时针旋推为补，从指尖向上直推螺纹面为泻。

⑤创立独具特色的基本程序。常例开门（开天门、推坎宫、揉太阳、掐总筋、分手阴阳）—上肢部（五经每人必推）—胸腹部（膻中、中脘）— 背腰部（肺俞）—下肢部—关门（拿或按肩井），在此基础上，根据患儿病情稍作调整。

（二）三字经小儿推拿流派

1. 代表人物　徐谦光、李德修、赵鉴秋等。

三字经小儿推拿流派创始人徐谦光 1877 年完成了《推拿三字经》的创作，也标志着其流派的创立，其著作虽未出版，但在民间流行，其后未有传人。真正将三字经小儿推拿流派发扬光大的是青岛市中医院李德修先生。李德修，又名慎之(1893～1972年)，山东威海市北竹岛村人。遇威海清泉学校校长戚经含，怜其疾苦，遂赠清代徐谦光著《推拿三字经》一书，并悉心指教，经8年学习，方独立应诊。1920年到青岛，在鸿祥钱庄设诊所，颇具声望。1929年自设诊所，求治者盈门，李德修潜心于望诊，患者入室，举目一视，即能说出病情。1955年应聘到青岛市中医院工作，任小儿科负责人。自此，李德修将三字经流派推拿专用于治疗小儿病症。

2. 特征

①偏重望诊及五脏辨证。该流派认为气血不和为病之根，气血受血脉约束并调节，小儿百脉汇于两掌，因此欲调血脉，两掌为先，大部分穴位均分布在两掌。

②重视脾胃，治疗多用补脾经，以健脾胃或补土生金或以后天养先天。

②穴位总数少，常用穴位28个，治病取穴少而精，善用独穴。本派每次取穴3～5个，急性病可采用独穴治病，多推，久推，甚至推10分钟。

④推拿时间长，手法频率高。一般每穴推拿3～5分钟，频率200次左右。

⑤治疗以祛邪为主，手法以清法见长。

⑥手法操作简单，常用推、揉、拿、捣、分、合、运、掐等手法。

⑦无论男女只推左手。

⑧以推拿代替药物，如推三关为参附汤，退六腑为凉散，清天河水为安心丹，运八卦为调中益气汤，补脾土为六君子汤，平肝为逍遥散。

(三)张汉臣小儿推拿流派

1. 代表人物　张汉臣、田常英等。

张汉臣，字新棠、贻桐、赓戊(1910～1978年)，山东蓬莱县人。少年即随师学习中医内科，熟读《黄帝内经》《伤寒论》《金匮要略》等古典著作及中医儿科和小儿推拿名著。1925年拜本县推拿名医艾老太为师，自此，致力于小儿推拿事业。1930年独立行医，1957年应聘到青岛医学院附属医院，组建小儿推拿室开展小儿推拿疗法。1962年出版《小儿推拿概要》。

2. 特征

①重视望诊，其内容多而翔实，尤以望面色和望鼻最有特色。在望色中建立起关于“滞色”的标准、分类、意义、观察方法及相应的小儿推拿治疗体系。

②提倡辨证论治，在治则上是以治本为主，谨守“补虚扶弱”或“补泻兼治”的法则。

③把小儿推拿概括为“一掌四要”。“一掌”即掌握小儿无七情六欲之感，只有风、寒、暑、湿、燥、火、伤食之证的生理特点。“四要”包括一要辨证细致，主次分明；二要根据病情，因人制宜；三要取穴精简，治理分明；四要手法熟练，刚柔相济。

④补泻与手法操作力度、时间、频率相关。力度稍重、频率快(>220次/分)，时间少于20分钟，每日1～2次为泻；力度稍轻、频率稍缓(<200次/分)，时间20分钟以上，每

日或隔日 1 次,为补。

⑤重视小儿推拿的现代学研究,对常用 57 个穴位进行解剖学研究和定位,开创了小儿推拿实验的先河。

(四)张席珍小儿推拿流派

1. 代表人物 张席珍、张寄岗、李福升、马红旗等。

张席珍,原青岛盲校教师,中医世家,自幼跟随祖父刻苦学习,深得祖父真传。张席珍年轻时便能熟练运用针灸、推拿医术为百姓治病,是百姓眼中“颇有本领”的草根医生。20 世纪 50 年代,张席珍被派往北京参加全国首届盲人按摩培训班学习。结业后,因其在小儿推拿方面表现出来的天赋和技能,被青岛市盲人按摩学校聘为讲师。他全身心扑在小儿推拿事业上,创立了张席珍小儿推拿流派,为青岛市小儿推拿临床和人才培养做出了贡献。

2. 特征

①切而知病,切推结合。由于流派的创始人张席珍老师本人为盲人,其教学对象就是盲人,传统四诊的望闻受限。张席珍根据盲人识记性强、手感强、触觉灵敏的特点,确立了以切诊为主的学术思想。临床上,该流派只简单了解相关病情,就开始推拿。边推拿,边体会手下感觉,将切诊与推拿有机融合于一体。同时,也重视问诊,通过问诊了解主要病情,了解发病经过,了解治疗效应。

②百病归宗,阴阳为本,建立二元论。该流派认为,小儿形气未充,体属稚阴稚阳。阳易耗散,阴易消亡。辨证以阴阳为纲。

③手法操作左右对称,全身按摩,完整套路。

④手法以推、揉、颤为特色,频率快,时间短。

⑤操作时,先上肢,次头面、胸腹、下肢及背腰。

⑥五经穴位于指尖至指根的直线;从小指尖推向指根为补肾阴,从小指根推向指尖为补肾阳。

⑦手法轻快、柔和,操作时间短。被形容为清风拂云,水波荡漾。患儿大多感觉舒适,一般不会哭闹。其频率特快,常达到每分钟 200 次以上,因此操作时间短,多在 5 分钟以内。

⑧数字有阴阳,奇数为阳,偶数为阴。该流派在温阳益气操作时多用 7 的倍数,而在滋阴降火时,多用 6 或 8 的倍数。

(五)孙重三小儿推拿流派

1. 代表人物 孙重三、张素芳、姚笑等。

小儿推拿流派的创始人孙重三(1902 ~ 1978 年),是山东省荣成县埠柳公社不夜村人。20 岁时拜老中医林椒圃为师,1959 年调山东中医学院儿科教研室及其附院任推拿科主任,开展小儿推拿疗法,著《儿科推拿疗法简编》和《通俗推拿手册》。

2. 特征

①首重“天人合一”的整体观念，诊病强调闻诊和望诊。

②继承了林椒圃“十三大手法”。

③总结出经验效穴：四大手法治感冒，推天柱骨治呕吐，侧推大肠、推脾经、推上七节骨加减治疗腹泻，推箕门利尿，摩神阙有特点，推胸八道配推揉膻中治咳嗽等。

（六）冯氏小儿捏脊流派

1. 代表人物　冯泉福、佘继林等。

流派创始人冯泉福（1902～1989 年），号雨田，北京人。其父冯沛成及祖父皆业医，精通小儿捏脊。冯泉福是冯氏捏积术的第四代传人。冯泉福幼时即受家父医学思想的熏陶，20 岁时随父亲开始学习捏积术，1928 年独立行医，1959 年调入北京中医院儿科工作，并始终负责儿科的捏脊工作。

2. 特征

①该流派对小儿积证有独到见解，将积证分为四型：乳积、食积、痞积、疳积。认为脾胃为后天之本，脾虚成疳。

②该流派认为捏脊重在捏脊背正中，能通调任督二脉，调节阴阳。

③在捏拿的同时，为了加强疗效，又配合服用“消积散”及外敷“冯氏化痞膏”。

（七）海派儿科推拿

1. 代表人物　金义成等。

2. 特征

①病因方面已不同于前人所谓的“小儿无七情所干”的认识，认为同样要重视“七情”的影响。

②界定了小儿推拿对象，认为小儿推拿穴位和复式操作主要针对 6 周岁以下儿童，3 周岁以下效果更佳。

③根据“通则不痛、不痛则通”的原理，以痛为俞，通过在痛点的治疗达到祛除病痛的目的。

④手法除了继承传统的八法，还融入了上海的一指禅推拿、㨰法推拿、内功推拿等三大成人推拿流派的手法，成为“推拿十六法”。

附Ⅱ　古代儿科、小儿推拿著作简表

表 1－1　古代儿科、小儿推拿著作一览表

书　名	成书时期及作者	主要贡献
诸病源候论·小儿杂病诸候	隋 巢元方等	系统地提出小儿养护，生理病理，病因病机等

续表

书 名	成书时期及作者	主要贡献
备急千金要方	唐 孙思邈	重视儿科疾病及膏摩，总结了唐代以前儿科医学成就
外台秘要	唐 王焘	大型综合性医著
颅囟经	唐末宋初 佚名	我国现存最早的儿科专著，提出“纯阳”学说
太平圣惠方	宋 王怀隐等	小儿急慢惊风的诊治
圣济总录	宋 赵佶	推拿手法的分析，推拿作用的认识
小儿药证直诀	宋 钱乙	创立五脏为纲的儿科辨证方法，明确其生理病理特点
小儿斑疹备急方论	宋 董汲	天花、麻疹类专著，治痘用寒凉的代表
幼幼新书	宋 刘昉	收集了许多宋以前散失的儿科著作
小儿卫生总微论方	南宋 佚名	论述多种小儿先天畸形，正确提出脐风的病因及预防
活幼心书	元 曾世安	提出小儿不宜过饱过暖的疾病预防思想
保婴撮要	明 薛铠、薛己	中医小儿外科，“烧灼断脐法”预防脐风
补要袖珍小儿方论	明 徐用宣等	最早的小儿推拿专篇
片玉心书	明 万全	儿科病的临床经验
幼科发挥	明 万全	小儿预防和保健
小儿按摩经	四明陈氏	最早的小儿推拿专著
小儿推拿方脉活婴秘旨全书	明 龚廷贤	流传最早的小儿推拿单行本
小儿推拿秘诀	明 周于蕃	手上推拿法，阳掌诀法，阴掌诀法等
小儿推拿广意	清 熊应熊	清代最早的小儿推拿著作，创立五经推法
幼科铁镜	清 夏鼎	儿科重视望诊，考证，推拿代药赋
医宗金鉴·幼科心法要诀	清 吴谦等	广泛收集清以前儿科证治经验
幼幼集成	清 陈复正	小儿指纹诊法
幼科推拿秘书	清 骆如龙	脾经的定位，手法与穴位结合，强调推拿穴位配伍
温病条辨·解儿难	清 吴瑭（吴鞠通）	结合温病理论研讨产后调治、产后惊风、小儿急慢惊风和痘症等
理瀹骈文	清 吴尚先	膏药为主的外治法
保赤推拿法	清 夏云集	阐释、注解小儿推拿手法，论述注意事项
推拿三字经	清 徐谦光	反映了推拿三字经流派的特色
厘正按摩要术	清 张振鋆	系统总结了明清时期儿科理论与临床经验
推拿指南	清 唐元瑞	眼科疾病推拿法

第二节 小儿生理病理及病因特点

小儿从初生到成年，处于不断生长发育过程中，其身体的各种组织器官、各种功能活动都处于一种未成熟的状态，但随着小儿年龄的增长，各组织器官及其功能从不成熟到成熟，从不完善到完善，从不稳定到稳定，逐渐地向成人过渡，所以小儿在形体、生理、病理、生长发育等方面，都与成人有所不同，年龄越小越显著。因此，不能简单地把小儿看成是成人的缩影。

历代儿科医家对小儿生理、病理特点的论述很多。归纳起来，其生理特点主要表现为脏腑娇嫩，形气未充；生机蓬勃，发育迅速。病理特点主要表现为发病容易，传变迅速；脏气清灵，易趋康复。正确认识这些特点，对了解小儿生长发育，预防保健和疾病的诊治，都具有极其重要的意义。

一、生理特点

小儿的生理特点主要有以下两个方面：

（一）脏腑娇嫩，形气未充

这是小儿生理特点之一，“脏腑”是指五脏六腑，“娇嫩”是指娇小柔弱，发育不成熟、不完善。“形”是指形体结构，“气”是指生理功能活动。“脏腑娇嫩，形气未充”具体表现在肌肤柔嫩，腠理疏松，气血未充，经脉未盛，神气怯弱，筋骨未坚等方面。即小儿出生之后，五脏六腑都是娇柔嫩弱的，其形态结构，四肢百骸，筋骨肌肉，气血津液，功能活动都是不成熟和相对不足的。

肾气的生发是推动小儿生长发育、脏腑功能成熟完善的根本动力。《素问·上古天真论》说“女子七岁，肾气盛，齿更发长；二七而天癸至，任脉通，太冲脉盛，月事以时下，故有子……丈夫八岁，肾气实，发长齿更；二八，肾气盛，天癸至，精气溢泻，阴阳和，故能有子”。小儿稚嫩的形与气需要在肾气的生发、推动下，随着年龄增长，至女子“二七”（14岁左右），男子“二八”（16岁左右）才能逐渐充盛、完善和成熟。

小儿五脏六腑的形与气皆属不足，但又以肺、脾、肾三脏不足更为突出。明代医家万全在总结前人经验和长期临床实践的基础上，针对小儿五脏的特点，提出了“三不足，两有余”的学术思想，即小儿肺常不足，脾常不足，肾常虚；肝常有余，心常有余。小儿肺脏娇嫩，卫外机能未固，外邪易由肌表、口鼻侵袭肺脏，故小儿感冒、咳喘等肺系病证最为常见；小儿脾常不足，脾胃的运化功能较弱，容易为饮食所伤，出现积滞、呕吐、泄泻等脾胃系病证；小儿肾常虚，肾中精气尚未充盛，需随年龄增长而不断充盈（最终女子二七而月事以时下，男子二八而精气溢泻），婴幼儿二便不能自控或控制能力较弱，容易出现遗尿等肾系病证；小儿心气未充、心神怯弱未定，表现为易受惊吓、思维及行为约束能力较差；肝主疏泄、主风，小儿肝气未实、经筋刚柔未济，表现为好动、易发惊惕、抽风等。

清代吴鞠通在其所著的《温病条辨·解儿难》中运用阴阳理论,在前人论述的基础上,将小儿的这种生理现象归纳为"稚阳未充,稚阴未长",即"稚阴稚阳"学说。这里所指的"阴",是指体内的精、血、津液等一切有形物质;"阳"是指体内脏腑及有形之质的各种生理功能活动。故"稚阴稚阳"的观点,更充分说明了小儿无论在物质基础与生理功能上,都是幼稚和不完善的,都需要随着年龄的增长而不断地生长发育才能逐步趋向完善和成熟。

(二)生机蓬勃,发育迅速

"生机"指生命的活力,"蓬勃"指旺盛,"发育"指生长发育,这是小儿生理特点的另一个方面,用来比喻小儿时期生长发育非常迅速。由于小儿脏腑娇嫩,形气未充,所以在生长发育过程中,无论在形体结构,还是功能活动方面,均不断向完善、成熟方面发展,年龄愈小,生长发育的速度也愈快,蓬勃的生机越明显。古代医家把小儿的这种生理现象称为"纯阳"。如《颅囟经·脉法》首先提出:"凡孩子三岁以下,呼为纯阳,元气未散。""纯阳",是指小儿在生长发育的过程中,表现为生机旺盛,发育迅速,好比旭日之初升,草木之方萌,蒸蒸日上,欣欣向荣而言,并非说正常小儿是有阳无阴或阴亏阳亢之体。

小儿"肝常有余,心常有余"也是小儿这一生理特点的反应。"肝常有余"是指肝脏升发疏泄全身气机的功能旺盛。"心常有余"是指小儿生长发育,心气旺盛有余,呈生机蓬勃之象。

总之,我国历代儿科医家通过长期的观察和临床实践,总结出的关于"稚阴稚阳"和"纯阳之体"的两个理论观点,正确概括了小儿生理特点的两个方面。前者是指小儿机体柔弱,阴阳二气均较幼稚不足;后者则是指在生长发育过程中,生机蓬勃,发育迅速,与成人迥然不同。

二、病理特点

小儿的病理特点,主要有两个方面:

(一)发病容易,传变迅速

小儿病理特点,主要是由小儿生理特点所决定的。清代吴鞠通在《温病条辨·解儿难》中指出:"且其脏腑薄,藩篱疏,易于传变;肌肤嫩,神气怯,易于感触"。说明小儿脏腑娇嫩,形气未充,形体和功能均较脆弱,因此在病理上不仅发病容易,而且传变迅速,年龄越小越突出。

1. 发病容易　由于小儿脏腑娇嫩,形气未充,生长发育迅速,对精、血、津液等营养物质的需求量大,对疾病的抵抗力较差,加上寒暖不知自调,乳食不知自节,一旦调护失宜,则外易为六淫所侵,内易为饮食所伤,则上肺为之所伤、中脾为之所伤、下肾为之所伤。万全在《育婴家秘·五脏证治总论》中提出:"五脏之中肝有余,脾常不足,肾常虚……心常有余,肺常不足"的"三不足,两有余"思想。"肝常有余,心常有余"是指儿科临床上既易见心惊又易见肝风的病症。小儿生理上心神怯弱、肝气未盛,病理上易感外邪,各种外邪易从火化，因此，易见火热伤心生惊、伤肝引动肝风的证候。因此临床上外感时邪和肺、脾二脏的病证最为多见，此外，肾系疾病及肝风内动、心火上炎的病证也较为常见。

肺主气而司呼吸，外合皮毛。小儿卫外机能未固，外邪易由表而入，侵袭肺系，故易患感冒、咳嗽、肺炎喘嗽等肺系病证。脾胃为后天之本，主运化水谷和输布精微，为气血生化之源。小儿脾胃薄弱，运化功能尚未健全，而生长发育所需水谷精气，却较成人更为迫切，饮食稍增或不当，即易为饮食所伤，出现腹痛、呕吐、泄泻、便秘、积滞、疳证等脾胃系病证。小儿肾常虚，是针对小儿"气血未充，肾气未固"而言。肾为先天之本，肾藏精，主骨，生髓，脑为髓之会，开窍于耳，发为血之余，肾为之主。肾中元阴元阳为生命之根本。肾气是推动小儿生长发育的原动力，对小儿尤为重要，直接关系到小儿骨骼、脑、发、耳、齿的形态及功能的发育及性功能成熟。因此临床上多能见到小儿五迟五软、解颅、遗尿等肾精失充、骨骼改变的肾系病证。

小儿"肝常有余，心常有余"的生理特点，在病理上常常表现为在疾病的过程中容易引肝风，动心火，表现为壮热、昏迷、惊风抽搐等。

此外，小儿形气未充，抵抗力较成人弱，更容易感受疫疠邪气，而罹患传染性疾病，如百日咳、水痘、痄腮、手足口病等。

2. 传变迅速　小儿在得病后，变化迅速的特点，具体表现在疾病的寒热虚实容易互相转化或同时并见。阎季忠在《小儿药证直诀·原序》中说"脏腑柔弱，易虚易实，易寒易热"是对这一特点的高度概括。

"易虚易实"是指小儿一旦患病，则邪气易实而正气易虚。实证往往可以迅速转化为虚证，或者出现虚实并见，错综复杂的证候。如小儿呕吐与泄泻如果治疗不当，极易出现亡阴亡阳。

"易寒易热"是说在疾病的过程中，由于"稚阴未长"，故易呈阴伤阳亢，表现热的证候；又由于"稚阳未充"，机体脆弱，尚有容易阳虚衰脱的一面，而出现阴寒之证。如小儿外感风寒易于化热入里，发展为肺炎喘嗽，若小儿素体阳气不足，加之邪气伤阳，又可致使心阳虚衰，若救治得当，回阳救逆，则病情可由虚转实，表现为痰热闭肺，继续依法调治，则可趋于康复。

总之，小儿寒热虚实的变化，比成人更为迅速而错综复杂。故对小儿疾病的诊治，必须强调辨证清楚，诊断正确，治疗及时，用药或用推审慎果断，这是根据小儿病理特点而提出的。

（二）脏气清灵，易趋康复

"清"指洁净，"灵"谓灵巧。小儿疾病在病情发展、转归过程中，虽有传变迅速，病情易转恶化的一面，但小儿为"纯阳之体"，生机蓬勃，活力充沛，脏气清灵，反应敏捷，且病因单纯，又少七情的影响，在患病以后，经过及时恰当的治疗及护理，病情好转比成人快，容易恢复健康，预后也往往是比较好的。所以张景岳在《景岳全书·小儿则》中提出的

“且其脏气清灵，随拨随应，但能确得其本而撮取之，则一药可愈，非若男妇损伤，积痼痴顽者之比，余故谓其易也”，是对小儿生理、病理及治疗特点的概括。

总之，小儿患病有易虚易实、易寒易热、易于传变、易于恶化的一面，又有生机蓬勃、脏气清灵、医护合理、易于康复的另一面，这也是从小儿病理、生理特点中反映出来的，所以在医疗、保健、临床实践中，认真掌握小儿这些特点，对指导临床实践十分重要。

三、病因特点

引起小儿发病的原因与成人大致相同，但因其自身的生理病理特点，小儿对不同病因的易感程度与成人有明显的差异。小儿病因以外感六淫、疫疠邪气、乳食不当及胎产因素为主，而不同年龄阶段的小儿对不同病因的易感程度也有所差别，如初生儿以胎产因素为主，婴幼儿则因外感六淫及乳食不当致病的情况居多。

（一）外感因素

外感因素包括外感六淫及疠气。小儿脏腑娇嫩，形气未充，肺常不足，卫外能力较弱，又寒温不知自调，如若护理不当，六淫及疠气极易从肌表、口鼻侵袭肺系，导致疾病发生。

风、寒、暑、湿、燥、火是六种正常的自然气候，称为六气，正常六气一般不容易使人发病。如果气候变化异常，六气发生太过或不及，或非其时而有其气，以及气候变化过于急骤，机体不能与之相适应，就会导致疾病的发生，这时的六气，便称为“六淫”。“风为百病之长”，肺为娇脏，小儿最容易感受风寒及风热邪气，产生感冒、咳嗽、肺炎喘嗽等肺系病证。小儿肺脏娇嫩，又容易被暑热邪气及秋燥之邪所伤，伤及津液。小儿禀纯阳之体，六气易从火化，加之小儿发病以后，容易传变，故小儿外感最终多以热性病证为主。

疠气是一种具有强烈传染性的病邪，其致病特点为传染性强，易于流行；发病急骤，病情危重；特异性强，症状相似；病后多免疫，不再复发。小儿为“稚阴稚阳”之体，抗御外邪的能力本就比成人弱，极易感受疫疠邪气，引起疫病的发生及流行。

（二）乳食因素

小儿脏腑娇嫩，形气未充，“脾常不足”，脾胃运化能力尚未健全，如若乳食不节或乳食不洁极易损伤脾胃，而致呕吐、泄泻、积滞及疳证等脾系病证。

小儿乳食贵在有序、有时、有量。如果家长喂养不当，乳食过少、乳食过多、饮食寒热性质不适及过于溺爱小儿致小儿偏食等，均可损伤脾胃。

乳食不洁也是引起脾胃疾病的常见致病因素。小儿缺乏安全卫生知识，如果家长疏于看护，小儿食用被污染的食物，细菌、病毒等病邪极易由口而入，引起腹痛、呕吐、泄泻等胃肠疾病。

（三）胎产因素

胎产因素是引起小儿尤其是新生儿疾病的重要因素，是小儿在母体中或生产时的致病因素。父母的健康与否，特别是母亲妊娠期间的健康状况直接影响着胎儿的健康状况。如果妊娠期间母亲不注意养护胎儿，饮食失宜，情志不调，劳逸过度，感受外邪，房事不节，用药不当等都可以损伤胎儿，影响胎儿生长发育，甚至造成胎动不安、滑胎，出生以后往往会出现胎弱、胎怯、痴呆、畸形等疾病。

（四）情志因素

小儿神识未开，情志因素对小儿的影响远远少于成人。但随着信息时代的到来，人们生活水平的提高及教养方式的改变，小儿对外界人和物的认知能力大为提高，自身需求也不断增加，使得情志因素成为小儿疾病不容忽视的一面。如果家长过于溺爱或教育方式过于粗暴，都有可能影响小儿身心健康。

（五）意外因素

由于小儿智力尚未发育完全，缺乏安全意识及知识，对外界危险事物缺乏认知，同时又对外界事物充满好奇，如果看护人员稍有疏忽，就可能会发生烧伤、烫伤、中毒、误入异物、触电、外伤、溺水等意外伤害。

（六）其他因素

当今社会环境污染（如大气污染、水污染、家庭装修污染等）、食品安全问题（如农药残留、激素含量超标等）、医源性伤害（如误诊误治、药物不良反应、院内感染等）等，严重影响着小儿的健康状况及小儿生长发育，成为我们不容忽视的危险因素。

第三节　小儿生长发育特点

生长发育是小儿时期不同于成人的最根本的生理特点。研究从初生至青少年时期的生长发育是儿科医学的重要内容之一。一般以“生长”表示形体量的增长，“发育”表示功能活动的进展，两个方面是密切相关、不可分割的。掌握有关生长发育的基本知识，对于小儿的保健和防治疾病具有重要意义。

一、年龄分期

在整个生长发育过程中，小儿在形体上和生理功能上表现几次从量变到质变的飞跃。小儿年龄分期就是根据小儿对环境的改变，饮食的转换，体格的发育，牙齿的更换，性腺的发育以及精神智慧的发展，将小儿年龄分为6期。

1. 胎儿期　从受孕到分娩断脐共40周，称为胎儿期。胎龄从孕妇末次月经的第1天算起至生产为40周，280天，以4周为一个妊娠月，共十月，俗称“怀胎十月”。唐代孙思邈在《千金翼方·小儿》中描述了胎儿在母体中的发育情况：“凡儿在胎，一月胚，二月胎，三月有血脉，四月形体成，五月能动，六月诸骨具，七月毛发生，八月脏腑具，九月谷入胃，十月百神备，则生矣。”孕妇在孕期的健康状况和卫生环境均可影响胎儿的生长发育。在整个孕期内，尤其在受孕初3个月，各系统器官逐步分化形成。此时孕母若遭受不利因素的影响，如物理、药物、感染、营养缺乏等，往往可导致流产、死胎、先天性疾患或缺陷。

因此，要做好胎儿期的保健，指导孕期卫生，预防感染，避免放射线照射及不必要的用药。

2. 新生儿期　从出生到28天为新生儿期。生理上新生儿要适应新的外界环境，开始呼吸和调整循环，依靠自己的消化系统和泌尿系统摄取营养和排泄代谢产物。因此，在喂养、保暖、隔离消毒、细心护理、防止皮肤黏膜损伤等方面，要特别注意护理。

3. 婴儿期　从出生28天后到1周岁为婴儿期，亦称乳儿期。这个阶段生长发育特别快。新陈代谢旺盛，因此对营养需求高，但消化功能差，容易发生腹泻和营养紊乱。抗病能力差，从母体获得的免疫力逐渐消失，容易感染疾病。故应注意合理喂养，及时添加辅食，多晒太阳，按时进行各种预防接种，增强抗病能力。

4. 幼儿期　从1周岁到3周岁为幼儿期。这一时期的体格增长较前缓慢，生理功能日趋完善，乳牙逐渐出齐，语言、动作及思维活动发展迅速。断乳后由于食物品种的转换，小儿脾胃功能又较薄弱，容易造成吐泻、疳证等病。由于户外活动逐渐增多，接触感染机会增加，故多种小儿急性传染病的发病率增高，在做好预防保健工作的同时，并应重视对幼儿的早期教育。

5. 幼童期(学龄前期)　从3周岁到7周岁为幼童期，亦称学龄前期。这个时期由体格的迅速发育转到精神神经的迅速发育。与成人接触密切，理解和模仿能力增强，语言逐渐丰富，并具有理解抽象概念，如数字、时间等。这一时期小儿具有高度的可塑性，要注意培养他们良好的道德品质和良好的卫生习惯。

此外，小儿对周围新鲜事物好奇心强，常因不知危险而发生意外，因此，要注意防止中毒、跌仆等意外事故的发生。

6. 儿童期(学龄期)　从7周岁到12周岁为儿童期。亦称学龄期。此时小儿体格发育仍稳步增长。大脑思维、分析能力及体力活动均进一步发展，已能适应学校、社会的环境，对各种时行疾病的抗病能力增强，疾病种类及表现基本接近成人，这是增长知识、接受教育的重要时期，要因势利导，使他们在德、智、体、美、劳等方面得到发展，并应注意保护视力，预防龋齿，保证充分的营养等。各年龄段发育与行为特点，见表1－2。

表1－2　各年龄阶段发育与行为特点

阶　段	发育特点	接　触	发育项目	行为特点
出生～28天	死亡率高	父母或保育者	生理活动不稳定	依赖母亲，对生理需要(吃、睡等)迫切
28天后到1岁	生长发育最快	父母或保育者及亲属	生理活动稳定，心理上有依赖性，对自己及自然界态度信任、安全感、乐观	依赖母亲，对生理需要(吃、睡、玩等)迫切，对母亲的感情及各种感觉印象出现反应
1～3岁	发育稳定	父母及亲属、幼儿保育者	对平衡、大小便、语言、情绪和行为的控制，开始能自理，了解简单语意	好动，易发脾气，执拗，把东西搞得肮脏、杂乱，怕与人接触

续表

阶　段	发育特点	接　触	发育项目	行为特点
4~7岁	可塑性强	家庭成员、其他幼儿及幼儿家教	好奇心强,初步有游戏、早期社交本领,能忍受与家长暂时分别	善于模仿,富有想象力。爱提问,自信心强,诚实,出现对于两性知识的探索
7~12岁	综合能力已增加	家庭及家庭以外的人,尤其是同性别者	学习兴趣浓,并能掌握学业、游戏、社交活动及体育技巧,探索家庭以外世界	珍惜友谊,强调规则和公正,喜欢竞争,争胜心强,对成人保守秘密

二、生理常数

生理常数是健康小儿生长发育规律的总结,是用来衡量小儿健康状况的标准,凡是在这个范围内的,都可能为健康小儿。反之,则显示可能有某种疾患,影响小儿的发育,但必须根据小儿个体及家族特点全面观察,方能做出正确判断。

1.体重　体重是机体在量的方面增长的总和。根据体重可以推测小儿的营养状态,也是西医计算药量的根据。同一年龄小儿的体重,在正常情况下,也可能有一些个体差异,其波动范围不超过±10%。测量体重最好在清晨空腹排便之后。

小儿初生体重平均为3千克。出生后半年平均每月增长0.7千克;7个月到1岁平均每月增长0.5千克;1岁以后平均每年增长2千克。可用下列公式推算:

1~6个月:体重(千克)=出生时体重 + 月龄×0.7

7~12个月:体重(千克)=7+(月龄-6)×0.5

1岁以后:体重(千克)=8+年龄×2

2.身长　身长是指从头顶至足底的垂直长度。身长是反映骨骼发育的重要指标之一。身长的显著异常是疾病的表现,如身长低于正常的30%以上,要考虑侏儒症、营养不良等。测量身长时,3岁以下可用卧位,3岁以上可用立位。立位测量要求足跟、臀、两肩部及枕后同时紧靠立柱。

小儿初生时身长约50厘米,出生后第一年增长25厘米,前半年每月增长2.5厘米,6个月时身长约为65厘米;后半年每月增长1.5厘米,1周岁时身长约为75厘米。第二年全年约增10厘米,2周岁时身长约为85厘米。2周岁后至青春期身高(长)增长平稳,每年5~7厘米。

2周岁至12周岁儿童身高(长)可按下列公式推算:

身高(厘米)=70+年龄×7

此外,还有上、下部量的测定。上部量即从头顶到耻骨联合上缘;下部量是从耻骨联合上缘到足底。12岁以前都是上部量长,下部量短,12岁以后,下部量比上部量长,12岁时上、下部量相等。

3. 头围　测量时用软卷尺自双眉上方最突出处，通过枕后结节绕头一周的长度，即为头围。新生儿头围平均33～34厘米。随着脑的发育，在出生后前半年增长约8厘米，后半年增加约4厘米，1周岁时约为46厘米，第二年又增加2厘米，5岁约增长为50厘米。15岁时接近成人，为54～58厘米。

头围的大小与脑的发育有关。头围过小多为小头畸形，往往提示脑发育不良；过大则可能为脑积水等引起。

4. 胸围　测量时用软卷尺由背后肩胛骨下角，经过乳头绕胸一周的长度，即为胸围。观察呼气与吸气时胸围，取其平均值。出生时胸围约32厘米，第一年增长约12厘米，第二年增长约3厘米。

1岁以内胸围常小于头围，1岁时几乎相等，2岁以后胸围超过头围。一般佝偻病和营养不良及缺少锻炼者胸围超过头围的时间较晚。营养状况良好的小儿，胸围超过头围的时间则提前。

5. 囟门　囟门有前囟和后囟之分。后囟闭合时间在出生后2～4个月（部分出生时已闭）；前囟位于顶骨与额骨之间，呈菱形，闭合时间在12～18个月。

囟门早闭并头围明显小于正常者，为小头畸形，脑发育不全。囟门晚闭及头围明显大于正常者，见于佝偻病、解颅等。

6. 牙齿　人一生先后有两副牙齿，即小儿有乳牙(20颗)与恒牙(28颗或32颗)。小儿出生后4～10个月开始出乳牙，均属正常范围。一般1岁时出8颗牙，1岁以后长出上下左右第一磨牙，1.5岁出尖牙，2岁出第二乳磨牙。于20～30个月出齐20颗乳牙，6岁以后开始换为恒齿，并长出第一恒磨牙，自7～8岁开始，乳牙按萌出先后顺序逐渐脱落，代之以恒牙，12岁以后长出第二恒磨牙，至12～15岁长满28颗恒齿。第三恒磨牙一般在17～30岁长出，称为智齿，也有终生不出者。

6～24个月正常小儿的牙齿数，可用下列公式计算：

乳牙数＝月龄－4（或6）

7. 呼吸、脉搏、血压

（1）呼吸　年龄愈小，呼吸愈快。1～3个月40～45次/分，4～6个月35～40次/分，6～12个月30～35次/分，1～3岁25～30次/分。

（2）脉搏　年龄愈小，脉搏愈快。新生儿至1岁120～140次/分，1～3岁100～120次/分，3～5岁90～110次/分，5～7岁80～100次/分，7～12岁70～90次/分。

（3）血压　年龄愈小，血压愈低。各年龄期小儿的正常血压，可用下列公式计算：

收缩压（mmHg）＝80＋2×年龄

舒张压（mmHg）＝收缩压×2/3

测血压时应在小儿安静状态下进行。

三、智能发育

智能发育是指神经心理的发育,包括感知、运动、语言等方面,是反映小儿生长发育正常与否的又一重要指征。智能发育与先天遗传因素、后天所处环境及受到的教育密切相关。

(一)感知发育

1. 视觉发育　新生儿已有视觉感应功能,强光可引起瞳孔缩小及闭目,能看清15~20厘米的事物,但注意力时间短暂。第2个月开始能头眼协调地注视物体。3~4个月时喜欢看自己的手,头眼协调性较好。4~5个月开始认识母亲面容。6~7个月时目光可随上下移动的物体垂直转动。8~9个月时开始能看到小物体。18个月时已经能区别各种形状。2岁时可区别竖线与横线。5岁时可以区别各种颜色。6岁时视觉已经充分发育。

2. 听觉发育　新生儿出生时听力较差,3~7天听觉发育已经相当良好。3~4个月时头能转向声源。6个月时对母亲的声音有明显的反应。7~9个月时能确定声音的方向来源,区别语言的意义。13~16个月时出现寻找声源的现象,能听懂自己的名字。4岁时听觉发育完善。

3. 味觉和嗅觉的发育

(1)味觉　新生儿出生时味觉发育已经很完善,对五味已能做出不同反应。4~5个月时对食物味道的轻微改变已经很敏感,为味觉发育的关键时期,此期应开始尝试添加各种辅食。

(2)嗅觉　新生儿出生时与嗅觉相关的神经组织已经基本发育成熟,3~4个月时可以区分愉快和不愉快的气味;6个月以后开始对芳香气味有反应。

4. 皮肤感觉的发育　皮肤感觉包括触觉、痛觉、温度觉和深感觉。触觉是引起某些反射的基础。新生儿眼、口、手掌、足底等部位触觉很灵敏,如新生儿的抓握反射等。其出生时已经有迟钝的痛觉反应及温度觉,随着月龄的增加不断完善。新生儿抚触可以刺激小儿感觉器官的发育,促进其生理发育,增进神经系统反应。

5. 知觉　知觉包括空间知觉和时间知觉。小儿1岁时开始有时间和空间知觉;3岁能辨别上和下;4岁能辨别前和后;5岁能辨自身左右;4~5岁有早上、晚上、昨天、今天、明天的时间概念;5~6岁能区分大前天、前天、后天、大后天。

(二)运动发育

运动的发育与肌肉的发育有关,尤其与中枢神经系统的发育有密切关系。发育顺序是由上到下、由粗到细、由不协调到协调逐步进展的。新生儿仅有反射性活动(如吸吮、吞咽等)和不自主的活动。民间谚语把婴儿的运动发育规律归纳为“一听二视三抬头,四撑五抓六翻身,七坐八爬九扶站,一岁娃娃会走路”。

（三）语言发育

语言发育反映神经的发育，一般可分为四个阶段：发音阶段、咿呀作语阶段、单语单句阶段、成语阶段。

1. 发音阶段　新生儿除哇哇啼哭外没有其他发音，2～3个月发出喃喃之声，4个月会笑出声音。

2. 咿呀作语阶段　5～6个月开始发出音调音节；7～8个月会发复音，如“妈妈”“爸爸”等，并可重复大人所发简单的音节。

3. 单语单句阶段　1岁以后能说日常生活用语，如睡、吃、走等；15个月能说出自己名字；1.5岁能讲单句，能用语言表达自己的要求，如吃饭等。

4. 成语阶段　2岁左右能简单交谈，4～5岁能用完整的语言表达自己的意思，7岁以上能较好掌握语言。民间歌谣：“一哭二笑四发声，五咿六呀七爸妈，一岁懂话会叫人，二岁交谈四唱歌，七讲故事学文章。”

小儿语言的发育，除了与神经发育有密切关系之外，还需要正常的听觉和发音器官，并与后天教养有关，如听力障碍，如果不能在语言发育的关键时期（出生后前半年内）或之前得到干预，则可因聋致哑。

附　小儿各大系统解剖生理特点

（一）消化系统

小儿口腔黏膜柔嫩，血管丰富，容易损伤出血，故擦拭口腔时要轻柔，以免损伤黏膜而致感染。新生儿唾液腺发育不全，唾液分泌量少。5～6个月后，唾液受出牙刺激而增加，此时小儿尚未形成吞咽习惯，这是生理性流涎的原因。

新生儿食管长度为8～10厘米，较接近成人。胃多处于水平位，位置高于成人1～2个椎体，贲门括约肌松弛，幽门括约肌相对紧缩，空气易进入胃中引起溢奶和呕吐，3岁时接近成人水平。新生儿胃容量约为7毫升，3～4天后约为45毫升，10天约为80毫升，1岁时为200～250毫升。由于胃容量小，食物通过胃的时间较快，每次食量较成人小，故喂食次数比成人多。婴儿肠管长度为身长的6倍，大肠与小肠比例为1∶6。小儿肠系膜长，稳固性差，易发生肠扭转和肠套叠；乙状结肠和直肠相对较长，直肠黏膜下层松弛，易出现脱肛。婴儿肠道蠕动比成人强，但肛门直肠发育不全，推动无力，故易腹泻，也容易便秘。

新生儿肝脏占体重的4%（成人约占2%），为120～130克；肝脏上界在右锁骨中线第四肋间隙，下界在右肋缘下1～2厘米，剑突下约2厘米，检查时在右肋缘下和剑突下多能触及；至6岁后缩回至肋下不能触及。婴儿肝解毒能力差，分泌胆汁较少，对脂肪不易消化。

（二）神经系统

神经系统是小儿发育最早、最快的系统。胎儿出生时脑髓重约350克，相当于体重的1/9，只有成人的25%，1岁时超过出生时2倍，3岁超过3倍，6岁接近成人脑重的90%。新生儿大脑已有主要沟回，但较成人浅，皮质薄，树突少。资料显示小儿出生后皮质细胞数目基本恒定，不再增加，变化的主要是细胞的功能与联系。

小儿神经传导系统发育相对滞后，表现为婴幼儿神经纤维髓鞘发育不全，锥体束发育不良。当外界刺激通过传导系统传入大脑时，因无髓鞘隔离，兴奋可传至邻近纤维，易使兴奋扩散、异化和泛化，这是小儿易惊厥、易疲劳、易嗜睡的主要原因。

小儿出生后即具有某些先天性反射，如吸吮、吞咽、疼痛、寒凉、强光等。随着大脑及各器官发育形成各种后天条件反射。小儿3~4个月 Kernig 征阳性，2岁内 Babinski 征阳性。

（三）循环系统

新生儿心脏体积相对较大，心胸比率>0.5，学龄前心影接近成人。2岁前心脏呈横位，2岁后随站立、行走、肺及胸部发育和横膈下降等因素，心脏由横位转为斜位。小儿因代谢旺盛，迷走神经发育不全，交感神经兴奋性占优势而心率较快。且年龄越小，心率越快。体温每升高1℃，心率加快15~20次/分。哭闹时可达180~200次/分，至5岁时开始减慢，10岁时心率接近成人水平（80次/分）。

新生儿血容量占体重的10%，婴幼儿为8%，成人为6%。小儿动脉与成人相比相对较粗。动、静脉内径比为1∶1，成人为1∶2。冠状动脉比成人粗，心脏供血充分。10~12岁前肺动脉比主动脉粗，之后则相反。婴儿肺、肾、肠及皮肤微血管口径较成人粗，血供充足。

（四）呼吸系统

肺脏整体体积小，肺泡容积小，支气管与肺泡管腔狭小、黏膜薄、气道纤毛短少，肺透明膜发育不良。肺充气量低于充血量，肺泡充气量不足，呼吸动度差，腺体和黏膜分泌功能不足。小儿为保证自身生理需求必须加快呼吸，故小儿呼吸普遍浅促，且有阵发性加快或不匀。且右侧气管较直，易落入异物。新生儿肺容量为65~67毫升，至12岁时增加8~10倍。肺泡面积出生后1.5岁达体表面积的2倍，3岁时达3倍，至成年时达到10倍。

喉部环状软骨以上为上呼吸道，包括鼻、鼻窦、鼻泪管、鼻咽部、咽部、耳咽管和喉等。下呼吸道指气管、支气管、毛细支气管和肺。

婴幼儿鼻缺少鼻毛，鼻黏膜柔弱，易感染。但黏膜富于血管，感染时易充血肿胀，使鼻腔狭窄，出现鼻塞，甚至呼吸困难。婴幼儿蝶窦生后即存在；3~5岁后方有生理功能。上额窦2岁时出现，至12岁后发育成熟。额窦炎在6岁以后方可见到。婴幼儿鼻泪管比较短，开口于目内眦，瓣膜发育不良，上呼吸道感染时容易合并结膜炎。小儿咽部淋巴组织丰富，扁桃体随全身淋巴组织发育而长大。咽部淋巴结及扁桃体在幼儿期发育较快，4～10岁时发育达到高峰，从14～15岁开始退化，故扁桃体摘除术一般在10岁以后。婴儿耳咽管宽直且短，呈水平位，上呼吸道感染时易患中耳炎。小儿喉部呈漏斗形，较成人狭窄且长，富有血管及淋巴组织，炎症时易于水肿，出现喉梗塞。

小儿胸膜腔相对宽大，壁层胸膜固定不紧密，易于伸展，胸膜薄且较易移动。小儿纵隔较成人相对宽大，柔软富于弹性。婴幼儿胸廓短小呈桶状，肋骨呈水平位，与脊柱几乎呈直角。

（五）泌尿系统

新生儿两肾重量约为体重的1/125（成人约为体重的1/220）。婴儿肾脏位置较低，下可低至髂嵴，即第4腰椎水平，2岁以后始达髂嵴以上。右肾位置稍低于左肾。由于肾脏相对较大，位置又低，加之腹壁肌肉薄而松弛，故2岁内小儿常在腹部触及肾脏。出生时因残留胚胎发育痕迹，小儿肾脏表面呈分叶状，至2～4岁时，分叶消失。新生儿肾排出磷和氯的能力不足，常因高磷低钙而致手足抽搦。如摄氯过多，又易酸中毒。

婴幼儿输尿管长而弯曲，管壁肌肉和弹力纤维发育不良，容易受压及扭曲而导致梗阻发生尿潴留、感染。婴儿膀胱位置比成人高，尿液充盈时，膀胱可超过耻骨联合，顶入腹腔内而触及，随年龄增长逐渐下降至盆腔内。新生儿尿道长仅1厘米（性成熟期为3～5厘米），且外口暴露而接近肛门，加之尿垢积聚等易引起感染。

（六）骨骼系统

小儿骨骼中有机物和无机盐各占1/2（成人有机物占1/3，无机盐占2/3）。所以，小儿骨骼柔软、富于弹性、韧性好，不易骨折，但容易受外力影响发生变形，产生肋骨下部凹陷、驼背或脊柱侧弯等。小儿骨骼成骨细胞和血管网丰富，骨组织生长和吸收过程旺盛，再生能力强，骨折愈合时间比成人短。且极少发生骨折不愈合，对骨折造成的畸形也有较强的塑形能力。

骨骼最初为软骨，以后经过钙化成为坚硬的骨骼。在骨骼钙化过程中需要钙、磷等原料，还需要维生素D（为鱼肝油的主要成分之一），促进钙、磷吸收和利用。如果缺少维生素D易导致佝偻病。

（七）免疫系统

新生儿脾脏重约10克，相对较大；位于左锁骨中线肋缘下，多不能触及，质地柔软。婴儿血清促吞噬因子功能比成人低，中性粒细胞游走及吞噬功能差，但其杀菌功能已经与成人相似。小儿皮肤黏膜屏障功能差，血—脑屏障发育不成熟，易患颅内感染。婴儿体液中存在多种非特异性抗体，如补体、溶菌酶、溶解素、干扰素等，但水平低，抗病能力弱。体液免疫IgG在免疫球蛋白中含量最高，也是唯一可以通过胎盘传给胎儿的免疫球蛋白，10～12周胎龄开始自身合成，但量少，主要由母体输入，足月新生儿脐血IgG含量与母体相当。这是6个月以内小儿能有效预防传染病的主要原因。小儿T细胞随血流从胸腺迁移至全身周围淋巴组织，并参与细胞免疫反应，但其功能不全，从未接触过抗原，因而须较强抗原刺激才有反应。

（八）皮肤及感受器

新生儿表皮、真皮及皮下组织的层数及完整性基本与成人相同。新生儿皮肤面积只有成人的1/7。皮肤重量为体重的13%，远远高于成人。新生儿皮肤厚度1毫米，且各处皮肤厚度基本相同（成人大部分皮肤厚2毫米，臀、足底、手掌等部位厚达3～4毫米）。新生儿表皮角质层很薄，发育不全，且角化细胞之间松弛，易于脱落。表皮基底层发育旺盛，细胞增生很快，小儿表皮和真皮联系不够紧密，表皮较易脱落。婴幼儿表皮黑素体尚未发育成熟，数量也较成人少，对紫外线抵御能力差。新生儿皮脂腺分泌活跃，常在头、面及上半身形成油腻性痂皮。新生儿汗腺密度较成人高，但分泌功能差。婴幼儿对变应原的反应性很高，其敏感程度及反应能力基本与成人相同。

1. 保护作用　小儿皮肤保护力弱，抵抗力差，易于受伤和感染，容易产生过敏，易发丘疹、丘疱疹、红斑、水疱、瘙痒等。

2. 呼吸功能　小儿排出二氧化碳和水分较多。稍动易汗，但因本身汗腺发育不全，皮肤又容易干燥，并有不同程度的脱屑及瘙痒。

3. 感觉功能　小儿冷、热、触、痛等感觉敏感，尤其是眼、唇周、口腔、舌尖、手掌、足底等部位，触之即有反应。可供推拿参考。

4. 体温调节　小儿皮肤单位面积内血流量相对较多，易于散热，但汗腺功能差，故体温调节能力较成人差。

5. 吸收功能　小儿表皮薄，角质层不完善，表皮上皮细胞体积小，细胞间隙较成人大，故局部用药经皮的吸收率远远高于成人。

复习思考题

1. 简述小儿推拿学的定义。
2. 简述《小儿按摩经》对小儿推拿发展的意义。
3. 简述小儿推拿的发展经历了哪几个阶段。
4. 解释“稚阴稚阳”“纯阳”的含义。
5. 小儿的生理病理特点是什么？
6. 小儿疾病的致病因素有哪些？
7. 何谓“易寒易热、易虚易实”？试举例说明。
8. 试述小儿体重、身长、牙齿的正常值计算方法及其意义。
9. 小儿智能发育包括哪几方面？
10. 试述小儿八大解剖系统的生理特点。

第二章　临证概要

第一节　诊法概要

《幼科铁镜》说:“用推即是用药,不明何可乱推。”由此可见古代医家强调对小儿疾病诊断的重要性,只有在诊断明确的前提下,方可施手法治疗。小儿推拿与其他各科一样,同样是运用望、闻、问、切四种诊察手段来获取与疾病相关的信息资料,进行辨证分析,从而诊断疾病的。但是,由于小儿处于生长发育过程中,生理病理有一定的独特性,疾病的表现形式也常与成人有别,而且乳婴儿不会言语,年龄较大的小儿亦往往不能正确诉说病情,又因手腕部较短,寸、关、尺三部不分,加上就诊时常啼哭叫扰,影响脉象气息,给诊断造成困难。所以,历代儿科医家都很重视望诊,并积累了丰富的经验。在望诊的基础上,结合闻、问、切诊,综合归纳、分析才能做出正确的诊断。

一、望诊

望诊是通过观察患儿的全身和局部情况,从而来获得与疾病有关的辨证资料的一种诊断方法。祖国医学认为体表与人体内部的脏腑气血有着密切的关系,即所谓“有诸内者,必形诸外”。《幼科铁镜》说:“五脏不可望,惟望五脏之苗与窍。”因此,通过对小儿神色、形态、苗窍、指纹、二便的望诊,可推察脏腑的寒热虚实。

(一)望神色

望神色是指观察小儿的精神状态和面部气色两个方面。神是指小儿的精神状态,色是指其面部气色。通过对小儿神态、目光、表情、反应等方面的观察判断可以了解五脏精气盛衰及病情预后。

1. 精神状态　凡精神振作,二目有神,表情活泼,面色红润,呼吸调匀,均为气血调和,神气充沛无病的表现,虽或有病,亦病轻而易愈。反之精神萎靡,二目无神,面色晦暗,神疲嗜睡,表情呆滞,呼吸不匀,均为有病的表现,且病情较重。

2. 面部气色　正常小儿面色红润而有光泽,为气血充沛,健康无病。五色主病是指观察小儿面部的红、黄、青、白、黑的变化,通过对小儿面色的观察来推测病证的属性和病情的变化。

面呈红色，多为血液充盈脉络所致，主热证。面红耳赤，咽痛脉浮，为外感风热；面红唇干，肌肤灼热，烦躁哭闹，口渴欲饮，舌红苔黄，脉象洪数，为气分热盛；午后颧红，多为阴虚内热。

面呈黄色，多为脾虚失运，水谷、水湿不化所致，主虚证或湿证。面黄肌瘦，腹部膨大者，为脾胃功能失调，常见于疳证；面黄无华，并伴有白斑者，多为肠道寄生虫病。

面呈青色，多为气血不畅，经脉阻滞所致，主寒、主痛、主瘀、主惊。面色青白并见，痛苦皱眉，为里寒腹痛；面青而晦暗，神昏抽搐，每见于惊风和癫痫发作之时。

面呈白色，多为气血不荣，脉络空虚所致，主寒证、虚证。面色无华，唇色淡白多为血虚，见于小儿贫血；外感初起，风寒束表，也每见面色苍白；中寒腹痛，啼哭不宁，面色常阵阵发白。

面呈黑色，多为阳气虚衰，水湿不化，气血凝滞所致，主寒、主痛，或内有水湿停饮。面色青黑，手足逆冷，多为阴寒内盛；面色黑暗无华，兼有腹痛呕吐，可为药物或食物中毒；如果小儿肤色红黑润泽，体强无病，是先天肾气充足之象。

五色除上述所主病情和病证属性外，五色也主五脏病证，如白主肺病，红主心病，青主肝病，黄主脾病，黑主肾病。这些都为临床诊断小儿疾病提供了依据，是古代医家长期观察的结果，但它和四诊一样，都有其片面性和局限性，因此不能单独用它来作为诊断小儿疾病的唯一依据。

（二）望形态

望形态是通过望小儿的形体和动态，以观察疾病的内在变化。

1. 望形体　主要是观察头囟、胸廓、躯体、四肢、肌肤、毛发、指（趾）甲，检查时应按顺序观察。凡发育正常，筋骨强健，肌丰肤润，毛发黑泽，姿态活泼者，为胎禀充足，营养良好，属健康的表现；若筋骨软弱，形体消瘦，皮肤干枯，毛发萎黄，囟门逾期不合等为先后天不足，多属有病。如头方发稀，囟门闭迟，可见于五迟证；头大颌缩，前囟宽大，头缝开解，眼珠下垂，见于解颅；肌肤松弛，面色萎黄是脾虚气弱；腹部膨大，肢体瘦弱，发稀，额上青筋显现，多属疳证。耳下腮部肿胀多为痄腮；眼距缩小，鼻梁扁平，口张舌伸，为先天愚型；面部表情异常，多动，或眨眼，或龇牙咧嘴，或多咽，或四肢不自主舞动，为儿童精神障碍等。

2. 望动态　包括身体各部的动静姿态变化。小儿若发生疾病，则可表现有不同的姿态。如小儿喜俯卧者，为乳食内积；喜倦卧者，多为腹痛；喜侧卧者，多为胸肋疼痛；颈项强直，手指开合，四肢拘急抽搐，角弓反张，乃属惊风；端坐喘促，痰鸣喘吼，多为哮喘；咳逆鼻煽，胁肋凹陷，呼吸急促，常为肺炎喘嗽。

（三）审苗窍

苗窍是指目、鼻、口、舌、耳、前后二阴。苗窍和脏腑关系密切，脏腑一旦有病，往往能反映于苗窍，故审察苗窍也是诊断中的重要环节。

1. 察目　《灵枢・脉度》说："肝气通于目，肝和则目能辨五色矣。"目为肝之窍，五脏之精华皆上注于目，目之各部分属五脏，眼睑属脾，目内外眦属心，白睛属肺，黑睛属肝，瞳神属肾。查目之各部可审各脏腑病变。

察目首先要观察眼神的变化。健康小儿则黑睛圆大，神采奕奕，为肝肾气血充沛的表现，反之均为病态。若眼睑结膜色淡，为血虚之象；巩膜色黄，为湿热蕴遏，常为黄疸；眼泪汪汪，目赤畏光，须防麻疹；睡卧露睛，多是脾虚；巩膜有蓝斑，为虫证；目眶内陷，啼哭无泪，为液脱津亏，若二目转动呆滞或二目上窜，均为惊风之征；瞳孔缩小，两侧不等或散大，对光反射消失，病情危殆。

2. 察鼻　《灵枢・脉度》说："故肺气通于鼻，肺和则鼻能知臭香矣。"肺开窍于鼻而司呼吸。

察鼻主要观察鼻内分泌物和鼻形的变化。鼻塞流清涕，为风寒感冒；鼻流黄浊涕为风热感冒；长期鼻流浊涕，气味腥臭，多为肺经郁热，鼻渊之征；鼻衄多为肺经有热，血热妄行；鼻内生疮糜烂，多为肺火上炎；鼻翼翕动，为肺气闭塞所致。

3. 察口　《灵枢・脉度》说："脾气通于口，脾和则口能知五谷矣。"脾开窍于口，口为脾之窍，察口和口味可以了解脾胃等脏腑的病变。此外口唇、齿、龈、咽喉与肺、胃、肾密切相关。察口主要观察口唇、口腔、齿龈、咽喉的颜色、润泽度及外形的变化。

唇色淡白是气血亏虚；唇色淡青为风寒束表；唇色红赤为热；唇色红紫为瘀热互结；面颊潮红，唇口周围苍白，为猩红热之征。

口腔舌部黏膜破溃糜烂，为脾胃积热上熏；若满口白屑，状如雪花，称鹅口疮；若两颊黏膜有白色小点，周围红晕，为麻疹黏膜斑。

齿为骨之余，齿龈属胃，齿龈红肿多属胃火上冲；牙齿逾期不出，多为肾气不足；新生儿牙龈上有白色斑点，俗称板牙。

咽喉为肺卫之门户。咽痛微红，有灰白色假膜而不易拭去者，常为白喉之征；咽红乳蛾肿痛为外感风热或肺胃之火上炎；乳蛾红肿溃脓为热壅肉腐；乳蛾大而不红为瘀热未尽或气虚不敛。

4. 察舌　舌为心之苗，许多心系的病变在舌部往往有所反应。察舌主要观察舌体、舌质和舌苔的变化。正常小儿舌体柔软，伸缩自如，舌色淡红润泽，舌苔薄白，干湿适中。初生儿舌红无苔，哺乳期婴儿常为乳白苔。综合观察舌体、舌质、舌苔可以了解疾病的寒热虚实、卫气营血及脾胃消化功能。

（1）舌体　舌体胖嫩，舌边齿痕明显，为脾肾阳虚或水湿痰饮内停；舌体肿大青紫，为气血瘀滞或中毒；舌体胖淡，舌起裂纹，多为气血两虚；舌体瘦弱强硬为热盛伤津。舌上溃疡，称之为舌疳，是心火上炎的表现。

舌体肿大，板硬麻木，舌色深红为木舌，多为心脾两经积热；舌吐唇外，缓缓收回者为吐舌，常为心经有热所致，吐舌不收，心气将绝。舌吐唇外，玩弄如蛇，称为弄舌，为心气不足或惊风之兆。一些智力低下的小儿常有吐舌、弄舌现象，如先天愚型及大脑发育不良者。

(2)舌质　舌质淡白为气血不足；舌质绛红，舌有红刺，为温热病邪入营血；舌红少苔或无苔而干为阴虚火旺；舌质紫红或紫黯为气血瘀滞；舌起粗大红刺，状如杨梅者，常为烂喉痧的舌象。

(3)舌苔　舌苔色白为寒，色黄为热；舌苔白腻为积食或寒湿痰饮内停；舌苔黄腻为湿热、痰热内蕴，或乳食停积化热。

小儿舌苔花剥，经久不愈，状如“地图”，故称“地图舌”，多属胃之气阴不足所致；若见舌苔厚腻垢浊不化，称为“霉酱舌”，为宿食内滞，中焦气机阻塞。此外，小儿因吃某些药品、食物，往往舌苔被染，应注意区别。

观察舌象还应注意其动态变化，舌象的变化往往反映了病情的改变，如舌质由淡红转为红或绛，是热证由浅入深；舌苔由薄变厚，为食积湿滞；舌苔由无到有，为胃气来复，病情好转；舌苔由厚变薄，说明食积湿滞已化。

5. 察耳　肾开窍于耳，又为肝胆经脉所绕，故耳窍的变化，与肝、胆、肾的疾病关系密切。小儿耳壳丰厚，颜色红润，是先天肾气充沛的表现。耳内疼痛流脓，为肝胆火盛；耳背络脉隐现，耳尖发凉，兼身壮热多泪，常为麻疹之先兆。

6. 察二阴　前阴指生殖器和尿道口，后阴指肛门。女孩前阴红赤而湿，多属下焦湿热；若前阴潮湿瘙痒，须注意蛲虫病。男孩尿道口发红，小便淋漓，也属湿热下注。小儿肛门潮湿红痛，证属“红臀”，为大小便未及时清理所致；便后直肠脱出，多属中气虚亏，见于脱肛。

(四)辨斑疹

斑疹是皮肤的色泽改变。斑疹，点大成片，色红或紫，不高出于皮肤，抚之不碍手，压之不褪色称为“斑”，多为阳明热毒，迫及营血而发于肌肤；点小量多，形如粟米，色红或紫，高出于皮肤之上，抚之碍手，压之褪色，称为“疹”，多为太阴风热，内闭营分，由血络透发于肌肤。儿科临床上斑疹多见于时行疾病，如麻疹、风疹、水痘、猩红热、手足口病等，也可见于紫癜等内科疾病。不同疾病，斑疹的特点一般不同。如麻疹，一般发热后第3至第4天出疹，为红色斑丘疹，疹间皮肤正常，先见于耳后、颈部、前额，然后蔓延至躯干全身；风疹发热第1至第2天出疹，为淡红色充血小斑丘疹，发于面部、躯干、四肢，全身稀少；幼儿急疹，一般为热退疹出，为红色、暗红色斑丘疹，分散性地分布于躯干、四肢，往往1日之内出完。

(五)察二便

观察大小便的变化，对小儿疾病的诊断有一定意义。

1. 大便　新生儿生后24小时内，排出的大便呈黏稠糊状，墨绿色，无臭气，称为胎粪。健康小儿的正常大便一般为色黄，干湿适中，1日1~2次，或1~2日1次。婴儿大便呈糊状,次数稍多。凡大便色泽和形态及排便次数有明显改变,均为有病的表现。大便燥结,为内有实热或阴虚内热;大便稀薄,夹有白色凝块,为内伤乳食;若下利清谷,洞泄不止,则为脾肾俱虚;大便赤白黏冻,为湿热积滞,常见于痢疾;乳幼儿大便呈果酱色,伴阵发性哭闹,常为肠套叠所致。

2. 小便　正常小便为淡黄色而清。小便清澈量多,则为寒证或肾阳亏损;色黄赤短涩,为湿热下注;尿色深黄,多为湿热内蕴,黄疸之征;小便浑浊如米泔水,为脾胃虚弱,饮食失调所致,常见于疳证。

(六)察指纹

指纹是3岁以下小儿食指掌面靠拇指一侧的浅表静脉。察指纹也叫看虎口三关。可分为风、气、命三关,食指近掌侧第一节为风关,第二节为气关,第三节为命关(图2-1)。诊察时应将小儿抱向光亮处,医者可用手指轻轻从小儿食指的命关推向风关,使指纹容易显露,以便于观察指纹的变化。

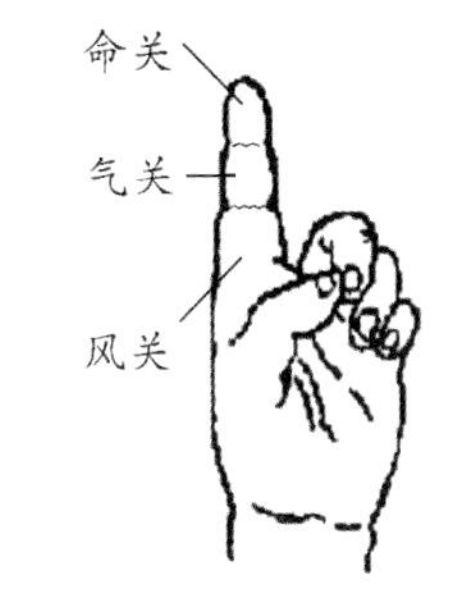

图2-1　小儿指纹三关

指纹有正常指纹和病理指纹之分。

1. 正常指纹　正常小儿的指纹多数应该是淡紫隐隐,而不显于风关以上。

2. 病理指纹　若发生疾病,那么指纹的浮沉、色泽、部位等都会随之发生改变。可用四句话来概括,即浮沉分表里,淡滞定虚实,红紫辨寒热,三关测轻重。

(1)浮沉分表里　浮主表,沉主里。疾病在表,指纹浮露;久病或病邪在里,则指纹深沉不显。

(2)淡滞定虚实　淡主虚,滞主实。指纹色淡,不论何种颜色,新病还是久病,都是虚证的表现。色淡,推之流畅,为气血不足;指纹色紫郁滞,推之不畅,是病邪稽留,营卫阻遏,多因痰湿、食滞、邪热郁结所致。

(3)红紫辨寒热　红主寒,紫主热,青主惊,黑主瘀。若指纹鲜红者多为外感风寒;指纹紫红,多为邪热郁滞;指纹淡红,多为内有虚寒;暗紫为邪热郁滞,紫黑为热邪深重或气滞血瘀;青色为惊风或属疼痛。

(4)三关测轻重　即以风、气、命三关部位,来推测疾病之深浅轻重。当指纹现于风关,病多轻浅而易治;现于气关,病情较重,邪已进一步深入;现于命关,病情危重。如果指纹直透指甲,称"透关射甲",病多危殆。

看指纹是古代医家对3岁以内小儿,用以代替脉诊的一种辅助诊断方法。但临床实践说明它与疾病的符合率,不及舌诊和脉诊。若临床出现脉证不符的情况时,可以"舍脉从证",当指纹与证不符时,同样可以"舍纹从证",以确保疾病诊断的正确性。

二、闻诊

闻诊是运用听觉和嗅觉来诊断疾病的方法。古代医家对听声音,曾精练地概括为:

“声静属寒，声燥属热，声低属虚，声高属实”等。闻诊包括闻声音和闻气味。

（一）闻声音

包括小儿的啼哭声、语言声、呼吸声、咳嗽声等。

1. 啼哭声　啼哭是小儿的一种“语言”，健康小儿的哭声都较洪亮而长，并有泪液。小儿啼哭有生理性啼哭和病理性啼哭之分。小儿出生时即会啼哭，若不哭则为病态。当小儿身体不适或有痛楚时，就会啼哭。婴儿在表达要求或痛苦，如饥饿、口渴、惊恐、护理不当或养成了爱抱爱摇的习惯、尿布潮湿、衣被过冷或过热、臀部及腋下糜烂、虫咬等时都可以啼哭，此时若喂以乳食、安抚亲昵、更换潮湿尿布、调整衣被厚薄后，啼哭可很快停止，不属病态。

凡能引起小儿身体不适或疼痛的疾病都能引起小儿啼哭，为病理性啼哭，若哭声尖锐，忽缓忽急，时作时止，多为腹痛所致；哭声嘶哑，呼吸不利，多为咽喉水肿所致；哭叫拒食，伴流涎烦躁，多为口疮。

总之，小儿哭声以洪亮为实证，哭声细微而弱为虚证，哭声响亮和顺为佳，哭声尖锐或细弱无力为重。

2. 语言声　正常小儿语言清晰响亮为佳。语声低弱，为气虚；呻吟不休，多为体有不适；高声尖呼，常为剧痛所致；谵语狂言，声高有力，兼神志不清，为邪热入营，常见于温热病过程中；声音嘶哑，多为咽喉和声带疾患。

3. 呼吸声　呼吸以平顺调畅为正常。若呼吸气粗有力，多为外感实证；呼吸急促，喉间痰鸣，为邪壅气道，如哮喘；呼吸急促，气粗鼻煽，见于肺炎喘嗽；呼吸低弱，吸气如抽泣样，为肺气将绝，注意呼吸衰竭。若听诊时，听到笛音，多为气管痉挛；若听到湿性啰音，多为炎性渗出。

4. 咳嗽声　咳嗽为肺系疾病的主要症状之一，有声无痰为咳，有痰无声为嗽，有声有痰为咳嗽。通过咳嗽声和痰鸣声可以辨别疾病的寒热表里。咳嗽以咳声畅利，痰易咳出为轻。咳声清高，鼻塞声重多为外感；干咳无痰、咳声响亮，咽喉不利，多为咽炎；咳声轻扬而流清涕，为外感风寒；咳声重浊而痰黄者，为外感风热；干咳无痰，咳声响亮，多属肺燥；咳嗽频频，痰稠难咳，喉中痰鸣，多为痰热蕴肺或肺气郁闭；咳声重浊连续不断，并有回声，为顿咳之征；咳声嘶哑，如犬吠声，常见于喉炎或白喉。

（二）闻气味

包括口气、大小便等。

口为肺、胃之通道，因此口气臭秽，多为肺胃之热郁蒸，浊气上升所致。口气酸腐而臭，多为伤食；口气腥臭，见于血证，如齿衄；口气腥臭，咳吐浊痰夹血，则为热毒壅肺，郁而成脓的肺痈。

大便臭秽，是湿热积滞；大便酸臭而稀，多为伤食；下利清谷，无明显臭味，为脾肾两虚。小便短赤，气味臊臭，为湿热下注；小便清长，常为脾肾虚寒。

三、问诊

问诊是采集小儿病情资料的一个重要方法。由于较小的婴幼儿不会言语,较大儿童又不能正确诉说自己的病痛。因此,儿科的问诊有其独特之处,对小儿病史的采集主要通过向家长或保育员询问获取,年长儿也可由自己陈述。

1. 问年龄　许多儿科疾病往往与年龄有密切关系。如:脐风、胎黄、脐血、脐疮等,则见于1周以内的新生儿;而鹅口疮、脐突、夜啼等,又以婴儿为多;遗尿则发生在3岁以上小儿。某些时行疾病也与年龄有密切关系。如麻疹、风痧大多数发生在出生后6个月的婴儿;水痘、顿咳等在幼童期较多见。12岁以后,小儿所患疾病的过程,基本上接近成人。详细询问患儿的实际年龄,对诊断疾病和推拿治疗或用药治疗都具有重要意义。

2. 问寒热　寒热即指发热和恶寒而言。小儿发热可通过体温计测量,或通过接触的感觉来测知,如手足心热、头额热、授乳时口热等。小儿恶寒可以从姿态改变来测知,如依偎母怀等。若发热恶寒无汗,为外感风寒;发热有汗,多为外感风热;寒热往来,为邪在半表半里;但寒不热为里寒,但热不寒为里热;大热、大汗、大渴,脉洪大为阳明热盛;发热持续,热势鸱张,舌苔厚腻,为湿热内蕴;夏季高热久久不退,无汗多尿为夏季热;傍晚或午后低热,常伴盗汗,手足心热,见于阴虚内热之证;掌心独热,多为食积。

3. 问汗　小儿肌肤嫩薄,较成人容易出汗,一般不属于病态。另婴幼儿睡眠中头额有微微汗出,亦属正常现象。若白天汗出较多,或稍动即出,称为“自汗”,是气虚,卫外失职,腠理不固的表现;若夜间睡后汗出,称为“盗汗”,是阴虚或气阴两虚;汗出热不解,为邪气由表入里的征象;若大热烦躁、口渴、大汗、脉洪大为里实热证;若大汗淋漓,伴呼吸喘促,四肢厥冷者,为阳气将绝,元气欲脱。

4. 问头身　头为诸阳之会,无论外感内伤,均可引起头部病证。小儿哭闹摇头或击打头部,眉头紧皱,多为头痛;头痛呕吐,高热抽搐,为邪热入营;头痛神疲,似搐非搐,为正虚邪盛,多为慢惊风;发热而烦躁不宁,或四肢屈伸而呻吟,多为肢体疼痛;角弓反张,颈项强直,多为惊风等。

5. 问二便　主要询问大便的次数、质地和形色等,前面已论述,请参阅“望二便”一段。

6. 问饮食　包括纳食和饮水两方面。小儿能按时乳食,食量正常而不吐泻,是正常现象;若不思乳食,所食不多,为脾胃薄弱的表现;腹胀满不思乳食,为伤食积滞。腹泻而不思乳食,为脾不健运;能食但大便多而不化,形体消瘦,多见于疳证。在饮水方面,若口渴喜冷饮,为热证;渴喜饮热,或口不渴,则为寒证;频频引饮,口唇干燥,为胃阴不足,津液亏耗;口渴不欲饮,为中焦有湿;口渴欲饮,但欲漱水不欲咽,为内有瘀血。

7. 问胸腹　若胸痛发热,咳嗽而气促,为肺炎喘嗽;脘腹胀满,多为食积;腹痛隐隐,以脐周为主,见于蛔虫证。此外,小儿急性腹痛,痛势剧烈,须注意外科疾患。

8. 问睡眠　问睡眠包括问每日睡眠时间及睡眠是否安宁,有无惊惕、惊叫、啼哭等。

正常小儿睡眠总以安静为佳。年龄越小，睡眠时间越长。若小儿白天如常，夜不能寐，啼哭不止或每夜定时啼哭甚则通宵达旦为夜啼，为脾寒、心热或惊恐所致；若烦躁少睡，寐则汗多，头大发稀或有枕秃，多见于佝偻病；睡中咬牙，常为蛔虫证或胃热兼风；夜间睡眠不宁，肛门瘙痒，多为蛲虫证；嗜睡和昏睡，见于温热病，邪入营血之证；睡中露睛为脾虚。

9. 问个人史　小儿个人史包括胎产史、喂养史、生长发育史、预防接种史等。

(1)胎产史　胎产史对新生儿、婴幼儿疾病的诊断有重要意义。应问清胎次，产次，是否足月，生产方式，是否有流产，出生地点，出生情况，孕期母亲的营养及健康状况等。

(2)喂养史　了解小儿喂养方式和辅食添加情况，是否已经断奶和断奶后饮食情况，食欲和食量等对诊断小儿生长发育和脾胃疾病有重要作用。

(3)生长发育史　通过对小儿体格及智力等各方面发育情况的询问，有利于判断其生长发育情况及身体健康状况。

(4)预防接种史　询问何时接受过何种疫苗，是否规律接种，接种次数，接种效果等。

10. 其他情况　除上述问诊内容外，还应详细询问现病史、家庭史、既往史等，以助诊断。

四、切诊

切诊包括脉诊和触诊两方面，也是诊断儿科疾病的一种方法。

(一)脉诊

小儿脉诊，较成人简单，这与小儿疾病单纯，并少七情影响有关。

1. 健康小儿脉象　健康小儿脉象平和，较成人软而稍速，年龄越小，脉搏越快。因此，不同年龄的健康小儿，脉息的至数是不相同的，如按成人正常呼吸定息计算：初生婴儿 7～8 至(120～140 次/分)，1 岁为 6～7 至(110～120 次/分)，4 岁为 6 至(110 次/分)，8 岁为 5 至(90 次/分)，12 岁之后与成人相同(76～80 次/分)。

2. 切脉的年龄　《幼幼集成·小儿脉法》指出：“小儿三五岁，可以诊视。”因此，实足年龄 3 岁以上的小儿，切诊比较容易达到要求，不易出现哭吵而影响脉诊的准确性。3 岁以内的婴幼儿，可以不诊脉，而用看指纹代替。

3. 切脉的方法　小儿寸口脉位较短，不能容三指以候寸、关、尺，切脉常采用“一指定三关”的方法，即医者用食指或拇指同时按压寸、关、尺三部，并应取轻、中、重三种不同指力来体会脉象变化。切脉的时间一般不少于 1 分钟。小儿脉搏的次数，每因啼哭、走动等而增加，故以入睡或安静时最为准确。

4. 病理脉象　小儿患病后病理脉象较成人简单，一般以浮、沉、迟、数、有力、无力六种代表小儿基本病理脉象，以辨别疾病的表里、寒热、虚实。凡轻按即可触及为浮脉，多见于表证，浮而有力为表实，浮而无力为表虚。重按才能触及的为沉脉，多见于里证，沉而有力为里实，沉而无力为里虚。脉搏迟缓，来去较慢，一息五六次以下为迟脉，多见于寒证，迟而有力为实寒，迟而无力为虚寒；脉搏频数，来去急促，一息六七次以上为数脉，多见于热证,数而有力为实热,数而无力为虚热。

总之,小儿脉诊重点以浮、沉、迟、数辨其表里寒热,以有力、无力辨虚实。浮脉多为表证,沉脉多为里证,迟脉多为寒证,数脉多为热证,脉有力为实证,脉无力为虚证。

(二)触诊

包括按压和触摸头颅、颈项、四肢、皮肤、胸腹等。

1. 按头颅　主要检查囟门的凹陷或隆起。小儿囟门逾期不闭,则为肾气不足,发育欠佳的表现,常见佝偻病等;囟门凹陷,名"囟陷",可见于吐泻过度而失水者;囟门高凸,名"囟填",多为颅内压增高的疾病。囟门不能应期闭合,囟门宽大,头缝开解,则为解颅。

2. 按颈项　主要检查淋巴的正常与否。正常颈项淋巴结如黄豆大,质软无粘连为正常,若颈项部两侧结节肿大,伴发热压痛,则为痰核。若结节大小不等,连珠成串,质地较硬,推之不移,则为"瘰疬"。

3. 按胸腹　胸骨高突,为"鸡胸"。脊柱高突,按之不痛,为"龟背"。胸肋触及串珠,肋缘外翻,多为佝偻病。若左胁肋下按之有痞块,属脾肿大;右胁肋下按之有痞块,明显增大,则属肝肿大。小儿腹部柔软温和,按之不痛为正常。腹痛喜按,按之痛减为虚痛;腹痛喜热敷为寒痛;腹痛拒按,按之胀痛加剧为里实腹痛;脐周痛,按之有条索状包块,按之痛减者,多属蛔虫证;腹胀形瘦,腹部青筋显露,多为疳证。检查时当从无痛处开始,最后触及痛处,以免小儿腹部肌肉突然收缩,影响检查,在检查时还须注意小儿表情,以推测痛处。

4. 按四肢　若四肢厥冷,多属阳虚;四肢挛急抽动,为惊风之征;一侧或两侧肢体细弱,不能活动,可见于小儿麻痹症的后遗症;温病热退后,手足颤动或拘挛,并见肢体强直等,此为虚风内动。

5. 按皮肤　主要了解寒、热、汗的情况,肢冷汗多,为阳气不足;肤热无汗,为高热所致;手足心灼热为阴虚内热。皮肤按之凹陷,为水肿之征;皮肤干燥而松弛,常为吐泻失水所致。

第二节　辨证概要

辨证,是指通过对望、闻、问、切四诊收集的临床资料进行综合分析判断,从而诊断疾病、辨别证候的中医临证思维方法。儿科常用的辨证方法包括八纲辨证、病因辨证、脏腑辨证、卫气营血辨证等。临床上常常综合运用多种辨证方法,辨病与辨证相结合。

一、八纲辨证

"八纲"是指阴、阳、表、里、寒、热、虚、实八个纲领,为定性辨证,用以明确疾病的病位、病性。阴阳为统领和总纲,表里用以表述疾病的病位,寒热为疾病的性质,虚实表示邪正盛衰。由于小儿特殊的生理病理特点,在临床上小儿患病往往表现为虚实夹杂,表证多、里证少，热证多、寒证少。应根据八纲辨证的不同结果，确定相应的基本治疗原则。

二、病因辨证

“病因”是导致疾病发生的原因。引起小儿发病的主要病因有外感六淫、乳食内伤、疫疠邪气、痰湿等因素。此外还有七情内伤、意外伤害等致病因素。应根据不同的临床表现分析判断疾病的病因，针对不同的病因采取不同的治疗原则。

小儿脏腑娇嫩，形气未充，肺常不足，卫外能力较弱，容易感受外邪，外感六淫常常以风邪为主，夹杂寒邪、热邪、湿邪等其他邪气从肌表、口鼻而入，侵袭肺系，表现为恶寒发热、有汗或无汗，鼻塞流涕、喷嚏、咳嗽、脉浮等。风邪善行而数变，小儿患病常传变迅速，又体禀“纯阳”，故小儿外感致病常从热化。应根据病情的变化，适时调整治疗法则，采用不同的推拿手法。

小儿脾常不足，若喂养不当，极易为乳食所伤，积滞中焦，化湿生痰，出现厌食、呕吐、泄泻、腹痛等脾胃病证，为儿科常见疾病。

随着社会的发展变化，情志因素在小儿疾病辨证中也越来越重要，如小儿精神类疾患的发生与情志有密切关系。

三、脏腑辨证

脏腑辨证是辨明疾病所在脏腑及所为何证的辨证方法。早在宋代钱乙《小儿药证直诀》中就已经确立了脏腑辨证体系，也标志着中医儿科体系的建立。人以五脏为中心，万变不离其宗，无论外感还是内伤，归根结底为某一或某几脏腑的功能失调，根据其临床表现不难确定。

如脾系病证的辨证，脾胃位于中焦，五行属土，由经络相连而成表里关系。脾气升，喜燥恶湿，主运化，运化水谷，运化水湿，为气血生化之源，后天之本，主统血，主四肢；在体合肌肉，开窍于口，其华在唇。胃主降，主受纳、腐熟水谷，为水谷之海，喜润恶燥。若脾失运化，则水谷和水湿代谢不能正常进行，而导致气血生成不足（贫血、少气懒言、发育迟缓，爪甲不荣）、积滞（不思饮食、食而不化、脘腹胀满、大便不调）、水液潴留（水肿），脾气不升、脏器不固（脱肛）、肌肉四肢不荣的现象（肌肉瘦削、慢惊）及脾胃自身症状体征（恶心、呕吐、脘腹疼痛）；脾不统血，会表现出各种出血症状；脾开窍于口，其华在唇，凡人之食欲、口味及口唇色泽变化又能反映脾之功能状况。

常见的脾胃系病证分型有脾气虚、脾阳虚、中气不足、寒湿困脾、湿热蕴脾、食积内停。

常见的肺系病证分型有风寒束肺、风热犯肺、燥邪伤肺、痰湿阻肺、痰热壅肺、肺阴虚、肺气虚。

常见的心系病证分型有心气虚、心血虚、心阳虚、心阴虚、心火亢盛、痰迷心窍、痰火扰心、心血瘀阻、心肾不交。

常见肝系病证分型有肝郁气滞、肝火上炎、肝经风热、肝风内动、肝血不足、寒滞肝脉、肝胆湿热、胆郁痰扰。

常见的肾系病证有肾阴虚、肾阳虚、肾精不足、肾虚水泛、肾气不固、膀胱湿热。只有准确地辨证，才能确定正确的治疗原则，采用不同的推拿手法，效果才能如鼓应桴。

四、卫气营血辨证

卫气营血辨证是清代叶天士创立的温病辨证方法。即外感温病的病理过程依次分为卫气营血四个由浅入深的阶段。《温热论》很系统地阐述了这种辨证方法，并明确提出了不同阶段的治疗原则。“大凡看法：卫之后方言气，营之后方言血。在卫汗之可也；到气才宜清气；乍入营分，犹可透热，仍转气分而解，如犀角、元参、羚羊等物是也；至入于血，则恐耗血动血，直须凉血散血……”卫气营血辨证主要用于小儿温热性疾病及传染性疾病的辨证。

第三节　治法概要

一、小儿推拿治疗原则

小儿推拿的治疗原则与传统中医的治疗原则相一致。包括治未病、治病求本、扶正祛邪、调整阴阳和因时、因地、因人制宜等。

1. 治未病　治未病原则是小儿推拿的基本治疗原则之一，治未病思想源远流长。早在《素问·四气调神大论》篇中就有“是故圣人不治已病治未病，不治已乱治未乱”的要求。华佗创立五禽戏来治病养生，强身健体。汉代张仲景《金匮要略》“夫治未病者，见肝之病，知肝传脾，当先实脾。四季脾旺不受邪，即勿补之”，指出优秀的医生要懂得“治未病”，要考虑到疾病脏腑传变的规律，避免其传变。晋代葛洪在《抱朴子》中提出了固齿聪耳法。唐代孙思邈在《千金要方》中提出“小儿虽无病，早起常以膏摩囟上及手足心，甚辟寒风”，将膏摩用于小儿保健。常用的小儿保健有健脑益智推拿法、强身健体推拿法、健脾益肺推拿法、养心安神推拿法、健脾和胃推拿法等。

2. 治病求本　治病求本是小儿推拿辨证施治的基本原则之一。“求”是探求及针对之意；“本”是本质、本原及根本之意。治病求本，是指在治疗疾病时，必须寻找出疾病的根本原因，并抓住疾病的本质进行治疗。如治疗小儿常见的发热症状，可以由外感六淫、食积及阴虚等导致，我们治疗时除用清天河水、退六腑等退热手法外还应该针对引起发热的原因分别采用解表、消积导滞及滋阴养阴的手法进行治疗，才能取得良好效果。

在运用这一原则时，我们还要正确处理“正治与反治”及“治标与治本”的关系。

(1)正治与反治　“正治”是与疾病相对而治。如治疗发热用清天河水等清热的手法，治疗呕吐用推天柱骨等降逆止呕的手法，治疗腹胀用摩腹等通导的手法，治疗泄泻用补大肠等止泻的方法等。“反治”是顺从证候而治的方法。这一治法通常用于相对复杂的、比较严重的疾病。如伤食泻的治疗，要运用揉板门、运内八卦、清大肠等消积导滞的手法来治疗,即“通因通用”的反治法。因此,临床辨证,要认清疾病的本质,针对其本质进行治疗,治病求本。

(2)治标与治本　在复杂多变的病证中,常有标本主次的不同,治疗时就应有先后缓急之分。应遵循“急则治其标,缓则治其本,标本同治”,此时本是相对而言的,在一定条件下标本可以相互转化,治疗时应抓住疾病的主要方面,治病求本。如小儿惊风,为小儿“麻、痘、惊、疳”四大证之一,为危重急症,发作时,急则治其标,用掐人中、掐老龙、掐十宣、掐精宁、掐威灵开窍醒神、镇静止惊,病情缓解后,再审症求因,辨证施治。

3. 扶正祛邪　正,指人体的正常物质,正常功能。扶正,即扶助正气,增强体质。邪,指人体内非正常物质、多余的物质及非正常功能。祛邪即祛除邪气。《黄帝内经》云:“正气存内,邪不可干”“邪气盛则实,精气夺则虚”,疾病的发生过程是正邪相互斗争的过程。邪正盛衰决定着病变的虚实及病情的转归,邪气胜则病进,正气胜则病退。因此,在推拿治疗过程中应遵循扶正祛邪的原则,“虚则补之,实则泻之”,并根据正邪在矛盾斗争中所占的地位,决定扶正与祛邪的先后主次,或以扶正为主,或以祛邪为主,或两者并重,或先祛邪后扶正,或先扶正后祛邪,使病情趋于好转,机体趋于康复。在小儿推拿治疗中,扶正即用具有温热性质的穴位及采用补益的手法进行治疗,如推三关、揉外劳宫、摩丹田、擦命门、补脾经、补肾经等,用于虚证的治疗;祛邪即用具有寒凉性质的穴位和清泻的手法进行治疗,如清天河水、退六腑、水底捞月、掐总筋、清心经、清肝经、揉板门等,用于治疗实证。在疾病的过程中往往虚实夹杂,治疗也需要扶正祛邪两者兼顾。如小儿疳证,小儿脾常不足,若因饮食不节,喂养不当,或因疾病失治误治等,均可导致脾胃运化功能失常而发本病,多为虚实夹杂,初期大多偏实,中期虚实互见,晚期属虚,在治疗时则需扶正祛邪,健脾与消积兼而顾之,使邪祛正复,脾胃功能得以恢复,气血得以化生,否则正气不足,积聚难化,积聚不化,正气难复。

4. 调整阴阳　疾病的发生发展过程就是邪正斗争的过程,邪正斗争导致阴阳失调,从而出现阴阳偏盛或阴阳偏衰的病理变化。“阳胜则热”“阳胜则阴病”,治疗应当以清泻热邪的手法和穴位为主,适当滋养津液;“阴胜则寒”“阴胜则阳病”,治疗应当以散寒的手法和穴位为主,适当固护阳气;“阳虚则寒”治疗应当以温阳的手法和穴位为主;“阴虚则热”治疗应当以滋阴的手法和穴位为主。

5. 因时、因地、因人制宜　因时、因地、因人制宜即三因制宜,是指治疗疾病要根据季节时代、地区及人的体质等不同而确定相应的治疗方法。因时制宜包括时代之时、季节气候之时及治病取之以时。如金元四大家之李东垣所在历史时期,由于战乱贫困等因素,人得病往往以虚证为主,故其以著《脾胃论》而闻名;当今社会物质极大丰富,人们多营养过剩,治疗当泻实,多种疑难杂病用祛瘀化痰法治疗多能显效,故时代不同,治疗方法也有所不同。寒冷的冬季治疗疾病往往加用推三关等温热性手法和穴位顾护人体阳气;暑湿季节往往加用补脾经等手法运脾化湿。寒入肾之喘咳,往往在夏季进行治疗,即冬病夏治，当前儿科盛行的三伏贴即是此道理，治病取之以时，治疗效果往往更佳。因地制宜包括根据不同地域及居处环境。如北方人初到南方易伤湿热，南方人初到北方易伤寒燥，住在低层楼房往往容易伤寒湿，住在高层楼房，往往容易伤风热，故所处环境不同，所伤宜不同，治疗时应当注意。因人制宜包括因性别、年龄、胖瘦等不同，治疗也会有所差异。如男以阳气为本，治疗多补阳，女以阴血为本，治疗多补阴；3 岁以内小儿推拿时多用手掌、手背部特定穴治疗，6 岁以上，12 岁以下儿童治疗时选取穴位多以躯干为主；给体型偏壮实的小儿推拿时手法的刺激量宜大，对体型瘦弱的则手法刺激量宜小。

二、小儿推拿治疗八法

治疗八法是指汗、吐、下、和、温、清、消、补八种中医治病方法，是依据治疗原则确立的归类具体治法的理论。

1. 汗法　汗法是指用发汗的方法使病邪从汗而解。用于治疗外感表证、高热无汗、麻疹、疮疡、水肿、咳嗽、痢疾等初期有表证者。常用的穴位和手法包括开天门、推坎宫、揉太阳、揉耳后高骨、推三关、拿列缺、掐揉二扇门、黄蜂入洞、拿风池、拿肩井、捏脊。小儿脏腑娇嫩，治疗时应中病即止，防止过汗伤阳。

2. 吐法　吐法是通过涌吐，使邪气得以外出的方法。用于治疗痰热壅肺、痰气交阻、宿食初停等邪气从口鼻初入机体，病位较高，停留于中上二焦的病证如食物中毒或食入异物、癫狂、喉痹、干霍乱等。常用的手法和穴位有上推膻中、点按天突、按中脘等。

3. 下法　下法是采用通导的方法使邪气通过大小便排出人体的方法。用于病位在中下二焦的实热证，痰饮，虫积，气机当降不降反而上逆之咳喘、呕吐、呃逆等，腹痛、便秘、胆绞痛、胃肠绞痛、癃闭等腑气不通证。常用手法有清胃经、退六腑、清大肠、清小肠、横纹推向板门、推天柱骨、推下七节骨、按揉膊阳池等。

4. 和法　和法是指调和气血、阴阳、脏腑及和解半表半里之邪的方法。用于治疗呕吐、腹痛、腹泻、夜啼、遗尿等脏腑、气血阴阳不和之病证及邪在膜原或邪在半表半里之少阳证。常用的手法和穴位包括分推大横纹、分腹阴阳、分推额阴阳、双揉内外劳宫、二龙戏珠、百会配涌泉等。

5. 温法　温法是指用温热作用的穴位或手法，祛除体内寒邪或温助阳气的方法。用于治疗表寒证、里寒证、寒饮内停及阳气虚弱。常用的手法和穴位包括推三关、揉外劳宫、揉一窝蜂、摩丹田、摩关元、摩神阙、摩腹、擦腰骶、擦肾俞、擦命门等。

6. 清法　清法是指用寒凉的穴位或手法清除体内热邪的方法。用于温病、脏腑热盛、阴虚内热及食积化热的治疗。常用的手法包括清心经、清肝经、清肺经、清胃经、清大肠、清小肠、清天河水、退六腑、掐十宣、推箕门、挤捏大椎、推脊柱、推下七节骨、水底捞月、运内劳宫、掐小天心、掐总筋、推涌泉等。

7. 消法　消法是指通过消食导滞和消坚散结等作用，消除机体内因气、血、痰、水、虫、食等久积而成的有形的痞结癥块的一种治疗方法。用于治疗厌食、腹胀、胃痛、虫证、肠梗阻、肠套叠、癥瘕积聚、疳证、积滞等。常用的手法和穴位包括运内八卦、掐揉四横纹、掐揉小横纹、揉掌小横纹、掐精宁、揉板门、捏脊、按弦搓摩、摩腹、按揉天枢、分腹阴阳等。

8. 补法　补法是用补益的手法或穴位增强人体正气，促进气血化生，调补阴阳，加强脏腑功能。用于气血阴阳脏腑功能虚弱的治疗。常用的手法和穴位包括补脾经、补肾经、补肺经、推三关、揉外劳宫、揉二马、揉中脘、摩腹、揉脐、揉关元、摩丹田、擦腰骶、按揉脾俞、按揉肾俞、按揉命门、按揉足三里等。

复习思考题

1. 如何观察小儿指纹？
2. 什么是“一指定三关”？
3. 问小儿年龄在诊断中有何意义？
4. 儿科临床常用的辨证方法有哪些？
5. 如何进行脏腑辨证？
6. 小儿推拿的治疗原则有哪些？
7. 小儿推拿治疗八法是什么？

第三章　小儿喂养与保健

第一节　乳婴儿的喂养

乳婴儿的喂养方法包括母乳喂养、混合喂养及人工喂养三种。

一、母乳喂养

母乳喂养是指以母乳为主要食物喂养出生后6个月以内婴儿的喂养方法。母乳喂养是最适于乳婴儿的喂养方法。母乳含有较高的营养价值,钙、磷比例适当,且消化吸收率高,有增强婴儿免疫功能的作用;母乳喂养简单方便、清洁、温度适中;产后哺乳可刺激子宫收缩,早日恢复;哺乳的妇女可减少乳腺癌、卵巢癌等疾病的发生。

母乳喂养的方法,应根据婴儿个体需要,以按需喂给为原则。1~2个月不需定时喂哺,可按婴儿需要随时喂给。此后按照小儿睡眠规律可每2~3小时喂1次,逐渐延长到3~4小时1次,一昼夜共6~7次。3~5个月后可减至5次。每次哺乳15~20分钟。需要母亲仔细观察婴儿,根据每个婴儿的不同情况,适当延长或缩短每次哺乳的时间,以吃饱为度。

每次哺乳前,应先用温开水清洁乳头,可采取坐位、侧卧位喂养,喂养时使婴儿的嘴与母亲乳头保持水平一致。让婴儿先吸空一侧乳房后再吸另一侧。哺乳完毕后将小儿轻轻抱直,头靠母亲肩膀,轻拍其背,使吸乳时吞入胃中的空气排出,减少溢乳的发生。

母亲如患有传染病或身体过于虚弱,不宜采用母乳喂养。

一般情况下,随着辅食的逐渐添加,婴儿6个月以后就可以逐渐减少母乳喂养,直至停止哺乳。

二、混合喂养

混合喂养,是指因母乳不足且无法改善,需要添加其他代乳品来满足婴儿营养需要的喂养方法。

采用混合喂养时一般应首先进行母乳喂养。6个月以内婴儿先进行母乳喂养,若婴儿吃不饱可适量添加奶粉,量应逐渐增加。6个月以上的婴儿可逐渐适量减少奶粉量,开始添加辅食。

三、人工喂养

母亲由于各种原因无乳或患有不宜哺乳的疾病时，选用牛乳、羊乳、配方奶粉及其他代乳品的喂养方式喂养，称为人工喂养。

目前以牛奶为基础改造而成的配方奶粉为人工喂养乳制品的主要来源。配方奶粉营养成分接近于母乳，含量适合婴儿生长发育的需要，且喂养方便，但缺乏免疫球蛋白、激素、活性酶等成分。婴儿配方奶粉应按年龄选用，用量一般为 20 克/(千克・天)，调配时用温开水，奶粉与水的比例为 1∶7。

此外还有牛乳、羊乳、大豆类代乳品等。牛乳与人乳营养成分有一定的差别，所含蛋白质较多，以酪蛋白为主，分子量大，不容易消化；乳糖含量少，每 100 毫升鲜奶中需要添加 5% ~8% 的糖；含矿物质较多，容易增加婴儿胃肠及肾脏负担，食用时应适当加水加热煮沸后喂养。羊乳营养价值与牛乳大致相同，叶酸、铁等含量少，长期单独食用，容易造成婴儿贫血。大豆类代乳品，以豆浆为主，需要添加食盐、淀粉、蔗糖等所缺成分，由于不容易被消化吸收，一般用 3 ~4 个月以上婴儿的代乳品。

四、添加辅食

无论母乳喂养、人工喂养或混合喂养的婴儿，都应该适时添加辅助食品，使其逐步适应普通食品的摄入，满足其生长发育的需求。添加辅食应遵守由少到多，由稀到稠，由细到粗，由一种到多种的原则逐步添加，添加辅食应在婴儿健康状况良好、脾胃功能正常时进行。添加辅食顺序可参照表 3 –1。

表 3 –1　添加辅食顺序

月　龄	添加辅食
1 ~3 个月	鲜果汁、菜汤，鱼肝油制剂、维生素 D
4 ~6 个月	米糊、稀粥；蛋黄、豆腐、鱼泥、动物血；菜泥、水果泥
7 ~9 个月	粥 、烂面条、饼干、烤馒头片；蛋，鱼，肉末
10 ~12 个月	稠粥、软饭、面条、馒头；碎菜、碎肉、豆制品等

第二节　新生儿的养护

新生儿期主要是从母亲子宫内到外界生活的适应期，由于这段时期新生儿各系统脏器功能发育尚未成熟，免疫功能低下，体温调节功能较差，因而易感染疾病，护理起来必须细心、科学、合理。新生儿尤其生后 1 周内的新生儿发病率和死亡率极高，占新生儿死亡数的 70% 左右，新生儿死亡率占婴儿死亡的 2/3 左右，因此，新生儿保健是儿童保健的重点。

新生儿娩出后的护理一般在医院进行，主要包括口腔黏液清理，消毒结扎脐带，记录生命体征与身长、体重，先天遗传病筛查及听力筛查、预防接种等。应尽快对新生儿进行母乳喂养。

新生儿出院回家后应做好居家保健，包括居住环境、衣着及睡眠等。

一、居住环境

首先室内温度要适宜，保持在20～22℃，湿度以55%为宜，盛夏要适当降温，而冬天则需要保暖，通风时应注意避免风寒邪气的入侵。室内的光线应适宜，不能太暗或太亮，应使其逐渐适应自然光，并避免阳光直射眼部。

二、衣着

新生儿皮肤娇嫩，应保持皮肤清洁，避免损伤，内衣（包括尿布）应以柔软且易于吸水的棉织品为主，最好不要用化纤或印染织品；衣服的颜色宜浅淡，便于发现污物，并防止染料对新生儿皮肤的刺激；衣服宽松，易穿易脱，不妨碍肢体活动；由于新生儿头部散热量较大，气候寒冷或室温较低时应该戴柔软舒适的帽子。尿布用柔软吸水性好的棉织品，勤洗勤换，每次更换时均应清洗会阴部，并外涂适量护肤油剂。

三、睡眠

睡姿影响呼吸，睡姿宜采取仰卧或侧卧。喂养后应采取侧卧位，以免溢奶或呛咳造成窒息；在采取仰卧位时，应当经常变换体位；足月儿因活动力较强，出生头几天可以适当采取侧卧，以利呼吸道分泌物流出，防止呕吐物倒流进入气管，家长应在一旁监护防止发生意外。新生儿通常每天要睡18～20小时，但未满月的宝宝不宜长时间睡眠，家长应该每隔2～3小时唤醒一次，以方便喂养。

新生儿可以采用婴儿抚触的推拿手法提高免疫力，但手法要轻柔，并辅以适当介质。

第三节　儿童保健的具体措施

我国古代医家很早就提出了儿童保健的重要性及其具体措施，如元代曾世荣在《活幼心书》中指出："知忍一分饥，胜服调脾之剂，耐一分寒，不须发表之功。""孩提之童，食不可过伤，衣不可太浓，此安乐法也。为父母者，切宜深省。"目前儿童保健的具体措施主要包括居住、衣着、饮食、睡眠、清洁卫生、计划免疫、体格锻炼、意外事故预防及中医推拿手法保健等。

一、居住

应阳光充足、通气良好，冬季室内温度尽可能达到18～20℃，湿度为55%～60%。对哺乳期婴儿，主张母婴同室，便于母亲哺乳和护理婴儿。患病者不应进入小儿居室，尤其是新生儿、早产儿的居室，以减少疾病的发生。

二、衣着

《诸病源候论》云："小儿始生，肌肤未成，不可暖衣，暖衣则令筋骨缓弱。"因此，小儿衣被不应过多、过厚。小儿宜穿着宽松淡色系棉质衣物以利于生长发育。如婴儿最好穿连衣裤或背带裤,不用松紧腰裤,以利胸廓发育。

三、饮食

《诸病源候论》云:“其饮乳食哺,不能无痰癖,常当节适乳哺。”小儿乳食应有时、有量,不能不加节制,否则易损伤脾胃。6个月以内小儿宜母乳喂养,并逐步添加辅食,6个月以后应逐渐断乳,逐步向成人饮食过渡,使营养摄入更加全面,促进生长发育。

四、睡眠

应从小培养小儿良好的有规律的睡眠习惯。小儿居室光线应柔和不刺激,睡前避免过度兴奋,可用摇篮曲或用温柔缓和的声音讲故事帮助小儿入睡,不应养成拍背、边摇边睡或用哺乳催眠的习惯,否则容易造成小儿拗哭。应保证小儿有充足的睡眠时间,年龄越小睡眠时间越长。

五、清洁卫生

应从小培养小儿讲卫生的好习惯。定期沐浴,勤换衣裤,饭前便后洗手,防止病从口入,还应做好口腔的清洁护理,防止龋齿的发生。

六、计划免疫

计划免疫是根据儿童的免疫特点和传染病发生的情况制定的免疫程序,通过有计划地使用生物制品进行预防接种,以提高小儿免疫水平,以达到控制和消灭传染病的目的。我国古代就有预防接种的意识和行为,如明代就已正式发明了人痘接种术以预防天花。家长应注意按期完成小儿各项预防接种,建立预防接种档案。

七、体格锻炼

《诸病源候论》云:“小儿始生……宜时见风日。若都不见风日,则令肌肤脆软,便易伤损。皆当以故絮着衣,莫用新绵也。天和暖无风之时,令母将抱日中嬉戏,数见风日,则血凝气刚,肌肉硬密,堪耐风寒,不致疾病。若常藏在帏帐之内,重衣温暖,譬如阴地之草木,不见风日,软脆不任风寒。”即小儿应适当进行户外活动,能提高抗病能力,增强对环境的适应能力,有助于其生长发育。

八、意外事故预防

触电、烫伤、跌伤、烧伤、误入异物等意外伤害是危害小儿生命健康的一个重要危险因素,应加强小儿的看护和安全知识的教育。

九、中医推拿手法保健

小儿推拿以其安全无毒副作用,又行之有效逐渐被越来越多的家长接受,并作为防病保健的重要措施,提高小儿机体抗病能力。具体方法参见本书临床篇和保健篇。

复习思考题

1. 乳婴儿的喂养方法有哪几种?
2. 如何给婴儿添加辅食?
3. 新生儿保健应注意哪些问题?
4. 小儿保健的具体措施有哪些?

第四章　小儿推拿治疗概要

第一节　小儿推拿治疗特点

一、小儿推拿的适用年龄

小儿推拿的适用年龄为0～12周岁，以6周岁以内的小儿为主要治疗对象，婴幼儿尤为适宜。大于6周岁而小于12周岁的学龄儿童，也可参照小儿推拿手法进行治疗，但每个穴位的操作次数及手法的力度均需相应增加，选取的穴位多以躯干部为主，手掌和手背的穴位较少运用；大于12周岁者，则不宜再用小儿推拿疗法。

二、小儿推拿的操作时间

小儿推拿手法操作时间，每次10～15分钟，一般不超过20分钟；治疗次数通常每天1次，高热等急性热病可每天2次，慢性病可每天1次或隔天1次。治疗慢性病时，一般7～10天为一个疗程，一个疗程结束后可休息3～5天，然后进行下一疗程；保健推拿每周2～3次即可。此外还应根据患儿年龄的大小、体质的强弱、疾病的缓急、病情的轻重，以及手法特性等因素灵活掌握。如患儿年龄偏大、体格强壮、病势较急的，手法操作时间偏长；年龄偏小、体格瘦弱、病势较缓的，手法操作时间偏短。

三、小儿推拿的操作顺序

小儿推拿的常用穴位，除十四经穴和经外奇穴，多数为小儿特定穴，这些特定穴多分布在头面和两肘以下的部位，所以在进行推拿时，应按一定顺序进行。临床中有两种方法：

1. 部位顺序　一般是先头面，次上肢，再胸腹、背腰，最后下肢。上肢部穴位，不分男女，习惯于推拿左手，亦可推拿右手；其他部位的双侧穴位，两侧均可同时操作。

2. 手法顺序　先实施轻刺激手法，如揉法、运法等，后实施重刺激手法，如掐法、拿法等，以免刺激患儿哭闹，影响治疗进行。

在临床治疗中不必拘泥于顺序，可根据具体情况、病情急缓、小儿的体位灵活掌握。

第二节 小儿推拿的适应证和禁忌证

一、适应证

小儿推拿属于外治疗法，操作简单，实施方便，绿色健康，疗效显著，治疗范围广，一般常见病和多发病均能治疗，几乎涉及每个系统，兹分述如下：

1. 呼吸系统　感冒、咳嗽、支气管炎、哮喘、肺炎、发热等。

2. 消化系统　厌食、呕吐、腹泻、痢疾、便秘、腹痛、积滞、疳证等。

3. 泌尿系统　遗尿、水肿、尿潴留等。

4. 其他疾病　口疮、脱肛、夜啼、近视、弱视、斜视、小儿肌性斜颈、小儿脑瘫、惊风、小儿腺样体肥大、小儿生长痛等。

二、禁忌证

大量的临床实践已经证实小儿推拿对于小儿发热、厌食、腹痛、便秘、腹泻、夜啼、近视等常见病有良好的治疗效果，甚至胜过针药。但是小儿推拿的临床运用也存在不适宜手法或手法运用有一定局限性的情况，为防止发生意外事故，必须严格掌握其禁忌证。

①各种骨折、脱位及扭伤等疾病的急性期，治疗部位皮肤破损及骨折恢复期，经推拿手法刺激，可使病情加重。

②各种急性传染性疾病、感染性疾病，如结核、肺炎、肝炎、水痘等，不宜运用手法，以免贻误病情。

③各种恶性肿瘤的患儿。

④出血性疾病及正在出血或有内出血的患儿。

⑤骨与关节结核和化脓性关节炎。

⑥烧伤、烫伤和皮肤破损的局部及皮肤病等，患处暂不进行手法治疗，以免引起局部感染。

⑦剧烈运动后及饥饿、过度劳累时。

⑧极度虚弱的危重病患儿和严重的心、肝、肾疾病。

⑨严重（不能合作、不能安静）精神性疾病，如多动与抽动综合征，脾气暴躁，打人毁物之时。

⑩诊断不明，不知其治疗原则的疾病。

第三节 小儿推拿的操作要求和注意事项

一、操作要求

小儿推拿手法源于成人推拿手法，它充分吸取了成人推拿手法的精华，又从小儿的生理、病理特点出发,形成了具有自身特色的,符合小儿体质,易于被小儿接受的操作手法。在对手法基本要求方面,形成了小儿推拿的基本要求,即"轻快、柔和、平稳、着实"八个字。另外,小儿推拿始终与穴位相结合,也是小儿推拿手法的重要特征。

1. 轻快 "轻"指手法的力度轻,"快"指手法的频率快。小儿身体娇小柔弱,不耐重力,所以在小儿推拿手法的力度上只能轻。在此前提下,因为小儿推拿就是运用外界的手法刺激,通过这种刺激被感知、被传导、被感应和被整合与反应来调整小儿机体的阴阳、气血、脏腑,以及扶助正气、祛除外邪等,所以,要想达到由量的积累到质的飞跃,就必须加快手法的频率。"轻快"是手法对小儿特殊体质操作的必然结果和基本要求。

轻手法固然刺激弱,但频率快,连续不断地作用于经穴,量的积累最终产生质变,实现阈上刺激,同样能达到治疗目的,而且更加安全和适合小儿体质。临床表明,小儿推拿手法普遍较成人手法力度轻,频率快。但强调手法轻而不浮,频率一般为200～300次/分。

2. 柔和 "柔和"指手法动作的温柔,力量的缓和,变换的自如。使手法"轻而不浮、重而不滞",使"刚中有柔,柔中有刚",实现"刚柔相济"。柔和与力度较轻有关,但柔和却不等于轻手法。柔和是一种境界,更是一种状态,这种境界和状态寓于各种手法之中,只有在相当熟练地掌握了某种手法和长期运用某种手法之后才会在不自觉间从操作过程中体现出来。所以在临床上,要获得手法的柔和,必须反复演练手法,加强功法的训练,在练习中理解和感悟。除此以外,别无捷径可走。

而在手法运用中,可以考虑通过以下两点来使手法柔和。一是振动类手法和摆动类手法以柔和见长,如果在一般手法中参以振动类和摆动类手法,则会改变一般手法的原有性质,增添柔和的特性。如:点按加振颤。二是增大接触面,在力度不变的情况下,接触面积越大,力越分散,小儿就会感到舒适一些,手法也就显得柔和了。

3. 平稳 "平稳"是均匀的另一种称谓,是指手法的力度、频率和幅度等。具体指操作某种手法时,其运动轨迹要相对恒定,没有太大波动,切忌力度忽轻忽重,频率忽快忽慢,幅度时大时小。"平稳"还指手法和手法之间转换不能太突然,如临床常常将摩法、推法、运法和揉法等类似手法依次按程序操作,而将波动较大的捏脊、拿肚角、拿肩井等大幅度手法放在之后操作。由于机体对不同刺激的反应性不相同,机体的反应性常常随着刺激形式和刺激数量的变化而相应变化。所以,平稳是以保证同一形式和数量的刺激尽快达到并恒定在某一阈上水平为前提。

4. 着实 "着"有吸附的含义,"实"即实在的意思,着实是"轻而不浮"的落脚点,只有着实了,疗效才有保证。着实需要对小儿的体位和推拿部位加以固定,才容易满足手法如磁铁一般吸附于作用点。着实了,才能体察小儿推拿部位的病理特征,才能使指下功夫透达深层,手法要做到着实,必须要求内功,要求"形神合一",要求"指不离肤"。判断手法是否着实多以推拿后局部皮肤的温度、皮肤的柔软程度、皮肤的色泽等作为参考。

二、注意事项

应用推拿手法治疗小儿疾病，不但手法要特别强调“轻快柔和，平稳着实”，切忌操之过急，具体操作时还要根据小儿的生理、病理特点，注意以下几点：

①操作前应准备各种推拿介质及消毒用品。

②治疗室内要空气流通，温度适宜，清净整洁，尽量减少无关人员。

③操作者应把指甲修剪圆润，防止操作时伤及小儿。

④操作者要保持两手温暖，天气寒冷时，可搓热后再操作，以免凉手刺激患儿，影响疗效。

⑤治疗过程中要认真操作，态度和蔼，耐心细致，仔细观察。

⑥操作时，应先用柔和的手法，争取患儿配合，再按要求治疗。

⑦对急性病和重症患儿应及时送医院就医，以免贻误病情。

⑧每推拿完一个患儿后，要清洗双手，保持清洁，避免交叉感染。

第四节　小儿推拿的处方和常用介质

一、小儿推拿处方

把小儿常用穴位和手法操作，按照一定规则有机组合在一起，称小儿推拿处方。

小儿推拿处方，必须通过四诊资料，综合分析，根据患儿的病情、年龄、体质等情况拟定。在临床辨证施治过程中，推拿处方和药物处方一样，是理、法、方、穴中的一个组成部分。方从属于法，法是方的根据，方是法的体现。君、臣、佐、使是小儿推拿处方组成依据的一个重要组成部分，是第一手临床资料。掌握其组方原则，对提高临床疗效，总结临床经验，都具有十分重要的意义。

1. 处方组方原则　用推即用药，小儿推拿处方，不是将作用类似的手法和穴位进行简单的叠加，而是根据病情，在中医辨证的基础上，针对病因、病位、病性和病势，按照一定的组方原则，选择恰当的穴位和手法组合而成。小儿推拿处方中有主穴和配穴之分。

(1)主穴　主穴是针对病因或主症而起主要治疗作用的穴位，一般1~3个。

(2)配穴　配穴具有三方面的作用：一是加强主穴的治疗作用；二是对主穴有制约作用；三是协助主穴治疗一些兼症。

2. 处方表示法　在临床病历书写时，小儿推拿处方用名要用推拿法表示，即将手法名称和穴位名称合二为一。如四横纹穴用掐法，称“掐四横纹”；百会穴用按法，称“按百会”。推拿法还包括手法的补泻和手法的操作形式。如用补法推脾经，称补脾经，清法则称清脾经，如仅用推脾经表示，则包含补、清、平补平泻脾经三个方面，处方上就不甚明确了。还有一些穴位，如“退下六腑”“推上七节骨”“推上三关”等体现手法在穴位上的操作方向。复式操作，要按照复式操作法规定的名称书写。

在推拿处方上，要注明每个穴位的操作次数或时间。如补大肠100次，摩腹5分钟，捏脊5遍，掐四横纹5次等。

风寒感冒的推拿处方可表示为：开天门30次、推坎宫30次、揉太阳30次、揉耳后高骨30次、清肺经200次、推三关200次、揉二扇门50次、拿风池10次。其中开天门、清肺经、推三关可作为主穴，其他为配穴。

二、常用介质

为了提高治疗效果，润滑和保护皮肤，推拿时在施术部位的皮肤上涂抹某些物质，这些物质称为介质。

（一）推拿介质的种类与作用

推拿介质一般常用的有粉剂、膏剂、油剂和酊剂。临床常用的推拿介质有以下几种：

1. 滑石粉　即医用滑石粉。有润滑皮肤、干燥除湿的作用。一年四季，各种病证均可使用，是临床上最常用的一种介质。

2. 爽身粉　有润滑皮肤、吸水的作用，质量较好的爽身粉可替代滑石粉应用。

3. 凉水　即食用清洁凉水。有清凉退热、润滑皮肤的作用。一般用于小儿发热。

4. 葱、姜水　把生姜或葱捣烂如泥状，放于器皿中，蘸其汁使用；亦可将葱或生姜切片倒入95%酒精中，按1∶3比例，浸出葱、姜汁即可使用。葱、姜汁不仅润滑皮肤，还有辛温发散的作用，有助于驱散外邪，多用于冬、春季节的风寒表证。

5. 薄荷水　取5%薄荷脑5克，加至100毫升5%酒精内配制而成；或取鲜薄荷捣烂取汁；或干薄荷叶浸泡于适量的开水中去渣取汁用。有润滑皮肤、辛凉解表、清暑退热的作用。多用于夏季风热外感，小儿夏季热或暑热所致的发热、咳嗽等症。

6. 冬青膏　由冬青油（水杨酸甲酯）、薄荷脑、凡士林和少许麝香配制而成，该剂具有温经散寒和润滑的作用，常用于小儿虚寒性腹泻。

7. 麻油　即食用麻油，有润滑的作用。在用刮法时用器具的光滑边缘（汤匙等）蘸油，刮至皮下轻度出痧即可，常用于治疗痧气。

8. 鸡蛋清　有润滑皮肤、清热润肺、祛积消食作用。可把鸡蛋清与白面和成面团，术者手捏面团在小儿的胸、腹、背部做搓摩滚动。这是我国民间治疗小儿感冒、食积等疾患时常用的一种介质。

9. 外用药酒　用适宜的中药浸泡于上等的白酒中，数日后取其浸出液使用。例如：

①乳香3克、没药3克、血竭10克、樟脑6克、三七3克、广木香1克、梅冰片0.6克、红花3克、生地黄10克，用上等白酒1千克浸泡2周。适用于急慢性扭伤。

②生麻黄20克、桑枝9克、防风6克、乌梢蛇12克、全虫3克、红花15克、生川乌9克、白芷9克、羌活3克、独活3克、白鲜皮6克、豨莶草9克，用上等白酒1.5千克浸泡2周。适用于小儿麻痹后遗症、小儿肺炎等。

（二）推拿介质的选择

1. 辨证选择　按照辨证施治的原则，根据证型选择相应的介质。寒证选用具有温热散寒作用的介质，如葱姜水、冬青膏等；热证选用具有清凉退热作用的介质，如清洁凉水、薄荷水等；虚证选用具有滋补作用的介质，如药酒、冬青膏等；实证选用有清、泻作用的介质，如蛋清等。一些中性介质，如滑石粉、优质小儿爽身粉等，一年四季，各种病证均可使用，取其润滑皮肤的作用。

2. 辨病选择　根据病情不同选择不同的介质。小儿肌性斜颈选用润滑性能较强的滑石粉、小儿优质爽身粉等；小儿发热选用清热性能较强的凉水、酒精、薄荷水等。小儿肌肤柔弱，手法操作治疗时，根据病情的不同和季节的变化，选择恰当的推拿介质，对提高疗效是十分重要的。

第五节　小儿推拿的基本作用原理

小儿推拿的基本作用原理是关于小儿推拿防治疾病的机制和规律的理论。小儿具有与成人不同的生理与病理特点，这是小儿推拿得以存在和发展的前提。本节重点讨论小儿推拿的基本作用原理。

一、调理阴阳

小儿推拿通过运用不同穴位和不同手法，达到调整阴阳的作用。一般来说，手背、前臂桡侧、背部、下肢外侧的穴位，多具有温煦作用，可以补阳；手掌、前臂尺侧、胸腹部、下肢内侧的穴位，多具有滋润作用，可以补阴。一般而言，阳病治阴，阴病治阳。如高热、神昏、急惊、便秘等，可取小天心、天河水、六腑、阴池、内八卦、腹等穴位；久泻、久咳、畏寒、肢冷、遗尿等，可取外劳宫、一窝风、三关等穴位。

二、调节脏腑

小儿推拿注重脏腑的生理功能和特性，创立了许多调节脏腑气血的特殊方法。小儿推拿以脾、肝、心、肺、肾五脏来命名，就有了五经穴，还有的以六腑中胃、大肠、小肠、膀胱命名。这些以脏腑来命名的穴位对于调节脏腑，防治脏腑疾病有重要意义。如脾经、胃经、大肠能调理脾胃与大肠，治疗中焦病证，肝经治疗惊风，肺经治疗肺系病证等。

小儿生理上具有“心肝有余”“脾常不足”“肺常不足”“肾常虚”等特点，所以临床操作时心经、肝经多清，脾经多补，肾经只补不清。

另外，小儿推拿很多操作均取脏腑体表投影，局部操作能调节相应脏腑功能。如揉乳旁、乳根能化痰顺气，揉中脘能化食消积，摩腹能调节大肠小肠，擦肺俞能降肺气，搓摩胁肋能疏肝消痞散结，擦肾俞能培肾固本，摩囟门能健脑益智等。

三、调理气机

小儿推拿手法操作具有方向性，可以调理气机。升降出入是人体生命的基本特征，升降紊乱则是疾病的共性。调理气机,顺应升降为小儿推拿具有方向性的手法优势。

在某些部位或穴位采用揉、摩、运、拿等手法,调节气机升降,达到治疗和预防疾病的作用。如摩百会、囟门,揉太阳,拿风池、肩井等能提神、发散,为升;摩涌泉、三阴交,揉太冲、太溪,运小腹等能引火归原、平肝潜阳,为降。

操作向上为升,如捏脊,推上七节骨,推上三关,上推中脘、膻中等。向下为降,如推桥弓,推下七节骨,推天柱骨,下推中脘、膻中、腹部等。

基本作用原理针对不同病机,它们自成体系、相对独立、各有特色,却又相互联系。如捏脊方向从下至上为升,作用于督脉、夹脊穴和背俞穴为温补;但从上向下直推具有清热退烧的作用。小儿推拿临床应当相互参阅,灵活运用。

四、补虚泻实

小儿推拿可以补虚泻实,通过补泻调节小儿机体的功能和状态。凡能提高机体或脏腑兴奋性,扶助人体正气,增强体质谓之补;凡能降低机体或脏腑兴奋性,减弱其功能谓之泻。补法能补益、升阳、提神、醒脑;泻法能降温、镇静、安神。同一手法,力轻为补,力重为泻;推拿时间长为补,时间短为泻;频率慢为补,频率快为泻。重手法多与时间短、频率快相结合,轻手法多与时间长、频率慢相结合。但力度大小、时间长短、频率快慢和方向都是相对概念,目前学术上尚无具体量化标准,临床多以患儿耐受为度。

复习思考题

1. 小儿推拿手法的适用年龄及操作顺序是什么?
2. 小儿推拿的适用范围有哪些?什么情况下不能使用小儿推拿?
3. 小儿推拿的操作要求是什么?应注意哪些事项?
4. 小儿推拿处方是如何组成的?推拿处方中用配穴有何意义?
5. 推拿中选择介质的依据是什么?
6. 试述小儿推拿手法的作用原理。

第五章 小儿推拿手法

小儿推拿手法与成人推拿一样具有简、便、廉、验等特点，但其操作较成人推拿相对简单。随着小儿推拿的发展，许多成人手法也演变运用到小儿推拿疗法中来，成为小儿推拿的常用手法，如擦法、捏法、挤捏法、捣法、振法等。有些手法虽然在名称、操作方法、注意事项等方面和成人相似，但在运用时，其手法刺激强度、节律、频率和要求等方面存在差异，如推法；有些手法只用于小儿，不用于成人，如运法、捣法、复式手法等。此外小儿推拿手法和成人推拿手法的最大区别，就在于复式手法操作。

第一节 常用手法

小儿常用手法很多，但以下面 15 种手法为临床习用，即推、拿、按、摩、揉、运、掐、捏、搓、擦、捻、捣、摇、挤捏、刮。

一、推法

用拇指或食指、中指指腹在穴位上做单方向的直线或环形推动，称为推法。推法分直推法、旋推法、分推法、合推法四种，其中以直推法临床应用最多。

【操作】

1. 直推法　术者用拇指桡侧或指腹，或食指、中指指腹，在穴位上做单方向的直线推动。每分钟推 200 ~ 300 次（图 5 - 1）。

2. 旋推法　术者用拇指指腹在穴位上做顺时针方向旋转推动，速度较运法快，用力较指揉法轻。每分钟推 150 ~ 200 次（图 5 - 2）。

3. 分推法　术者用两手拇指桡侧，或食指、中指指腹自穴位中央向两旁做“一”字形（←·→）或“八”字形（↙·↘）方向推动，称为分推法，又称分法。每分钟操作 250 ~ 300 次（图 5 - 3）。

4. 合推法　术者用两手拇指指腹或拇指、食指指腹从穴位两旁向中间合拢推动，称合推法，又称合法，是分推的反向操作。每分钟操作 150 ~ 200 次（图 5 - 4）。

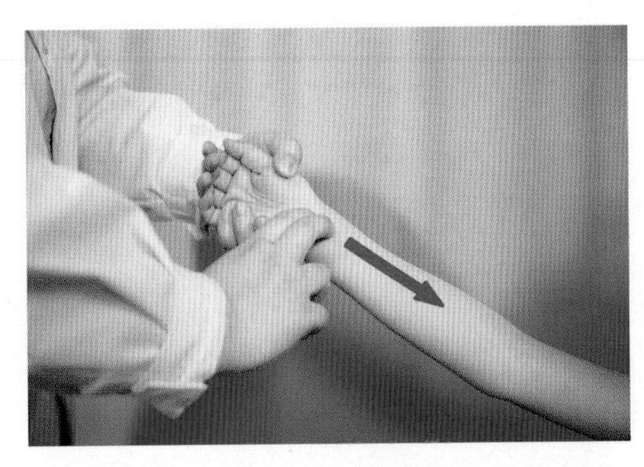

图5－1　直推法

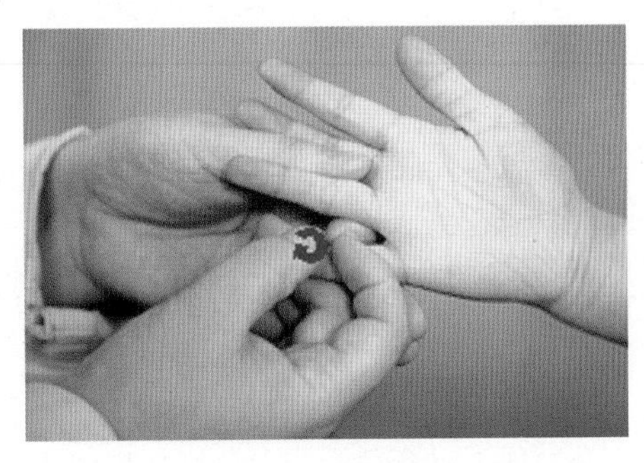

图5－2　旋推法

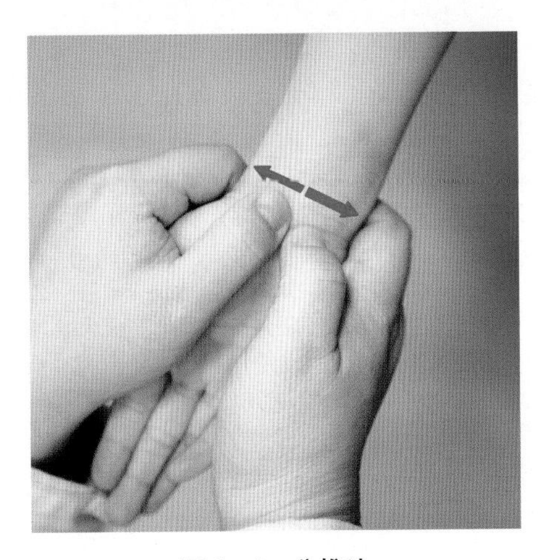

图5－3　分推法

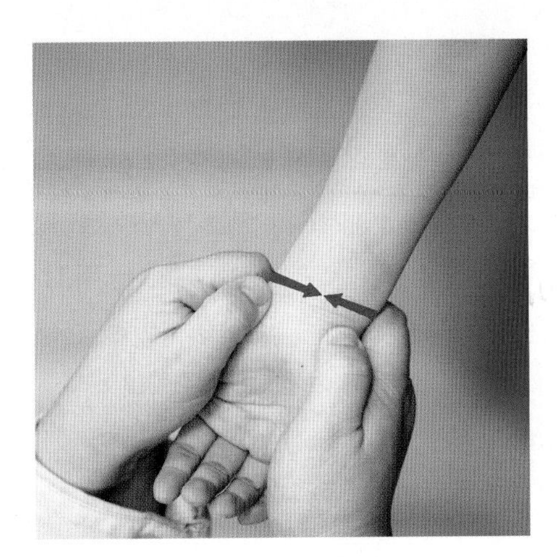

图5－4　合推法

【动作要领】

①直推法。用拇指指腹直推时，手握空拳，靠腕部带动拇指做主动内收活动发力，外展时放松。用食指、中指指腹直推时，食指、中指并拢伸直，其余三指屈曲合拢，靠腕部摆动带动肘部做适当屈伸活动，使食指、中指发力。操作时，肩、肘、腕关节放松，动作轻快，着实平稳，节律均匀，直线推动，不可歪斜。

② 旋推法。手握空拳，伸直拇指，靠拇指指腹做小幅度的旋转运动，如同拇指做摩法。仅在皮肤表面推动，不带动皮下组织。操作时，肩、肘、腕关节放松，动作协调连贯，均匀柔和，速度较直推法略慢。

③分推法。有“一”字分推法和“八”字分推法。“一”字分推法，靠肘关节的屈伸活动，带动拇指和掌着力部分做横向直线分推；“八”字分推法，靠手腕和拇指掌指关节的内收、外展活动，带动拇指指腹着力部分做弧线分推。双手用力要均匀一致，动作柔和协调，节奏轻快平稳。

④合推法。合推法是“一”字分推法的反向操作，动作要领与其相同。常在手腕横纹处做直线合推，动作幅度较小。

【临床应用】推法是小儿常用手法之一。直推法常用于线形穴位，如开天门、推坎宫、清天河水、推箕门等。上推为补、为升、为温，如推三关；下推为泻、为降、为清，如退六腑。

顺肌纤维直推为重要理筋整复手法，多用于小儿伤筋，要求力度稍重，频率较缓。旋推法主要用于手指指面的五经穴，如旋推脾经、肺经、肾经等，旋推为补。分推法适用于头面、胸腹、腕掌和肩胛部，如分推坎宫、分阴阳、分推膻中、分腹阴阳、分推肩胛骨等，能调和气血。合推法，仅用于手腕部，如合阴阳能行痰散结。

小贴士

1. 操作时选择适应病情需要的介质，注意不要推破皮肤。

2. 根据病情、穴位和部位的需要，注意手法在穴位上的操作方向、用力大小和频率快慢。

二、拿法

捏而提起谓之拿。用拇指与食、中两指，或拇指与其余四指在一定部位或穴位上相对用力捏而提起，进行一紧一松的拿捏，称为拿法。此法可分三指拿法、五指拿法、弹筋拿法。

【操作】

1. 三指拿法　拇指与食、中两指指腹相对用力，捏而提起，称三指拿（图 5－5）。

2. 五指拿法　用拇指与其他四指指面相对用力，捏而提起，称五指拿。

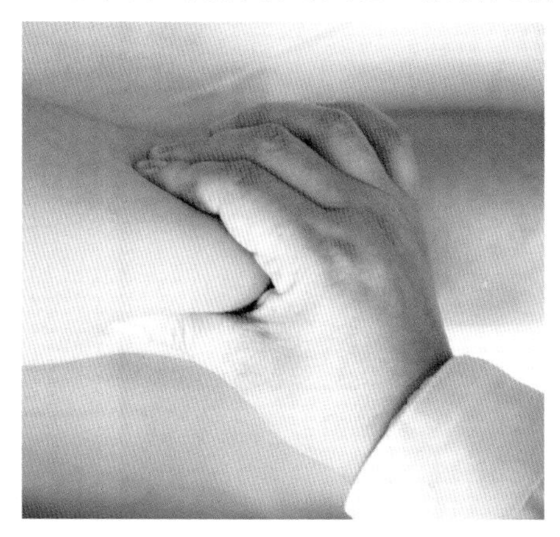

图 5－5　三指拿法

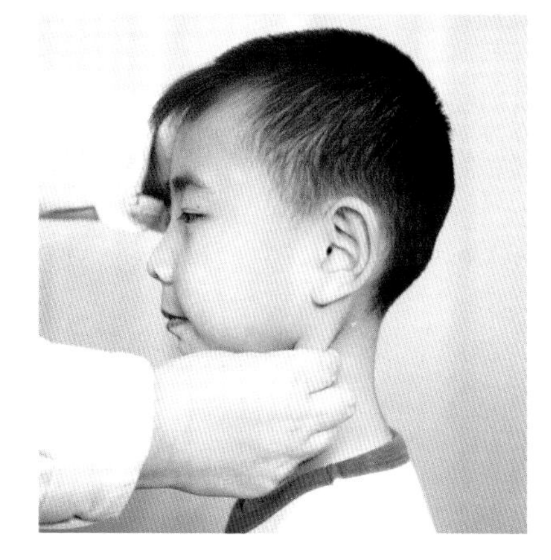

图 5－6　弹筋拿法

3. 弹筋拿法　以拇指和食指、中指指腹相对紧捏肌肉或肌腱，用力提拉，然后迅速放下，使其弹回，如拉放弓弦之状，称弹筋拿法（图 5－6）。

【动作要领】

①肩、肘、腕关节要放松，着力部分要紧贴患儿被拿的部分或穴位处的肌肤。

②操作时拇指与余指做主动运动，以相对之力进行提捏揉动。

③用力要由轻到重，缓慢增加，使动作柔和而灵活。

【临床应用】拿法是刺激较强的手法，常用于颈部、肩部和四肢部穴位，具有疏通经络、解表发汗、止惊定抽、止痛的作用。如拿肩井能发汗解表；拿捏小儿患侧胸锁乳突肌以解除肌肉痉挛,治疗小儿先天性肌性斜颈;拿委中、百虫能治疗四肢抽搐。弹筋拿法适用于在胸锁乳突肌、斜方肌、背阔肌、胸大肌等部位以及浅表的肌腱部位的操作。

小贴士

1. 动作要协调,切忌死板僵硬,操作时不要突然用力,或力量过大,更不能拿捏太久。

2. 要修剪好指甲,防止指端内扣伤及皮肤。

3. 拿法刺激性较强,常配合捏法同时使用,组成拿捏法。

4. 单纯拿法通常放在治疗最后操作。拿法后继以揉法,缓解不适。

三、按法

用手指或手掌按压在体表,逐渐向下用力,按而留之,称为按法。根据着力部位,分为指按法和掌按法。

【操作】

1. 指按法　分为拇指按法和中指按法。

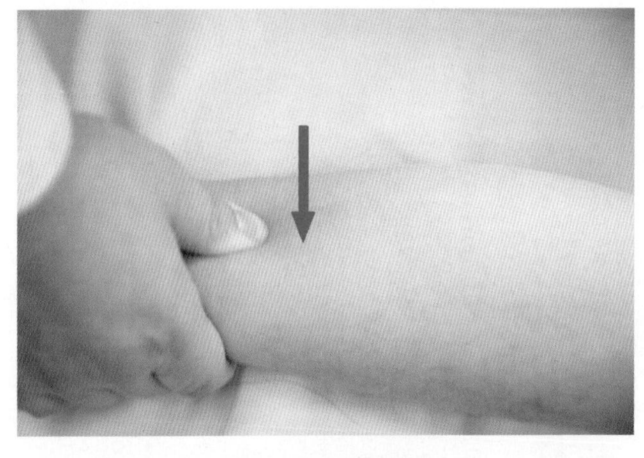

图5-7　拇指按法

(1)拇指按法　拇指伸直,其余四指握空拳,食指中节桡侧轻贴拇指指间关节掌侧,起支持作用,以协同助力。用拇指指腹或指端着力,吸定在患儿治疗穴位上,垂直用力,逐渐向下按压,持续一定时间,按而留之(图5-7)。

(2)中指按法　中指伸直,掌指关节略屈,稍悬腕,用中指指端或指腹着力,吸定在穴位上,垂直用力,逐渐向下按压,并持续一定时间,按而留之。

2. 掌按法　腕关节背伸,五指放松伸直,用掌心或掌根着力,按压在治疗部位上,垂直用力,逐渐向下按压,并持续一定时间,按而留之。

【动作要领】

①按法操作时应注意垂直向下用力。

②按压的力量要由轻到重,力量逐渐增加,平稳而持续。

③按压时着力部分要紧贴患儿体表的部位或穴位上,不能移动。

【临床应用】按法刺激性强,指按法多用于具有止痛、开窍、止抽搐等作用的点状穴位。如按环跳、按牙关、按百虫。掌按法多用于面状穴位。按法常与揉法配合使用,形成复合手法,缓解刺激,提高疗效,适用范围较单纯按法广泛。使用按揉法时,要辅以介质。

小贴士

1. 按法属于强刺激手法,小儿形气未充,脏腑娇嫩,使用时切忌暴力。
2. 临床上很少单独应用,多与揉法结合使用。

四、摩法

以手掌面或食指、中指、无名指、小指的指面着力,附着在体表一定的部位或穴位上,做环形而有节律的抚摩运动,称为摩法。根据着力部位不同,分为指摩法和掌摩法两种。

【操作】

1. 指摩法　术者指掌自然伸直,食指、中指、无名指、小指四指并拢伸直,以指面着力,附着于一定部位或穴位上,前臂主动运动,带动腕关节做顺时针或逆时针方向环形摩动。

2. 掌摩法　术者手掌自然伸直,用掌面着力,附着于一定部位或穴位上,前臂主动运动,带动腕关节做顺时针或逆时针方向环形摩动(图5－8)。

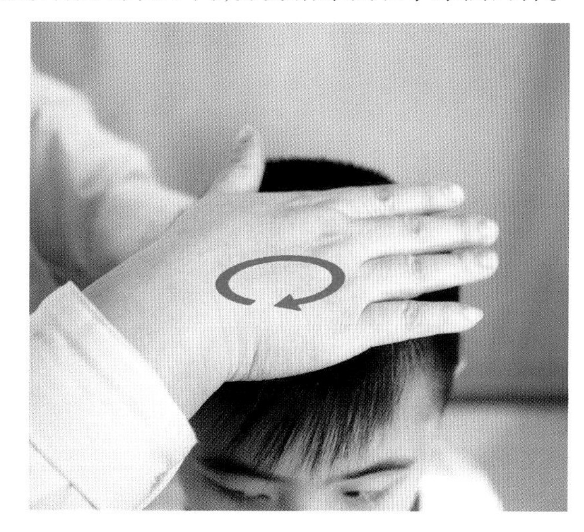

图5－8　掌摩法

【动作要领】

①操作时肩、肘、腕放松,肘关节微屈,掌指自然伸直。

②掌指着力部分要随腕关节连同前臂一起做环形摩动。

③摩法要轻柔和缓,速度均匀协调,有节律,不带动深层组织。

④操作频率每分钟120次左右。具体根据病情而定,一般缓摩为补,急摩为泻。

【临床应用】摩法是小儿常用手法之一。摩法力度很轻,患儿感觉舒适。主要用于胸、腹、胁肋部的面状穴,以腹部应用为多。摩中脘、摩腹能消食化积行气,用于脘腹胀满、肠鸣腹痛等,治疗消化不良、便秘、腹泻、疳积等疾病,具有和中理气,消食导滞,调理脾胃,调节肠道功能的作用。摩囟门、摩中脘、摩关元、摩神阙等为温补类手法,多用于体虚患儿。

小贴士

1. 摩法作用温和,用力不宜过重,亦不可过轻。
2. 根据病情选择手法摩动的方向和使用的介质。

五、揉法

用手掌大鱼际或掌根、掌心、手指指腹着力，吸定于一定部位或穴位上，做轻柔和缓的顺时针或逆时针方向的环旋揉动，称为揉法。根据着力部位，分为指揉法、鱼际揉法、掌揉法。指揉法中仅用拇指或中指揉的称单指揉；用食指、中指二指分揉两穴或同揉一处，称二指揉；用食指、中指、无名指三指分揉三穴或同揉一处，称三指揉；用大鱼际着力揉动的称鱼际揉；用掌根、掌心着力揉动的，称掌揉法。

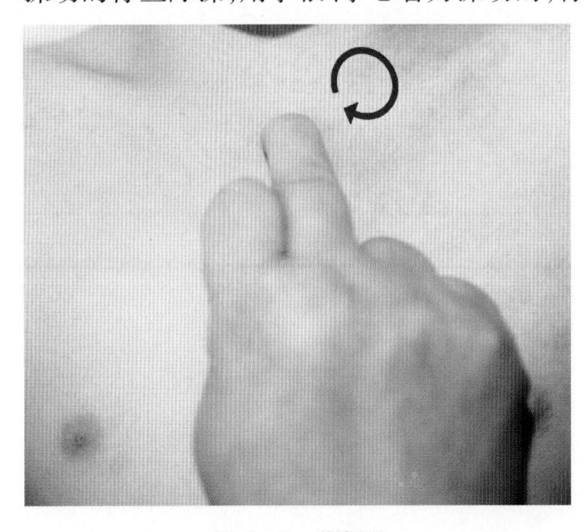

图5－9 指揉法

【操作】

1. 指揉法 术者以拇指或中指的指腹或指端，或食指、中指、无名指指腹吸定于穴位或治疗部位上，做轻柔和缓、小幅度、顺时针或逆时针方向的旋转运动，并带动该处的皮下组织一起揉动（图5－9）。

2. 鱼际揉法 术者以大鱼际着力于施术部位，稍用力下压，腕部放松，前臂主动运动，通过腕关节带动着力部分在治疗部位上，做轻柔和缓、小幅度、顺时针或逆时针方向的环旋揉动，并带动该处的皮下组织一起揉动。

3. 掌揉法 术者以掌心或掌根着力，吸定在治疗部位上，稍用力下压，腕部放松，以肘关节为支点，前臂做主动运动，带动腕部及着力部分连同前臂做轻柔和缓、小幅度、顺时针或逆时针方向的旋转揉动，并带动该处皮下组织一起揉动。

【动作要领】

①手腕放松，以腕关节连同前臂一起做回旋活动。指揉法时腕关节要保持一定的紧张度；掌根揉时腕关节略有背伸，松紧适度。

②操作时压力要均匀着实，动作宜轻柔有节律。

③操作频率每分钟160～200次。

【临床应用】揉法刺激量小，作用温和，适用于全身各部位。拇指与中指单指揉，可用于全身点状穴位或各部位；食指、中指二指揉，多用于双侧背俞穴和天枢穴；三指揉用于膻中加两乳旁穴或脐和两侧天枢穴。鱼际揉多用于面部，掌揉常用于脘腹、腰臀部以及四肢肌肉丰厚处。揉法具有调和脏腑，宽胸理气，消积导滞，活血通络，消肿止痛的作用。揉法常与按法配合使用，称为按揉法，如按揉百会、按揉中脘；揉法还常在掐法后使用，以缓解强刺激手法的不适作用，如掐揉四横纹、掐揉五指节、掐揉二扇门、掐揉小天心等。

小贴士

1. 操作时，着力部位吸定皮肤不离开，不要在皮肤上摩擦。

2. 揉动力量和幅度要适中，不宜过大。

3. 揉法的动作与摩法颇为相似，需注意区别。揉法着力相对较重，操作时要吸定治疗部位或穴位，并带动该处的皮下组织一起揉动；而摩法着力相对较轻，操作时仅在体表做抚摩，不带动该处的皮下组织。

六、运法

用拇指或食指、中指螺纹面在相应穴位上由此往彼，做弧形或环形推动，称运法（图5－10）。

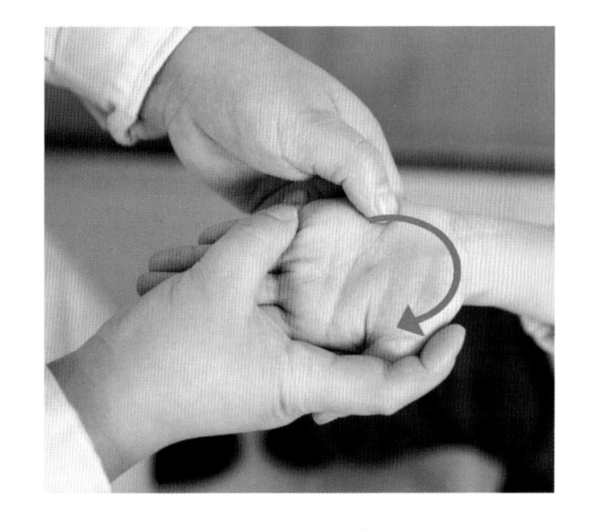

图5－10　运法

【操作】术者一手握住小儿手指，使被操作手掌平坦，掌心向上，用另一手的拇指或食指、中指螺纹面在相应穴位上由此往彼，做弧形或环形推动。

【动作要领】

①操作时指面要紧贴于穴位。

②用力宜轻不宜重，力量仅达表皮，不带动皮下组织；频率宜缓不宜急，每分钟操作80～120次。

③运法的操作方向与补泻有关，应根据病情需要进行选择。

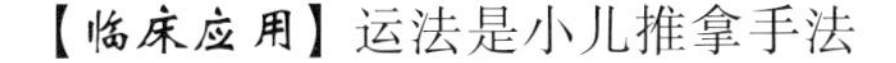

【临床应用】运法是小儿推拿手法中最轻的一种，较旋推法幅度为大。常用于小儿头面和手部面状、线状穴，也可用于点状穴。具有理气和血，舒筋活络的作用。运法多用于手掌特定穴，如运水入土、运土入水、运内八卦等。

小贴士

操作时要根据病情选用介质。

七、掐法

以拇指指甲掐患儿的穴位或特定部位，称为掐法（图5－11）。

【操作】手握空拳，以拇指指甲着力，吸定在患儿需要治疗的部位或穴位上，逐渐用力掐。

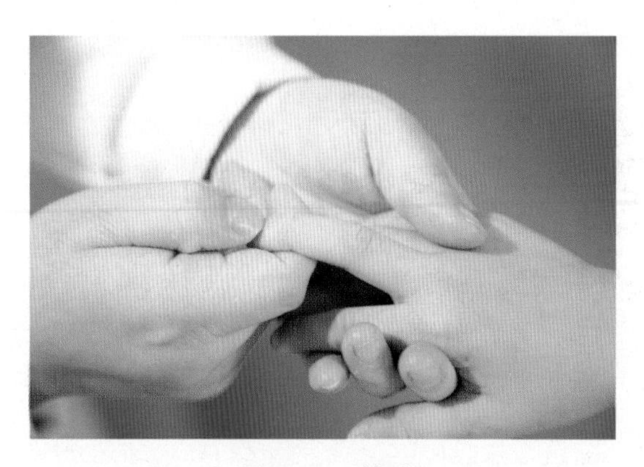
图5－11　掐法

【动作要领】

①操作时，应垂直用力切掐，可持续用力，也可间歇性用力以增强刺激，取穴宜准。

②操作时切忌突施暴力。

【临床应用】掐法是强刺激手法之一，适用于头面、手足部位。具有定惊醒神，通关开窍的作用。此法常用于急症，以指代针，如急惊风，掐人中、掐十宣、掐老龙，醒神开窍；小儿警惕不安，掐五指节、掐小天心，镇静安神等。

小贴士

1. 掐法是强刺激手法之一，不宜反复长时间应用，更不能掐破皮肤。
2. 掐3～5次，或醒后即止。
3. 掐后常用揉法，以缓和刺激，减轻局部疼痛和不适感。

八、捏法

以单手或双手的拇指与食指、中指两指或拇指与四指的指面作对称性着力，夹持住患儿的肌肤或肢体，相对用力挤压并一紧一松逐渐移动者，称为捏法。

本节主要介绍捏脊法，捏脊法分拇指后位捏法和拇指前位捏法两种。

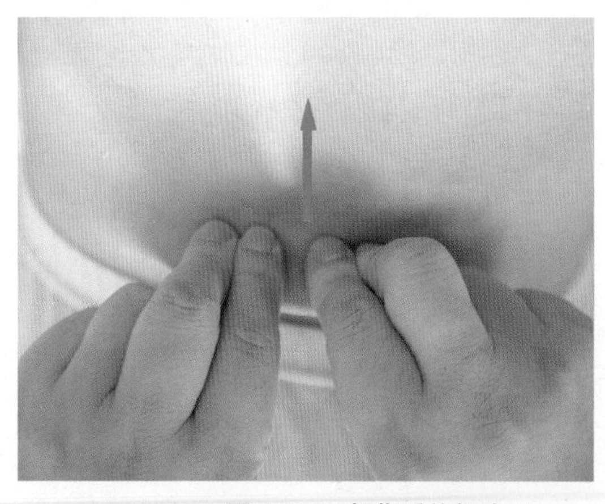
图5－12　拇指后位捏法

【操作】

1. 拇指后位捏法　患儿俯卧，露出被捏部位，术者双手呈半握拳状，拳心向下，拳眼相对，用拇指桡侧缘吸定并顶住小儿龟尾穴两旁皮肤，食指、中指前按，拇指、食指、中指三指同时用力提拿，自下而上，双手交替捻动至大椎穴处(图5－12)。

2. 拇指前位捏法　患儿俯卧，露出被捏部位，术者双手握空拳状，拳心相对，拳眼向前，两手拇指伸直前按，食指屈曲，用食指中节桡侧顶住小儿龟尾穴两旁皮肤，拇指、食指同时用力提捻皮肤，自下而上，双手交替捻动至大椎穴处(图5－13)。

【动作要领】

①操作时肩、肘关节要放松，腕指关节的活动要灵活、协调。

②操作时既要有节律性，又要有连贯性。

③操作时间的长短和手法强度及挤捏面积的大小要适中，用力要均匀。

④每次操作3～5遍，一般先做3遍捏法，再做1～2遍提捏法。提捏法就是捻动经过相应的穴位时用力提拿，即所谓“捏三提一法”。

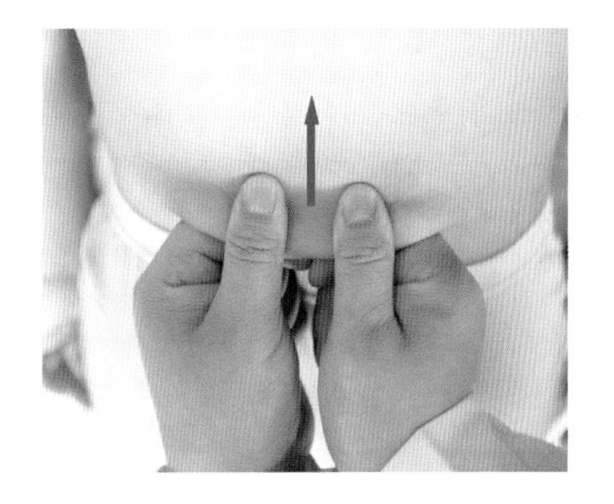

图5－13　拇指前位捏法

【临床应用】捏法也是小儿推拿常用手法之一。多用于背部，称为捏脊。该法具有调和阴阳，健脾和胃，增强各脏腑功能，提高人体免疫力的作用。捏脊不仅是治疗疳积、消化不良、腹泻、佝偻病等病证的有效手法，也是小儿保健推拿手法之一。目前在儿科应用较为广泛，常给小儿捏脊能增进食欲，改善睡眠，强壮身体。

小贴士

1. 捏脊时要用指面着力，不能将肌肤拧转，或用指甲掐压肌肤。

2. 操作时捏起皮肤多少和提拿用力大小要适当，捏得太紧不容易向前捻动推进，捏少了皮肤容易滑脱，用力过重易导致疼痛，过轻又不得气。

3. 操作时应直线前进，不可歪斜。

4. 要修剪好指甲，防止划伤皮肤。

九、搓法

用双手的掌面夹住一定部位，或平压于一定部位，相对用力做方向相反的快速揉搓，或同时上下往返移动，称搓法（图5－14）。

【操作】以双手的掌面着力，附着在肢体两侧，相对用力夹住施术部位，做方向相反的来回快速揉搓，同时做上下往返移动。或以单手或双手掌面附着在一定部位，做往返移动。

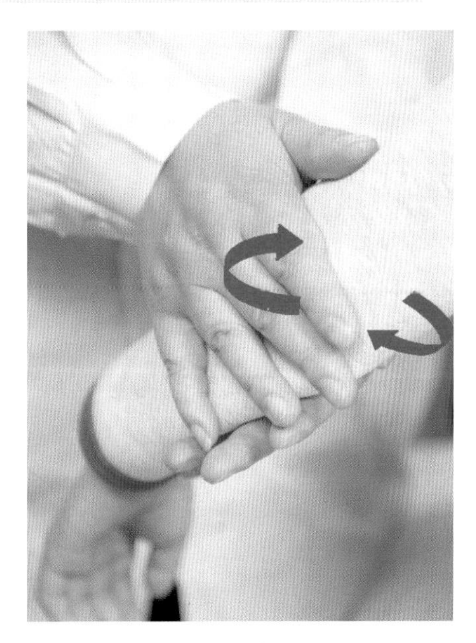

图5－14　搓法

【动作要领】

①肩、肘、腕放松，两手自然伸直。

②操作时，双手用力要对称、柔和，动作要协调连贯，速度要均匀一致。

③往返移动时，搓动要快，移动要慢，做到

紧搓慢移，灵活而连续。

【临床应用】搓法是轻快柔和的手法，多用于四肢、胁肋部位。具有调和气血，疏通经络，放松肌肉的作用。如臂丛神经麻痹（产伤后遗症）、婴儿瘫、一侧或两侧上下肢肌肉萎缩，均可用搓法以调和气血，通经活络。

小贴士

1. 操作时，被搓肢体要处于放松状态。
2. 操作时，忌用生硬粗暴蛮力，以免搓伤皮肤与筋脉。

十、擦法

用手掌面或大、小鱼际着力于体表部位，做较快速的直线往返摩擦，称为擦法（图5－15）。根据着力部位不同，分为掌擦法、大鱼际擦法和小鱼际擦法。

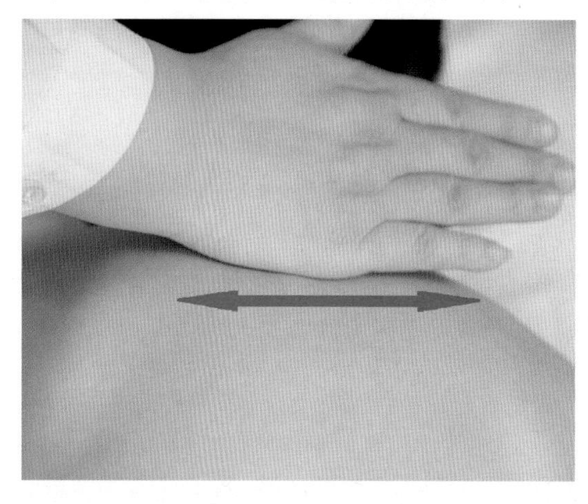

图5－15　擦法

【操作】术者用手掌面或大、小鱼际置于体表施术部位，腕关节伸直使前臂与手掌相平，以肘或肩关节为支点，前臂或上臂做主动运动，使手的着力部分在体表做较快速往返直线摩擦移动，使治疗部位产生一定的热量。用全掌着力为掌擦法；用大鱼际着力为大鱼际擦法；用小鱼际着力为小鱼际擦法。

【动作要领】

①操作时，要直线往返，不可歪斜。

②着力部分要紧贴皮肤，但不要僵硬地用力，以免擦破皮肤。

③动作连贯，速度均匀，用力以透热为度。

【临床应用】擦法是柔和温热的手法，多用于胸腹、腰背及四肢部位。具有温经散寒，疏通经络，消肿止痛，健脾和胃的作用。其中掌擦法温度相对较低，常用于胸胁和腹部，脾胃虚寒引起的腹痛及消化不良等多用此法。小鱼际擦法的温度较高，多用于肩背、腰骶和四肢，对小儿脑性瘫痪、伤筋、风湿痛等都有较好疗效。大鱼际擦法的温度中等，以上部位都可应用，适用于治疗外伤、瘀血、肿痛等。

小贴士

1. 术者操作时应自然呼吸，不要憋气。

2. 根据病情选用适宜油膏为介质，可保护皮肤，增强疗效。

3. 擦过的部位不要再用其他手法，以免损伤皮肤。

十一、捻法

用拇指、食指两指指腹捏住治疗部位，做相对用力往返捻动，称为捻法（图5－16）。

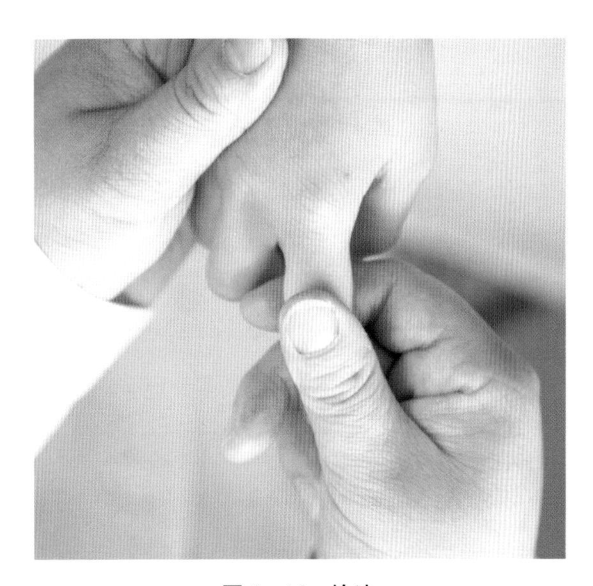

图5－16　捻法

【操作】术者用拇指指腹与食指桡侧缘或指腹，捏住治疗部位，拇指、食指主动运动，稍用力做对称性的往返快速捻动，如捻线状。

【动作要领】

①拇指、食指指腹相对用力捻动时，揉劲宜多，搓劲宜少。

②动作要灵活轻巧，快速连贯。

③捻动力量要均匀柔和，移动要慢，做到紧捻慢移。

【临床应用】捻法适用于手指、足趾小关节，具有滑利关节、消肿止痛的作用。治疗手、足小关节扭伤引起的肿胀、疼痛。亦可配合其他手法治疗小儿手、足先天性畸形，如拇指内收、马蹄内翻足等。

小贴士

1. 捻动幅度不要过大，用力不可呆滞。

2. 操作时手指对称用力，不能捏得太紧，以带动患部旋转而不出现摩擦为度。

十二、捣法

用中指端或食指、中指屈曲的指间关节着力，有节奏地击打体表一定部位的方法，称为捣法（图5－17）。

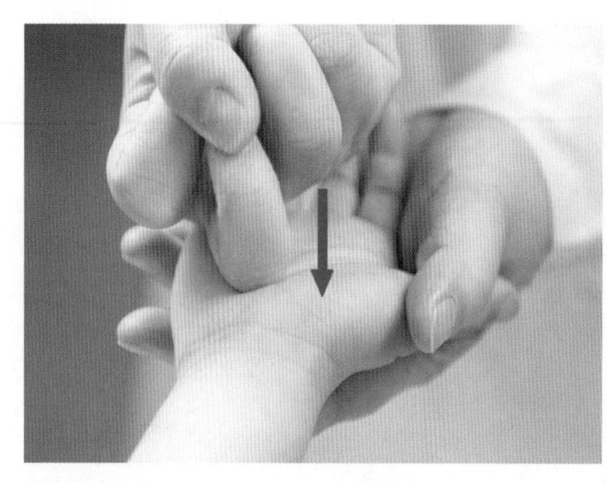

图5－17　捣法

【操作】术者以一手握住小儿手掌，使其掌心向上，另一手的手腕自然下垂，前臂主动运动，通过腕关节的屈伸运动，带动中指指端或食指、中指屈曲的指间关节，有节奏地叩击。

【动作要领】

①操作时，指间关节放松，腕关节主动屈伸，形同指击状。

②对准穴位捣击，用力要稳，动作要有节奏和弹性。

③每个穴位捣5～20次。

【临床应用】捣法相当于指击法，但力量较之为轻，适用于手掌小天心穴和面部承浆穴，如捣小天心，具有安神定志作用，治疗小儿惊啼。

小贴士

1. 捣击时不要用暴力。
2. 修剪好指甲，避免捣击时损伤皮肤。

十三、摇法

使关节做被动的环转运动，称摇法（图5－18）。包括颈项部、四肢关节摇法等。

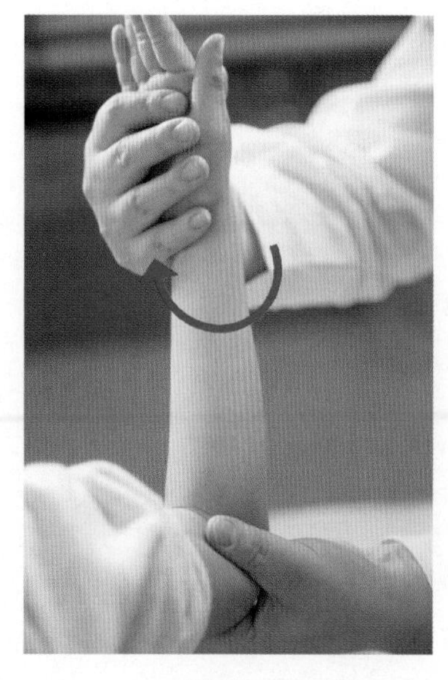

图5－18　摇法

【操作】术者用一手握住或扶住关节近端的肢体，另一手握住关节远端的肢体，做缓和的顺时针或逆时针方向的环形旋转运动。做颈项部被动的环转运动称颈项部摇法，依此有肩关节、腕关节、髋关节、踝关节等部位摇法。

【动作要领】

①摇法动作要和缓，用力要平稳，两手配合要协调。

②摇动的方向和幅度要在生理许可范围内进行。

【临床应用】摇法是被动活动人体各关节的一种手法，具有疏通经络、恢复关节功能的作用。落枕、小儿先天性肌性斜颈、颈项部软组织损伤，用颈项部摇法；髋部伤筋、小儿脑性瘫痪等用髋关节摇法；先天性手、足畸形，踝关节扭挫伤，腕、踝骨折后遗症等，可用腕关节和踝关节摇法。

小贴士

1. 用力由轻到重，由小到大，不得强行使用暴力。

2. 关节摇转时宜缓宜慢。

十四、挤捏法

用两手拇指、食指捏住选定部位的皮肤，两手相对用力挤捏，称为挤捏法（图 5－19）。

【操作】小儿平卧或坐位，术者用两手拇指、食指捏住选定部位的皮肤，相对用力向中央挤捏，使局部皮肤变成紫红色或紫黑色。

【动作要领】

①两手腕放松、端平，两手指尖相对，相距约 1 厘米。

②捏起皮肤时动作要轻，相对用力挤捏时速度要快。

③每个穴位或部位挤捏 1～3 次。

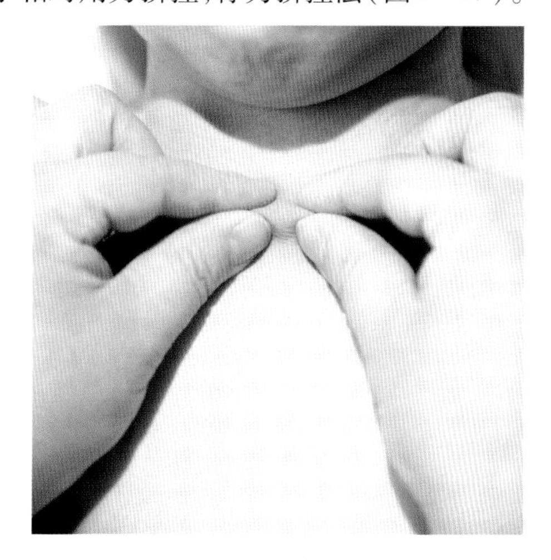

图 5－19　挤捏法

【临床应用】挤捏法是重刺激手法，多用于颈项部和胸骨切迹上缘等部位，具有散发郁热的作用，常用于治疗中暑、痧证、痰食郁结等。治疗小儿扁桃体炎，可挤捏天突、掐揉少商穴。

小贴士

1. 操作时动作要熟练灵活。

2. 挤捏范围不宜过大。

3. 挤捏法属于重刺激手法，有一定痛苦，应放在最后操作，操作时不要超过规定次数。

十五、刮法

用边缘光滑的器具或手指蘸润滑液体，在患儿一定部位或穴位的皮肤上，做单方向的直线快速刮动，称为刮法（图 5－20）。

【操作】小儿卧位或坐位，术者用拇指桡侧或食指、中指指腹，或手握汤匙、铜钱、玉环

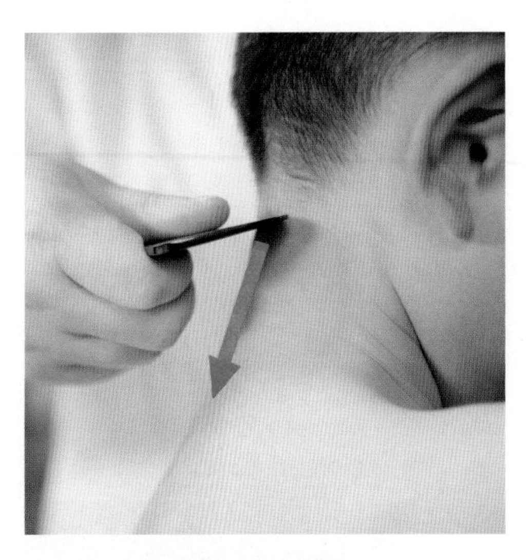

图5－20 刮法

等器具，用其光滑的边缘着力，蘸润滑液，在患儿治疗部位的皮肤上，做由上向下或由内向外的直线、单方向快速刮动。

【动作要领】

①操作时着力部分要紧贴皮肤，压力要轻重适宜。

②操作时腕关节要放松灵活，节奏轻快，用力均匀。

③操作时紧刮慢移，以皮肤出现紫红色瘀斑为度。

④常选用麻油、清洁凉水、薄荷水等为介质。

【临床应用】刮法刺激性较强，多用于眉心、颈项、背部等部位，具有散发郁热的作用。常用于治疗中暑。

小贴士

1. 不要刮破皮肤，使用器具必须注意其边缘是否清洁光滑、圆钝。
2. 操作用力以患儿能接受为度。
3. 切忌不使用介质直接操作。

第二节 复式操作手法

复式操作手法是小儿推拿疗法中特有的操作方法，是小儿推拿的特点之一，也是区别于成人推拿的一个方面。它是用一种或几种手法，在一个或几个穴位上按一定程序进行特殊的推拿操作，现在统称为复式操作法。这些方法既有一定姿势，又有特定名称。在小儿推拿著作中，历代医家记载不一，常提到“大手法”“复合手法”等，都是指此法而言。

复式操作法均有特定的名称，这些名称一是根据手法操作时的形象而定，如“苍龙摆尾”“猿猴摘果”等；二是依手法名称和操作的穴位而定，如“揉脐及龟尾并擦七节骨”；三是根据手法的作用而定，如“飞经走气”。

复式操作法在小儿推拿著作中，有些同名异法，有些同法异名，有些虽操作基本相似而名称各异。然而，这些操作方法作为小儿推拿治疗的特色，仍然被沿用至今。本教材在复式操作法中，主要介绍十七种常用的操作法。

一、开门见山

【操作】以两拇指交替从小儿眉心直上推向前发际，继则从印堂向两侧分推，顺势揉或运太阳穴，最后揉耳后高骨。

【次数】一般起式各 24 次。治疗外感病时 30～50 次。

【作用】调和阴阳，祛风解表，镇惊通窍。

【主治】感冒、发烧、头痛、目赤痛等症。

【临床应用】本法为治疗外感四大解表手法，多用于头面诸疾。

二、黄蜂入洞

【操作】术者一手扶着患儿头部，使其相对固定，另一手食指、中指的指端在患儿两鼻孔下缘处，以腕关节带动着力部分做反复揉动（图 5－21）。

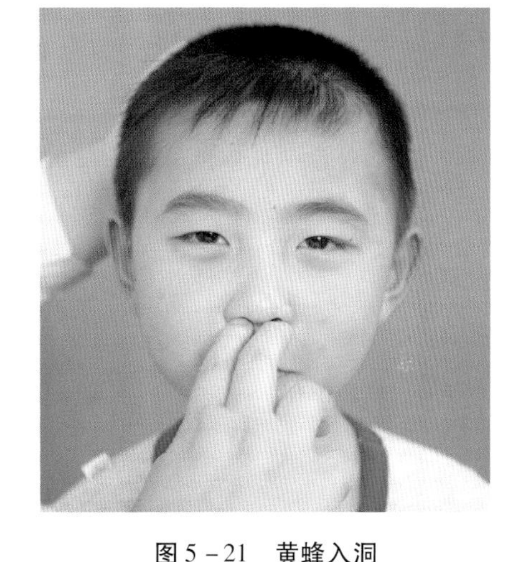

图 5－21　黄蜂入洞

【次数】揉 20～50 次。

【作用】发汗解表，宣肺通窍。

【主治】鼻塞不通、发热无汗等症。

【临床应用】主要用于治疗外感风寒、发热无汗、急慢性鼻炎、鼻塞流涕、呼吸不畅等症。

三、揉耳摇头

【操作】术者用两手拇指、食指指腹着力，捻揉患儿两耳垂后，再用双手捧患儿头部，做颈部轻摇法（图 5－22）。

【次数】揉耳垂 20～30 次，摇头 10～20 次。

【作用】开关镇惊，调和气血。

【主治】惊风、便秘等症。

【临床应用】用于治疗小儿惊风、抽搐、脘腹胀满、便秘等症。

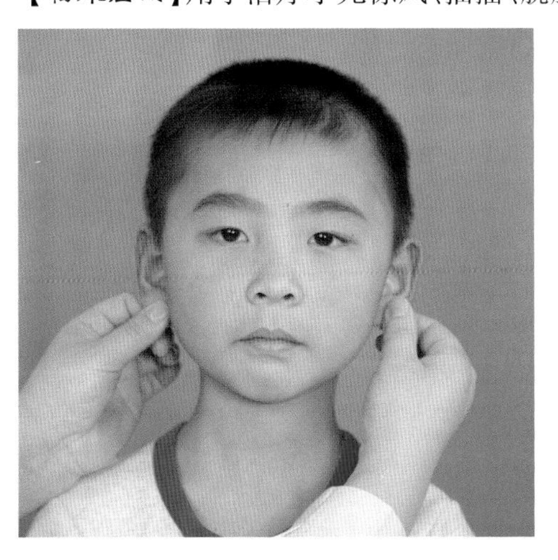

a

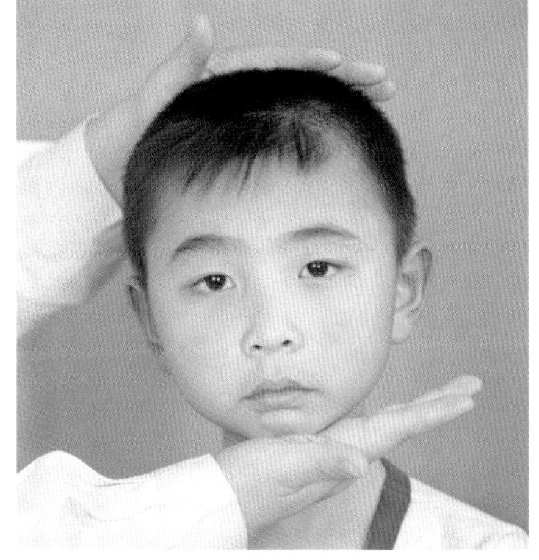

b

图 5－22　揉耳摇头

小贴士

本法又称捧耳摇头。操作时，术者两手用力要对称、协调均匀，捻、揉、摇三法要有机结合运用。

四、开璇玑

【操作】术者先用两手拇指自患儿璇玑穴处，沿胸肋自上而下，分推至季肋部，再从胸骨下端鸠尾穴，向下直推至脐，然后由脐向左、右推摩患儿腹部，最后从脐直推至小腹部。

【次数】上述各法均操作50～100次。

【作用】宣通气机，消食化痰。

【主治】胸闷、痰闭、食积、发热、呕吐、泄泻等症。

【临床应用】用于治疗风寒束肺，食积不化引起的咳嗽气促、胸腹胀满、腹痛、呕吐、泄泻，外感发热，神昏惊搐等症。

小贴士

本法操作自上而下，包括分推璇玑、膻中，直推中脘，推摩脐、腹，直推小腹等4种有序的操作法。

五、猿猴摘果

【操作】术者用两手食指、中指侧面分别夹住患儿耳尖向上提，再夹捏两耳垂向下扯，如猿猴摘果状（图5－23）。

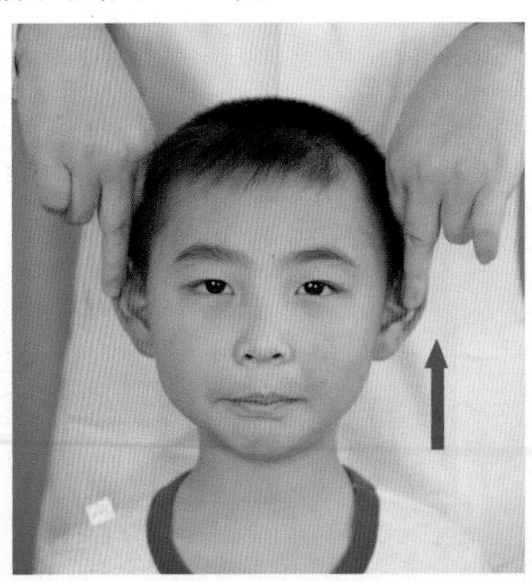

a

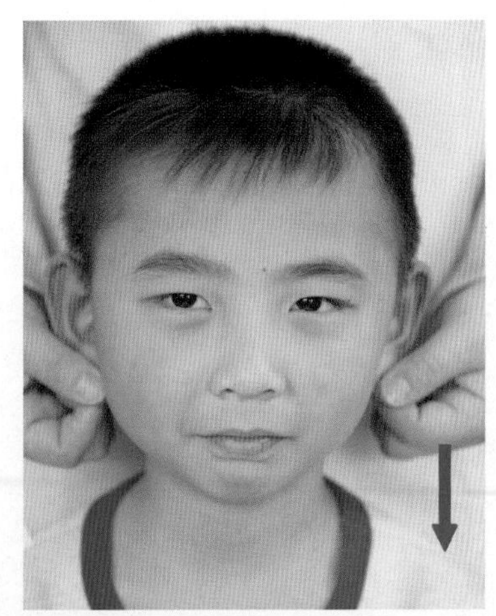

b

图5－23　猿猴摘果

【次数】向上提10～20次，向下扯10～20次。

【作用】定惊悸，除寒积。

【主治】寒热往来、疟疾、寒痰、食积等症。

【临床应用】该操作法既能除寒，又能祛热，故在临床上用于治疗寒痰、食积、惊惕不安等症。

六、苍龙摆尾

【操作】术者用右手握患儿食指、中指、无名指，左手自总筋至肘部来回搓揉，然后用拇指、食指、中指托住肘尖，右手持小儿三指左右摇动如摆尾状（图5－24）。

【次数】搓揉5～10次，摇25～30次。

【作用】开胸顺气，退热通便。

【主治】发热、烦躁不安等症。

【临床应用】用于治疗胸闷发热、烦躁不安、大便秘结等症。

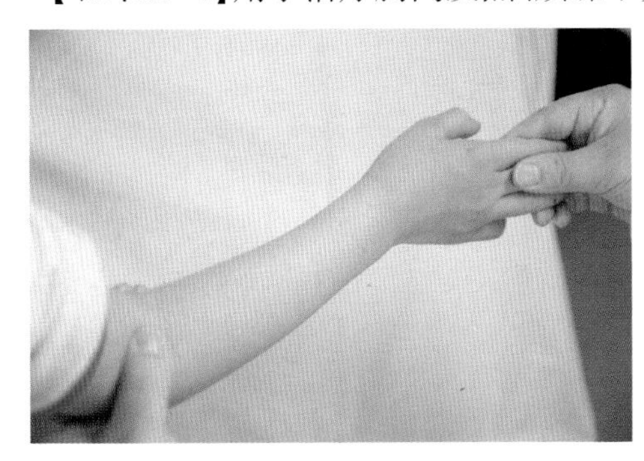

图5－24　苍龙摆尾

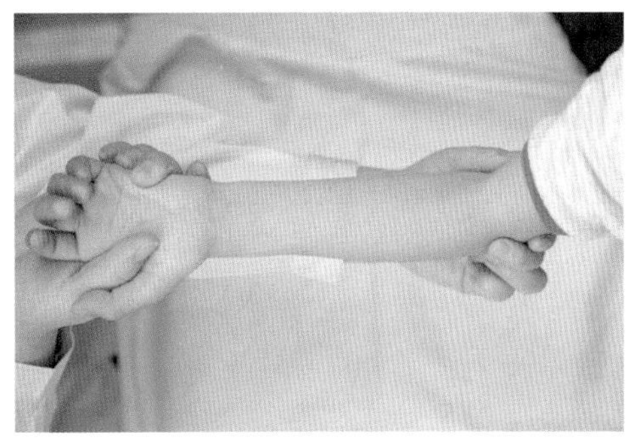

图5－25　摇㪍肘

七、摇㪍肘

【操作】术者先以左手拇指、食指、中指，托住患儿肘尖，再以右手拇指、食指插入其虎口，同时用中指按乾宫，然后屈伸患儿手上下摇之（图5－25）。

【次数】摇20～30次。

【作用】顺气和血，通经活络。

【主治】肢体麻木、胀痛等症。

【临床应用】用于治疗气血不和、上肢麻木、活动不利等症。

八、凤凰展翅

【操作】术者用两手食指、中指固定患儿的腕部，同时以拇指掐患儿精宁、威灵二穴，并上下摇动如凤凰展翅之状（图5－26）。

【次数】按30次，摇20～50次。

【作用】祛寒，开窍，定喘，降逆，镇静，定惊。

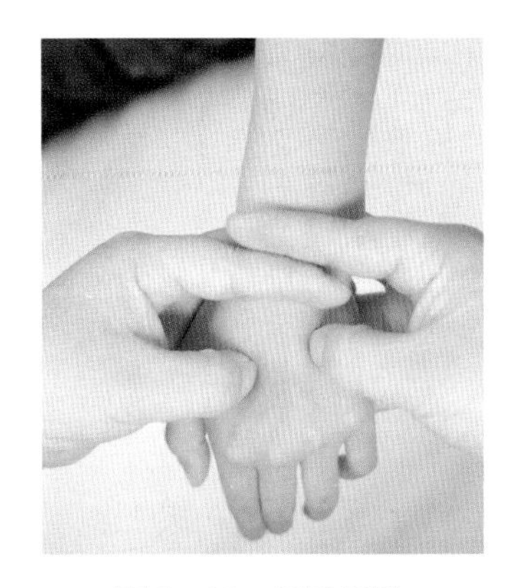

图5－26　凤凰展翅

【主治】寒、喘、惊悸、噎膈等症。

【临床应用】用于治疗小儿溺水昏迷、哮喘、胸闷憋气、噎膈、呃逆、惊惕不安等症。

九、双凤展翅

【操作】术者用两手食指、中指侧面分别夹住患儿耳尖向上提数次后(见图5－23－a),再用一手或两手拇指端按、掐眉心、太阳、听会、人中、承浆、颊车诸穴(图5－27)。

【次数】每穴按、掐各3～5次,提3～5次。

【作用】祛风散寒,化痰止咳。

【主治】咳嗽、流涎等症。

【临床应用】用于治疗外感风寒、咳嗽多痰等肺系疾患。

小贴士

本法操作有七个部位,提捏、按、掐诸法,要按程序进行操作。

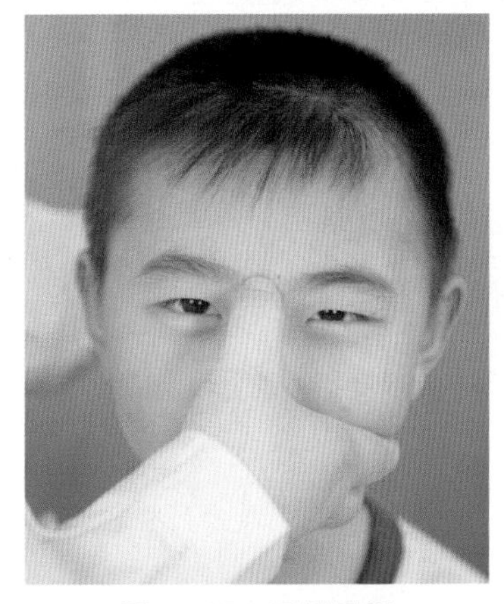

图5－27 双凤展翅

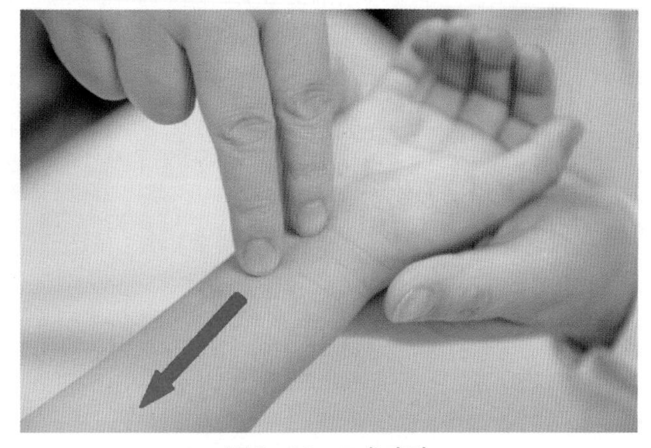

图5－28 二龙戏珠

十、二龙戏珠

【操作】术者用左手持患儿右手,使其掌心向上,前臂伸直,用右手食指、中指自患儿总筋处起,以两指头交互向前按之,直至曲池为一遍(图5－28)。

【次数】按20～30遍。

【作用】镇惊定搐,调和气血。

【主治】惊风、夜卧不安等症。

【临床应用】该操作法性温和,能调理阴阳,既能通阳散寒,又能退热镇惊,用于治疗小儿惊惕不安、惊风等症。

十一、赤凤点头

【操作】术者用左手托患儿肘尖,右手捏患儿中指上下摇之,如赤凤点头状(图5－29)。

【次数】摇 20～30 次。

【作用】消胀定喘，通关顺气，补血宁心。

【主治】上肢麻木、腹胀、咳喘胸闷等症。

【临床应用】用于治疗上肢麻木、心悸、胸满胀痛、气喘等症。

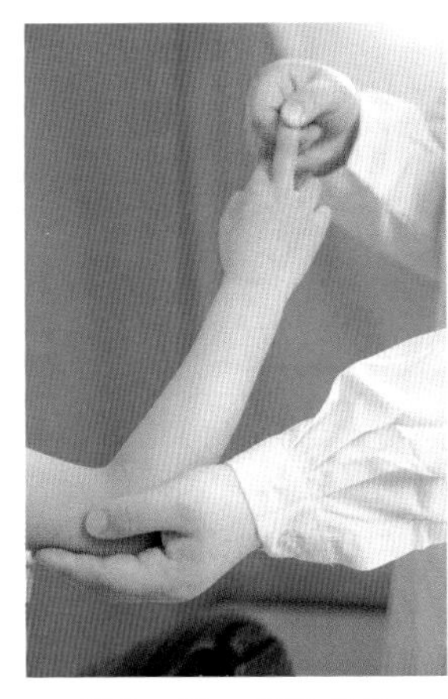

图 5－29　赤凤点头

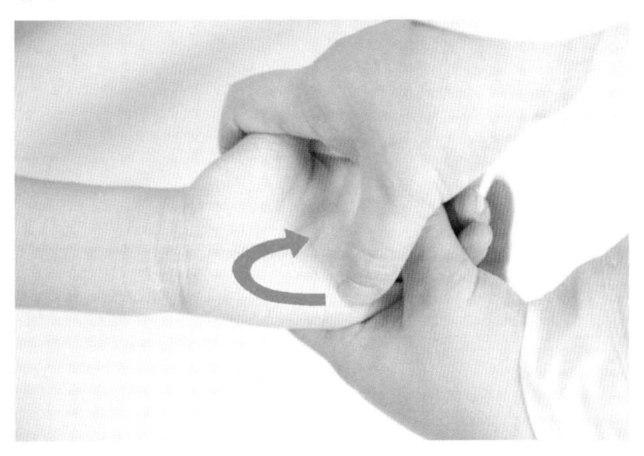

图 5－30　水底捞月

十二、水底捞月

【操作】术者先以左手将患儿四指握住，使其掌心向上，再以右手食指、中指固定患儿拇指，然后用拇指自患儿小指尖，推至小天心处，再转入内劳宫为一遍（图 5－30）。

【次数】推 30～50 遍。

【作用】清热凉血，宁心除烦。

【主治】发热、烦躁不安及各种热证。

【临床应用】水底捞月为清热大法，此法大寒大凉，故可清热凉血，宁心除烦，在临床上对一切高热神昏，烦躁不安，属于邪入营血的各类高热实证，疗效尤佳，但虚热证不宜用。

十三、飞经走气

【操作】术者先用右手握住患儿左手四指，再用左手四指，从曲池穴起，轮流弹击至总筋穴，反复数次。再以左手拇指、中指拿住患儿之阴池、阳池二穴不动，然后右手将患儿左手四指做屈伸及左右摆动动作（图 5－31）。

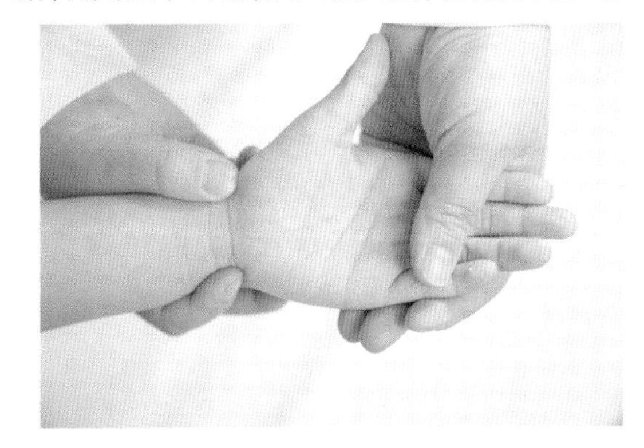

图 5－31　飞经走气

【次数】弹击 9 次，屈伸、摆动 10～20 次。

【作用】行一身之气，清肺化痰。

【主治】咳嗽痰鸣、胸闷气喘等症。

【临床应用】用于治疗外感、咳嗽痰

鸣等症。

十四、揉脐及龟尾并擦七节骨

【操作】先令患儿仰卧，术者以一手中指或食指、中指、无名指三指指腹着力揉脐；然后令患儿俯卧位，术者再以中指或拇指指腹揉龟尾穴；最后以拇指指腹自龟尾穴向上推七节骨为补，反之为泻。

【次数】操作 100～300 次。

【作用】调理肠腑，止泻导滞。

【主治】泄泻、便秘等症。

【临床应用】通调任督，调理肠腑，止泻导滞。用于治疗泄泻、痢疾、便秘等症。

小贴士

治疗痢疾必先泻后补，首先去大肠热毒，然后方可用补。

十五、天门入虎口

【操作】固定小儿拇指，术者以拇指指腹从小儿拇指端沿赤白肉际直推至虎口 3～5 次，点掐合谷 1 次，操作 1～2 分钟(图 5－32)。

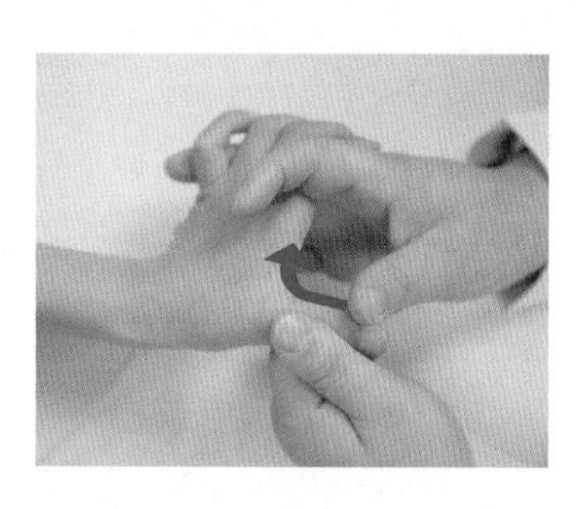

图 5－32　天门入虎口

【次数】推 3～5 次，点掐 1 次。

【作用】温经散寒，止吐泻。

【主治】腹泻、疳积、惊风、斜视等症。

【临床应用】用于小儿腹泻、呕吐、疳积、斜视、惊风等症。

十六、按弦搓摩

【操作】小儿端坐，双手置于头上或肩上，术者在小儿身后，或家长抱住小儿，让其坐于怀中，小儿两手平伸，术者坐于小儿身前。术者两手五指并拢，手掌紧贴小儿两胁皮肤，从上而下搓摩至天枢处。(图 5－33)

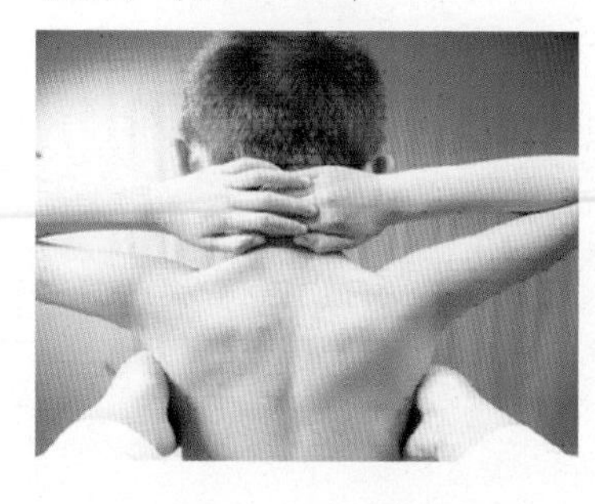

图 5－33　按弦搓摩

【次数】50～100 次。

【作用】理气化痰，除胸闷，消积聚。

【主治】胸闷、咳嗽、胁痛、积聚等症。

【临床应用】用于积痰积滞引起的胸下不畅，咳嗽气急，痰喘积聚等，常与揉中脘、摩腹、推膻中等合用。治疗肝脾肿大，则须久久搓摩，非一日之功。本穴对中气下陷、肾不纳气者慎用。

十七、总收法

【**操作**】术者用右手中指掐按患儿肩井穴，再用左手拇指、食指、中指拿住患儿食指和无名指使患儿上肢伸直，并摇之（图5－34）。

【**次数**】按揉3～5次，摇、屈伸20～30次。

【**作用**】宣通气血。

【**主治**】一切疾病推拿治疗结束时均可用之。

【**临床应用**】本法能调阴阳，通经络，通一身之气血，诸病推毕均宜用此法收之，故称总收法。

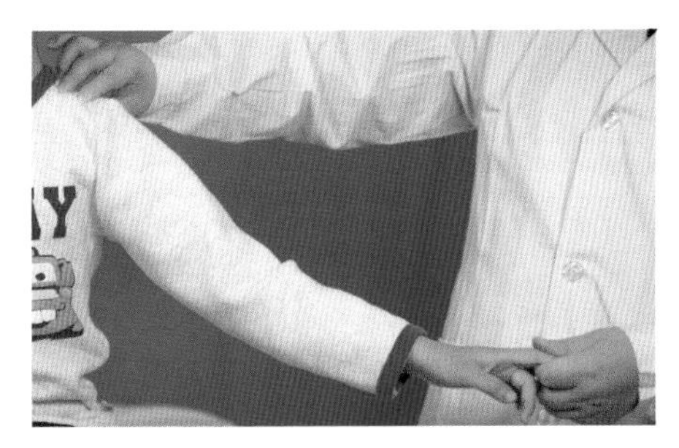

图5－34 总收法

小贴士

此法又称按肩井。

复习思考题

1. 小儿推法与成人推法在手法操作和临床应用上有哪些区别？
2. 摩法和揉法有何区别？
3. 捏法操作时需要注意什么？

第六章　常用穴位

小儿推拿常用穴位，除了经穴、奇穴、经验穴、阿是穴之外，还有相当一部分是小儿推拿学特有的穴位，这些穴位不像十四经穴那样有规律地分布在经脉循行路线上，而是以特殊的形式分布在身体各个部位（图6－1至图6－4）。

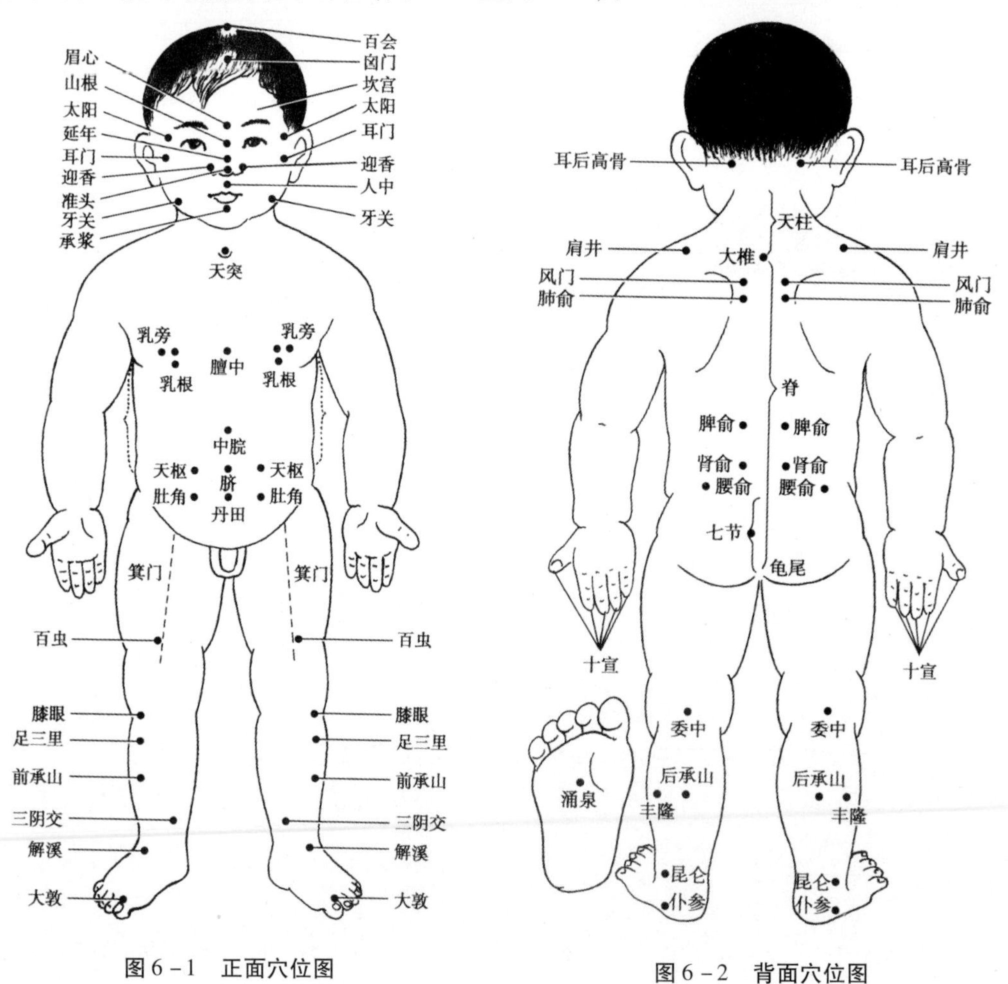

图6－1　正面穴位图　　图6－2　背面穴位图

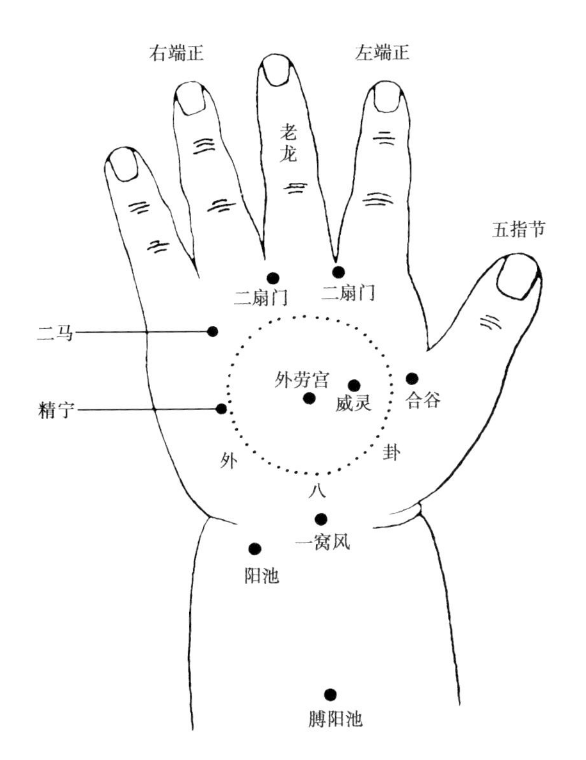

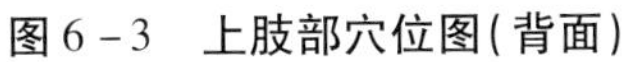
图6-3　上肢部穴位图(背面)

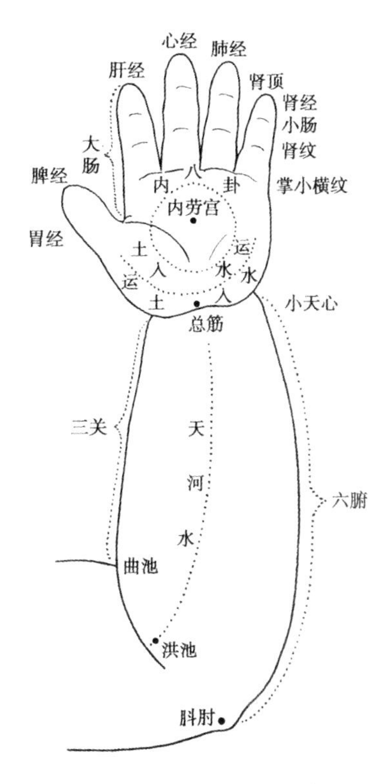

图6-4　上肢部穴位图(腹面)

小儿推拿特定穴具有以下特点:其一,穴位形状呈“点”状、“线”状和“面”状。其二,穴位大多数分布在人体头面和四肢,尤以两掌为多,故有“小儿百脉汇于两掌”之说。其三,穴位散在分布于全身各部,不像十四经穴那样有经络线路相连。小儿推拿常用穴位中的部分经穴,虽属十四经穴,但由于小儿经脉未盛,受其生理病理特点影响,穴位作用与成人有所不同,其作用原理又受经络学说指导,如肩井、内劳宫等。

小儿推拿常用穴位的命名依据有:根据人体部位命名,如五指节、脐、腹等;根据脏腑命名,如心经、肝经、脾经、肺经、肾经、大肠、小肠、胃经等;根据穴位主治功能命名,如端正、精宁等;根据自然界的山谷河流和动物名称而命名,如山根、洪池、龟尾、老龙等;根据哲学名词命名,如八卦、阴阳等。了解穴位命名的依据,对掌握这些特定穴位有一定的帮助。

小儿推拿常用穴位有其特定的位置和作用,在临床应用时有特殊的操作手法,许多穴位都有固定的操作模式和程序。一般线状穴位多用推法,如五经穴、三关、六腑、天河水等;点状穴位多用揉法、掐法、捣法,如小天心、内劳宫等;面状穴位多用摩法,如腹、丹田、囟门等。

本章主要介绍常用穴位的位置、操作方法、次数(时间)、功效、主治及临床应用,其中操作的次数一般以1岁左右的小儿为参考,临床应用时,要根据小儿年龄的大小,体质的强弱,病情的轻、重、缓、急进行增减。

第一节　头面颈项部穴位

一、天门（攒竹）

【位置】两眉中点至前发际成一直线(图6－5)。

【操作】两拇指自下而上交替直推,称推攒竹,又称开天门(图6－6)。

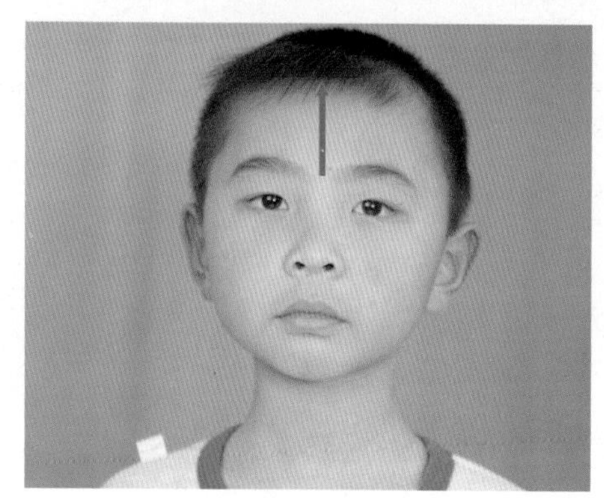

图6－5　天门

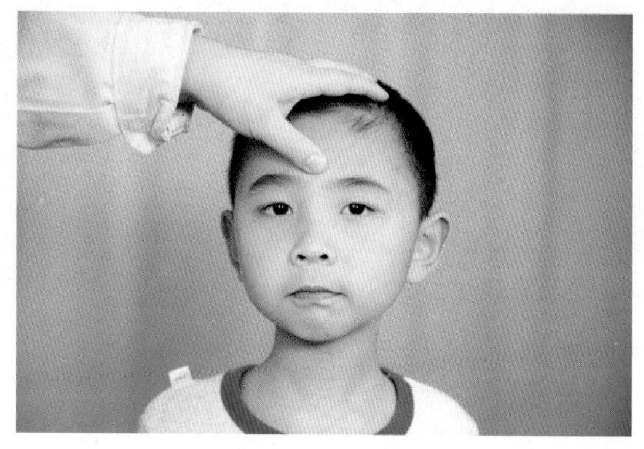

图6－6　开天门

【次数】推30～50次。

【功效】疏风解表,镇惊安神,醒脑止痛。

【主治】感冒、发热、头痛、精神萎靡、惊惕不安等症。

【临床应用】

①开天门能疏风解表,醒脑止痛。为发汗解表、止头痛之效穴。常用于外感发热、头痛等症,多与推坎宫、运太阳等合用。

② 能镇惊安神,常用于患儿惊惕不安、烦躁不宁,多与清肝经、按揉百会、掐揉小天心等配伍应用。

③因此穴发汗力强,体质虚弱出汗较多及佝偻病患儿应慎用。

【文献选录】

《保赤推拿法》:“凡推,皆用葱姜水,浸医人大指。若儿病重者,须以麝香末粘医人指上用之。先从眉心向额上,推二十四数,为之开天门。”

《厘正按摩要术》:“法治外感内伤均宜。医用两大指,春夏蘸水,秋冬蘸葱姜和真麻油,由儿眉心,交互向上直推。”

二、坎宫（眉弓）

【位置】自眉头起至眉梢成一横线(图6－7)。

【操作】两拇指自眉心向两侧眉梢做分推,其余四指轻放在头部两侧固定,称推坎宫(图6－8)。

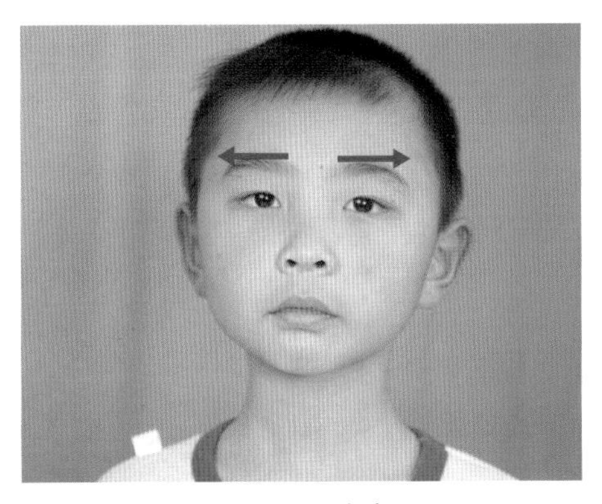

图 6－7　坎宫

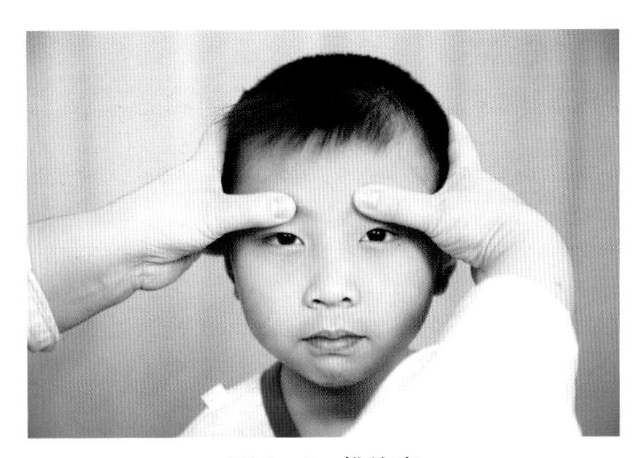

图 6－8　推坎宫

【次数】推 30～50 次。

【功效】疏风解表，醒脑明目，止头痛。

【主治】感冒、发热、头痛、惊风、目赤痛等症。

【临床应用】

① 推坎宫能疏风解表，醒脑明目，止头痛。常用于外感发热、头痛，多与开天门、揉太阳、揉耳后高骨等合用。

② 若治疗目赤肿痛，多与清肝经、揉小天心、清天河水等合用。

【文献选录】《厘正按摩要术》："法治外感内伤均宜。医用两大指，春夏蘸水，秋冬蘸葱姜和真麻油，由小儿眉心上，分推两旁。"

三、太阳

【位置】眉梢与目外眦中点向后 1 寸凹陷处（图 6－9）。

【操作】两拇指桡侧缘自前向后直推，称推太阳；用中指端揉或拇指揉运，称揉太阳或运太阳（图 6－10）。向眼方向揉、运为补，向耳方向揉、运为泻。

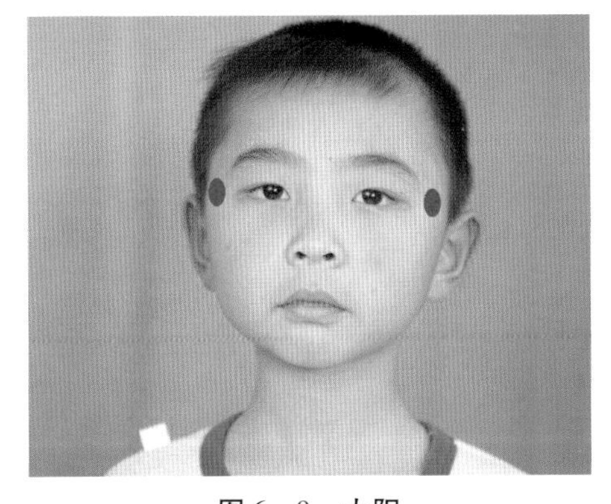

图 6－9　太阳

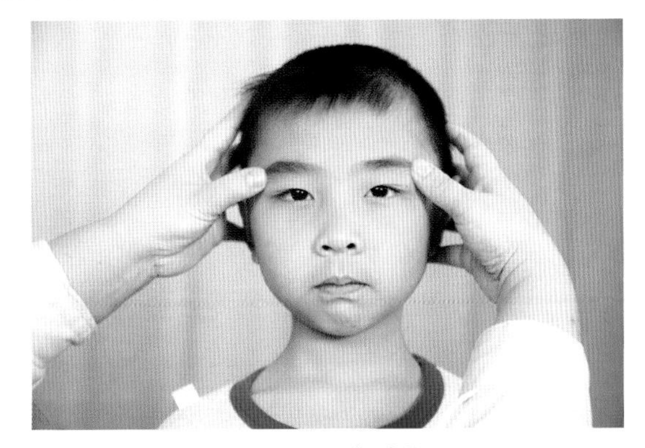

图 6－10　揉太阳

【次数】推或揉 30～50 次。

【功效】发汗解表，醒脑明目，止头痛。

【主治】感冒、发热、头痛、目赤肿痛等症。

【临床应用】

①此法由于手法操作的不同而能补能泻，须分辨清楚。外感表实头痛，当用泻法；外感表虚、内伤头痛，当用补法。

②揉、运太阳能疏风解表、醒脑明目、止头痛。常与开天门、推坎宫、揉耳后高骨等配合，治疗外感等症。

③推太阳属于一种平补平泻的手法，多用于一般头痛、无汗，常与开天门、推坎宫等合用。

【文献选录】

《幼科推拿秘书》："额角：左为太阳，右为太阴。"

《保赤推拿法》："分推太阳穴太阴穴法：于开天门后，从眉心分推至两眉外梢。"

四、印堂（眉心）

【位置】两眉内侧端连线中点处（图 6－11）。

【操作】用拇指甲掐，称掐印堂（图 6－12）；用拇指端揉，称揉印堂。

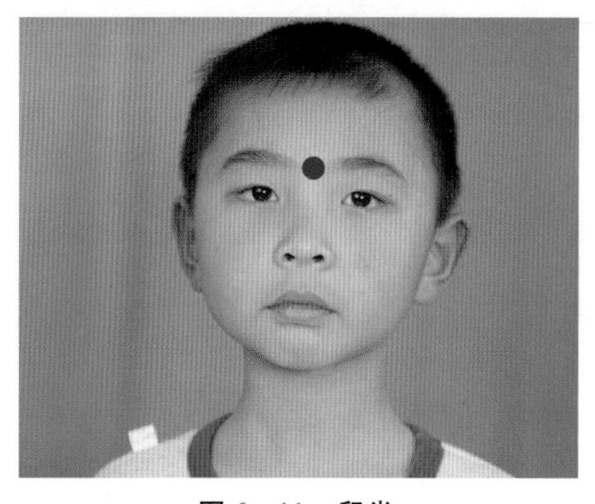

图 6－11　印堂

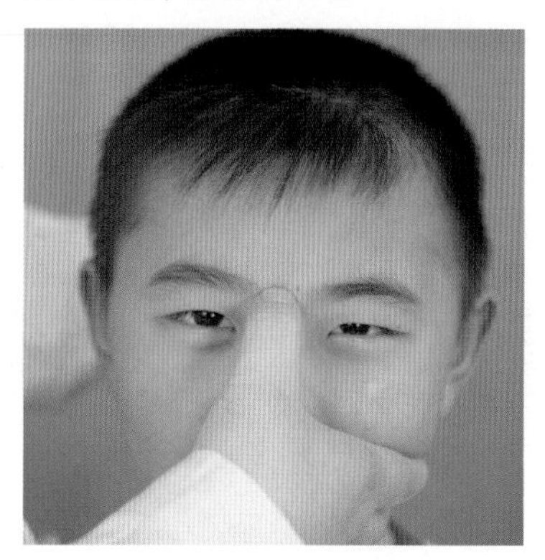

图 6－12　掐印堂

【次数】掐 3～5 次；揉 20～30 次。

【功效】醒脑安神，祛风通窍。

【主治】惊风、抽搐、感冒、头痛等症。

【临床应用】

①掐印堂能醒脑安神，主要用于惊风昏迷、抽搐等症，多与掐人中、掐老龙等合用。

②揉印堂能祛风通窍，治疗感冒之头痛等症，常与四大解表手法配合应用。

【文献选录】

《小儿推拿广意》："印堂青色受人惊，红白皆缘水火侵，若要安然无疾病，镇惊清热即安宁。"

《小儿推拿方脉活婴秘旨全书》："慢惊风……掐住眉心良久……香油调粉推之。"

五、山根（山风）

【位置】两眉内侧端连线中点处之下，两目内眦之间（图 6－13）。

【**操作**】用拇指甲掐，称掐山根（图6－14）。

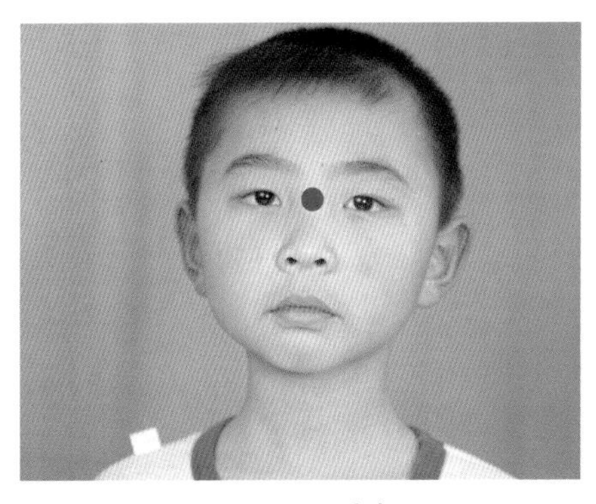

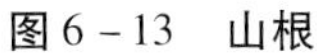
图6－13 山根

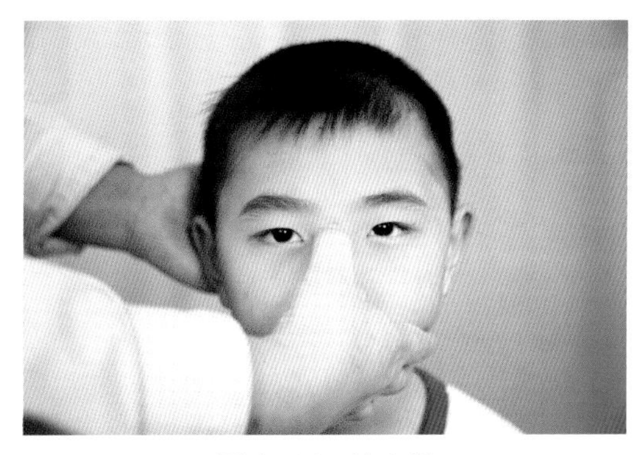

图6－14 掐山根

【**次数**】掐3～5次。

【**功效**】开窍醒脑，镇惊安神。

【**主治**】惊风、抽搐等症。

【**临床应用**】

①掐山根有开窍醒脑、镇惊安神的作用，用于惊风昏迷、抽搐等症，多与掐人中、掐老龙等合用。

②本穴除用于治疗疾病外，还可以协助诊断，如山根色青为脾胃虚弱或惊风；色蓝为咳为喘。

【**文献选录**】

《幼科推拿秘书》："山根：在两眼中间、鼻梁骨，名二门。"

《幼幼集成》："山根青黑，每多灾异……山根，足阳明胃脉所起，大凡小儿脾胃无伤，则山根之脉不现。倘乳食过度，胃气抑郁，则青黑之纹，横截于山根之位。必有延绵啾唧，故曰灾异。"

六、人中（水沟）

【**位置**】人中沟上1/3与下2/3交界处（图6－15）。

【**操作**】用拇指甲掐，称掐人中（图6－16）。

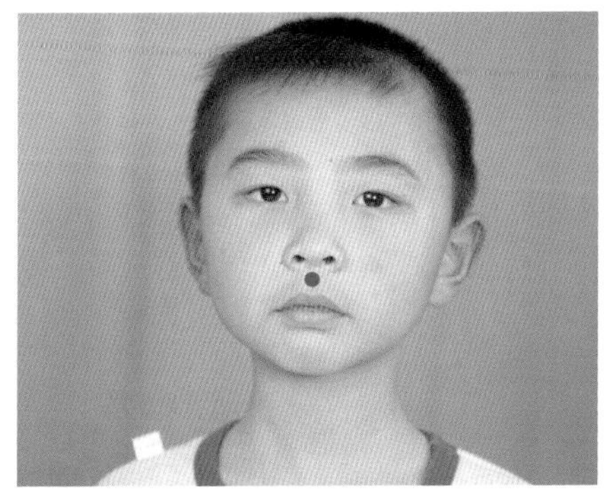

图6－15 人中

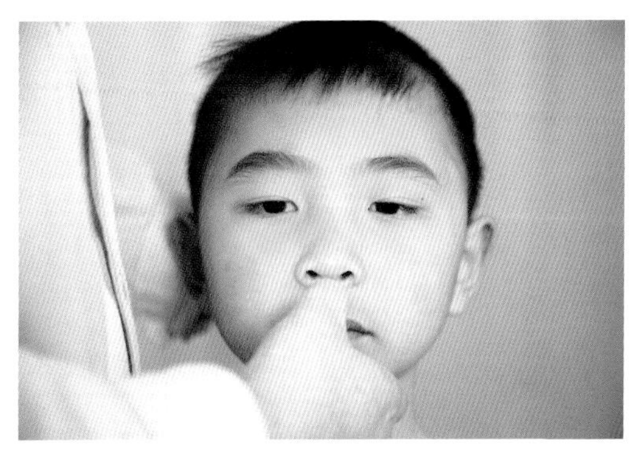

图6－16 掐人中

【次数】掐3～5次,或掐醒即止。

【功效】醒神开窍。

【主治】惊风、抽搐、昏厥、唇动等症。

【临床应用】掐人中能醒神开窍,主要用于急救,对人事不省、惊厥、抽搐掐之有效,多与掐十宣、掐老龙等合用。

【文献选录】

《肘后备急方》:“令爪其病人人中,取醒……”

《幼科推拿秘书》:“水沟:在准头下、人中是也。”

七、迎香(洗皂)

【位置】鼻翼旁0.5寸,鼻唇沟中(图6－17)。

【操作】用食指、中指二指按揉,称揉迎香(图6－18)。

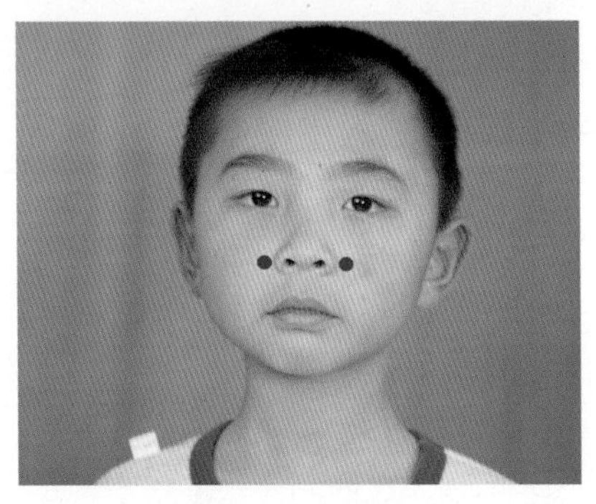

图6－17　迎香

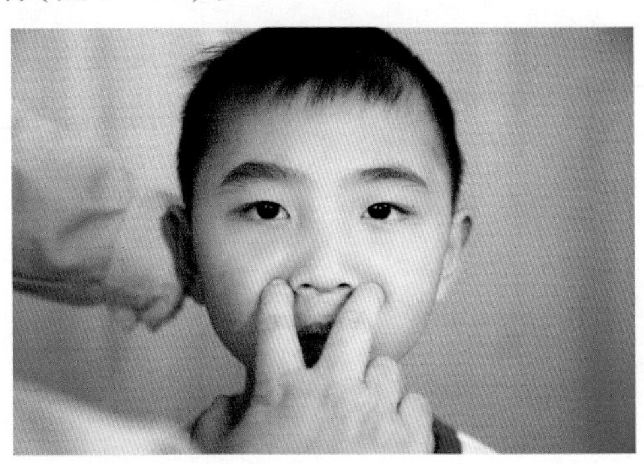

图6－18　揉迎香

【次数】揉20～30次。

【功效】宣肺气,通鼻窍。

【主治】鼻塞流涕、口眼歪斜等症。

【临床应用】揉迎香能宣肺气、通鼻窍。对感冒等原因引起的鼻塞流涕、呼吸不畅效果较好。

【文献选录】

《按摩经》:“口眼俱闭,迎香泻”。

《幼科推拿秘书》:“黄蜂入洞:此寒重取汗之奇法也。洞在小儿两鼻孔,我食将二指头,一对黄蜂也。其法屈我大指,伸我食将二指,入小儿两鼻孔揉之,如黄蜂入洞之状。”

《推拿三字经》:“……流清涕,风感伤,蜂入洞,鼻孔强。若洗皂(用食中二指如洗皂),鼻两旁(洗皂在鼻两旁)……”

八、囟门

【位置】前发际正中直上2寸,百会前凹陷中。

【操作】两手四指扶患儿头部,两拇指自前向后交替推之(囟门未闭合者,仅推至边缘)称推囟门;拇指端轻揉本穴,称揉囟门;四指或掌心摩本穴,称摩囟门(图

6－19)。

【次数】推或揉50～100次;摩3～5分钟。

【功效】镇惊安神,通窍,健脑益智。

【主治】头痛、惊风、鼻塞、衄血、神昏烦躁等症。

【临床应用】

①推、揉囟门能镇惊安神、通窍,多用于治疗头痛、惊风等症,常与掐精宁、威灵等合用。

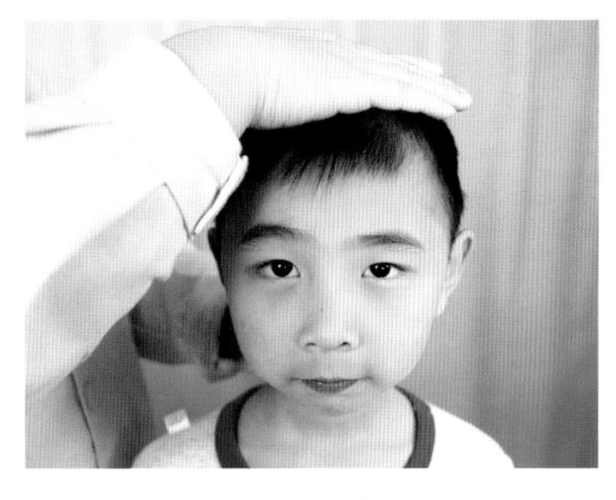

图6－19　摩囟门

②摩囟门能避风寒,健脑益智,临床常做保健穴应用。

③正常情况下前囟门在12～18个月之前闭合,故操作时须注意,不可用力按压。

【文献选录】《幼科推拿秘书》:"囟门穴:在百会前,即泥丸也。"

九、百会

【位置】头顶正中线与两耳尖连线之交点处。

【操作】用拇指或中指端按揉,称按揉百会(图6－20)。

【次数】揉30～50次。

【功效】镇惊安神,升阳举陷。

【主治】头痛、惊风、目眩、惊痫、脱肛、遗尿、慢性腹泻等症。

【临床应用】百会为诸阳之会,按揉本穴能镇惊安神、升阳举陷。治疗惊风、惊痫、烦躁等症,多与清肝经、清心经、掐揉小天心等合用;用于遗尿、脱肛等症,常与补脾经、补肾经、推三关、揉摩丹田等合用。

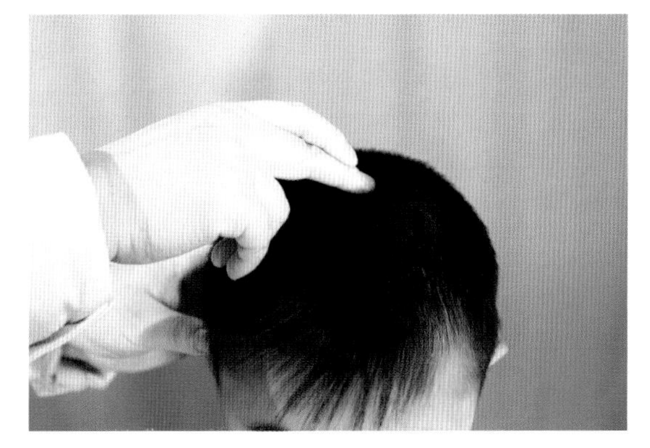

图6－20　按揉百会

【文献选录】《幼科铁镜》:"百会由来在顶心,此中一穴管通身,扑前仰后歪斜痫……腹痛难禁还泻血,亦将灸法此中寻。"

十、耳后高骨

【位置】耳后入发际,乳突后缘高骨下凹陷中(图6－21)。

【操作】用两拇指或中指端按揉,称按揉耳后高骨(图6－22)。

【次数】揉30～50次。

【功效】发汗解表,镇惊除烦。

【主治】感冒、头痛、惊风、烦躁不安等症。

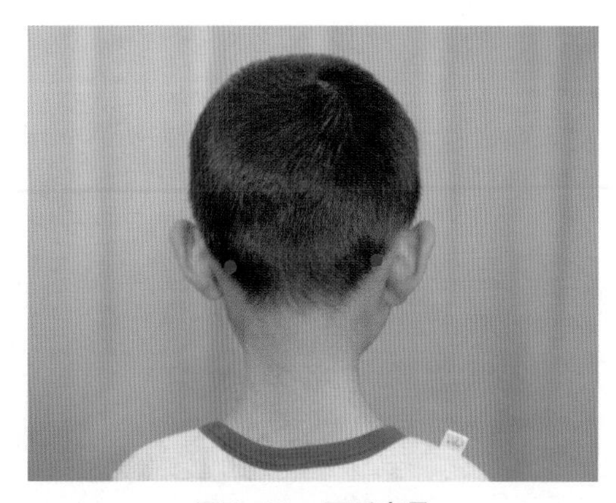
图6－21　耳后高骨

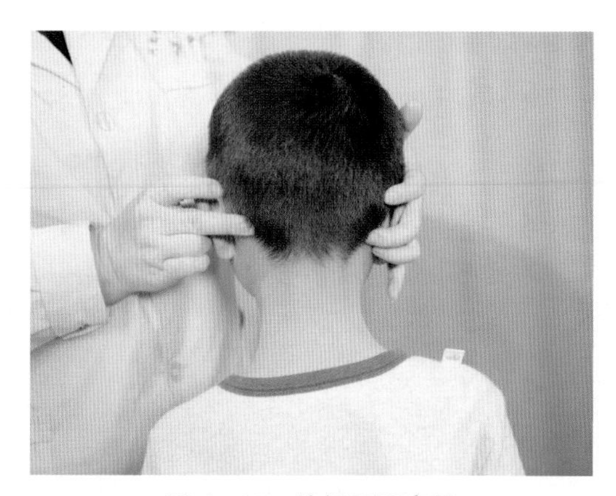
图6－22　按揉耳后高骨

【临床应用】

①揉耳后高骨能发汗解表，常用于治疗感冒，多与推攒竹、推坎宫、推太阳等合用；亦能安神除烦，治疗神昏烦躁等症，多与清肝经、清心经、掐揉五指节等合用。

②此穴与开天门、推坎宫、运太阳合用称为儿科“四大解表手法”，专治感冒、头痛、头晕、目赤痛等症。

【文献选录】《推拿仙术》：“拿耳后穴，属肾经能祛风。”

小贴士

开天门、推坎宫、运太阳、揉耳后高骨为治疗外感四大解表手法，多用于疏风解表止头痛，但开天门发汗力最强，推坎宫多用于明目，运太阳既能解表又能固表，且善治头痛。揉耳后高骨多偏于退热，临床常相互配合应用。

十一、风池

【位置】颈后枕骨下，胸锁乳突肌与斜方肌之间的凹陷处，左右各一（图6－23）。

【操作】用拇指、食指按揉或用拿法，称揉风池或拿风池（图6－24）。

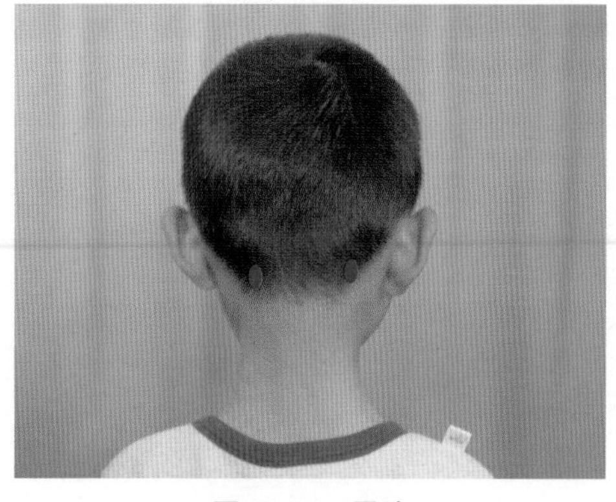
图6－23　风池

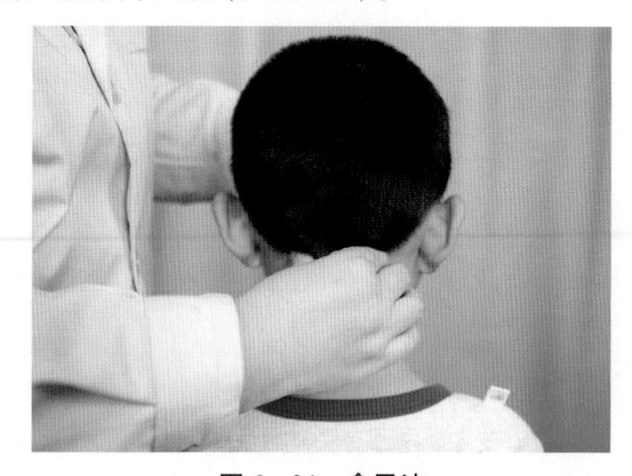
图6－24　拿风池

【次数】揉30～50次；拿5～10次。

【功效】发汗解表，祛风散寒。

【主治】感冒、发热、头痛、颈项强痛等症。

【临床应用】拿风池能发汗解表、祛风散寒，且发汗效果较佳，往往立见汗出，常用于治疗感冒头痛、发热无汗，若配合推攒竹、掐揉二扇门，则发汗解表之力更强。

十二、天柱骨

【位置】颈后发际正中至大椎穴成一直线（图6－25）。

【操作】用拇指或食、中两指自上向下直推，称推天柱骨，亦可用汤匙边蘸水或用刮痧板自上向下刮，称刮天柱骨（图6－26）。

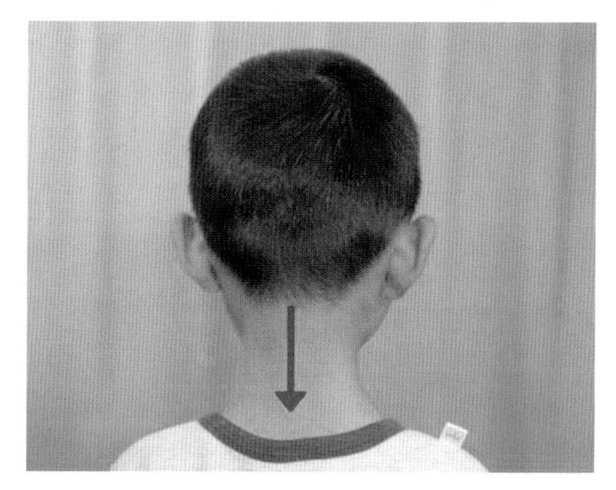

图6－25　天柱骨

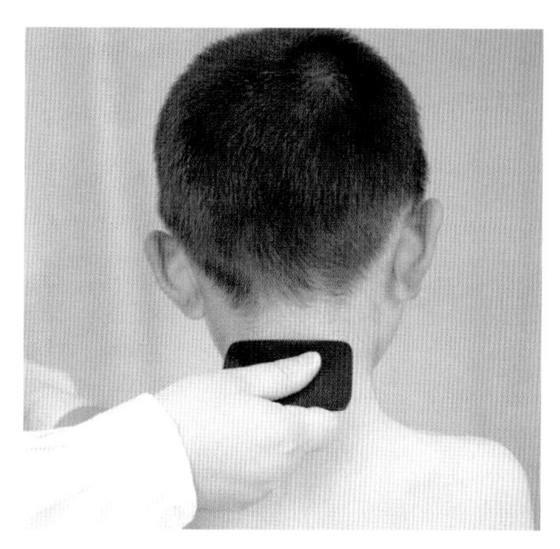

图6－26　刮天柱骨

【次数】推100～500次，刮之皮下轻度瘀血即可。

【功效】降逆止呕，祛风散寒。

【主治】发热、呕吐、颈项痛等症。

【临床应用】

①推、刮天柱骨能降逆止呕、祛风散寒，主要用于治疗呕吐、恶心和外感发热、项强等症。治疗呕吐、恶心多与横纹推向板门、推中脘等合用；单用本法亦有效，但次数亦多。

② 治外感发热、颈项强痛多与拿风池、掐揉二扇门等同用。

③ 用刮法亦可治暑热发痧症；治疗外感发热咽痛，多与掐揉少商、重推脊柱、清天河水等合用。

【文献选录】《幼科推拿秘书》："天柱，即颈骨也。"

十三、桥弓

【位置】颈部两侧沿胸锁乳突肌成一直线（图6－27）。

【操作】用拇指或食指、中指、无名指三指揉，称揉桥弓；用拇指、食指、中指三指提拿，称弹拿桥弓（图6－28）；用拇指抹，称抹桥弓。

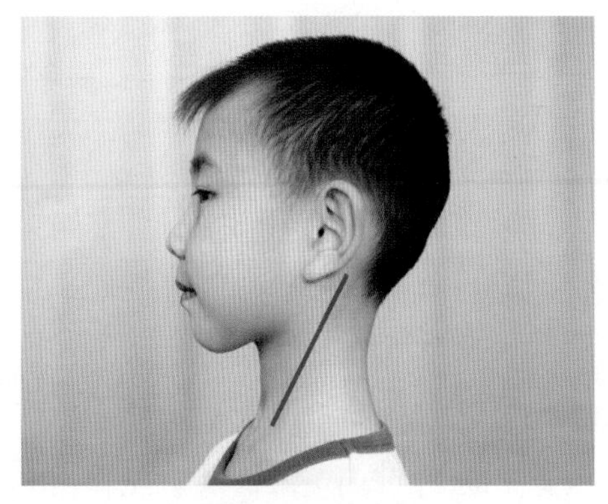

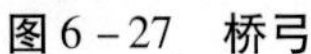

图 6－27　桥弓

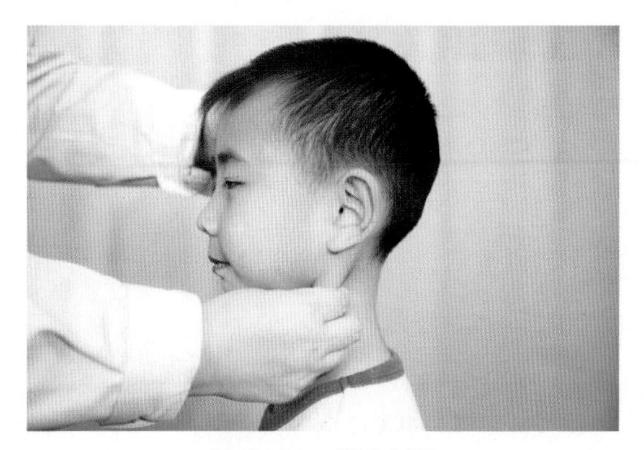

图 6－28　弹拿桥弓

【次数】揉 50～100 次，弹拿 3～5 遍，抹 3～5 遍。

【功效】舒筋活血，解痉止痛。

【主治】斜颈、项强等症。

【临床应用】运用揉、抹、弹拿桥弓等手法，能舒筋活血，解痉止痛，主要用于治疗小儿斜颈、项强等症。

小结

1. 开天门、推坎宫、运太阳、揉耳后高骨、揉迎香、拿风池均为治疗外感表证所常用。前四种手法组成治疗外感四大解表手法，多用于疏风解表止头痛，但开天门发汗力最强，推坎宫多常用于明目，揉太阳既能解表又能固表，且善治头痛。揉耳后高骨多偏于退热，临床常相互配合应用；拿风池主发汗祛风散寒，又治落枕；揉迎香宣肺气，通鼻窍。

2. 按揉百会、推囟门、掐人中、掐山根均能安神镇惊、通窍；按揉百会兼有升阳举陷的作用，常用于脱肛、遗尿等症；掐人中为急救首选，能开窍醒神；山根还可作为望诊部位，用于诊断；桥弓主要用于肌性斜颈的治疗与预防。

第二节　上肢部穴位

一、脾经（脾土）

【位置】拇指桡侧缘（图 6－29）或拇指末节螺纹面。

【操作】将患儿拇指屈曲，循拇指桡侧缘由指尖向指根方向直推为补（亦可旋推拇指末节螺纹面），称补脾经（图 6－30）。将患儿拇指伸直，自指根推向指尖，称清脾经。如来回直推为平补平泻，称清补脾经。补脾经和清脾经统称为推脾经。

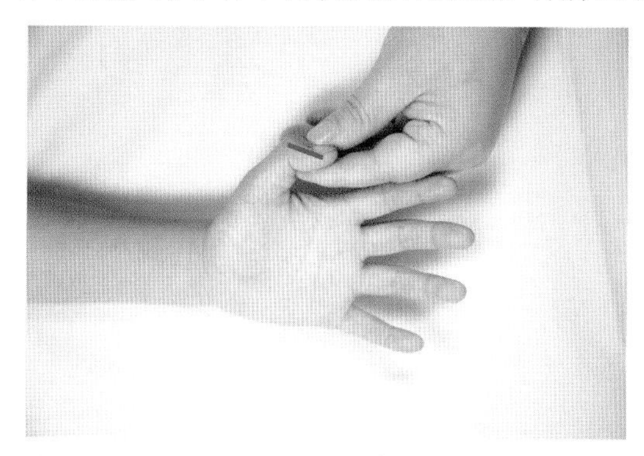

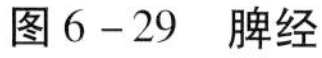
图6－29　脾经

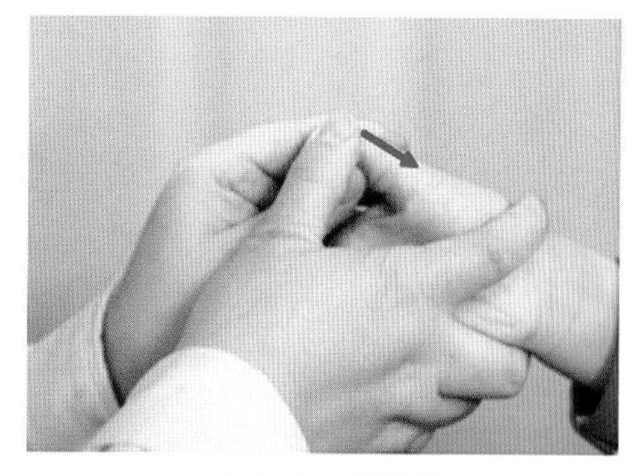

图6－30　补脾经

【次数】推100～500次。

【功效】健脾胃，补气血，清湿热，消食滞，化痰涎。

【主治】腹泻、便秘、食欲不振、痢疾、咳嗽等症。

【临床应用】

①补脾经能健脾胃、补气血，用于脾胃虚弱引起的食欲不振、肌肉消瘦、消化不良等症，多与推三关、运八卦、捏脊等合用。

②清脾经能清利湿热、化痰止呕。用于湿热熏蒸、皮肤发黄、恶心呕吐、腹泻、痢疾等症，多与清天河水、揉小天心、清胃经、推小肠等合用。由于小儿脾胃嫩弱，不宜攻伐太过。本法在一般情况下，多用补法，体壮邪实者方可用清法。

③清补脾经能和胃消食，用于饮食停滞、脾胃不和所引起的胃脘痞满、吞酸恶食、腹泻、呕吐等症，常与运内八卦、揉板门、分腹阴阳等合用。

④小儿体虚、正气不足、患斑疹热病时，推补本穴，可使隐疹透出，但手法宜快，用力宜重。

【文献选录】

《按摩经》："曲指左转为补，直推之为泻，饮食不进，人瘦弱，肚起青筋，面黄，四肢无力。"

《推拿仙术》："唇白气血虚，补脾土为主。""补脾土：饮食不消，食后作饱胀满用之。"

《幼科铁镜》："大指面属脾……曲者，旋也。手指正面旋推为补，直推至指甲为泻……"

《小儿推拿学概要》："将小儿拇指屈曲，向里推为补；将小儿拇指伸直，向里向外来回推补平泻（又称清法）。"

二、肝经（肝木）

【位置】食指末节螺纹面（图6－31）。

【操作】用推法自食指掌面末节指纹推向指尖，称清肝经（图6－32）；反之为补，称补肝经。清肝经和补肝经统称为推肝经。

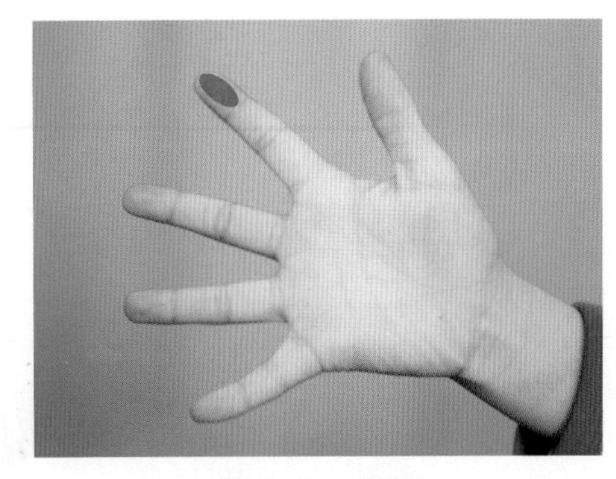

图 6－31　肝经

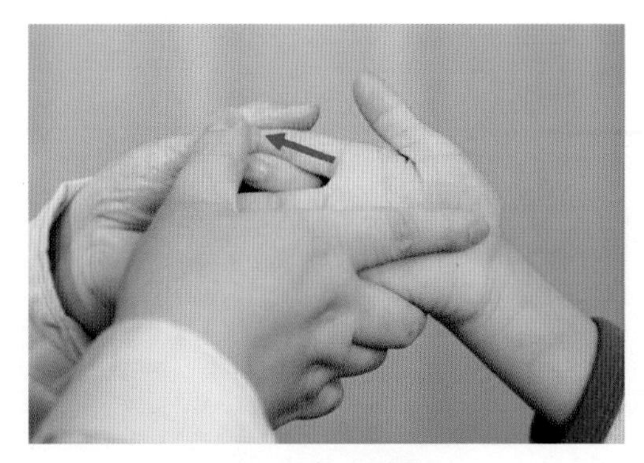

图 6－32　清肝经

【次数】推 100～500 次。

【功效】平肝泻火，解郁除烦，熄风止惊。

【主治】惊风、目赤、烦躁不安、五心烦热、口苦咽干等症。

【临床应用】

①清肝经能平肝泻火、解郁除烦、熄风止惊，用于惊风抽搐、烦躁不安、五心烦热等症，多与清心经、掐揉小天心、退六腑等合用。

②肝经宜清不宜补，若肝虚应补时则需补后加清，或以补肾经代之，为滋肾养肝法。

【文献选录】

《厘正按摩要术》："推肝木。肝木即食指端，蘸汤，侧推之直入虎口，能和气生血。"

《推拿三字经》："小婴儿，看印堂……色青者，肝风张，清补宜，自无恙。"

三、心经（心火）

【位置】中指末节螺纹面（图 6－33）。

【操作】用推法自中指掌面末节指纹推向指尖，称清心经（图 6－34）；反之为补，称补心经；清心经和补心经统称推心经。

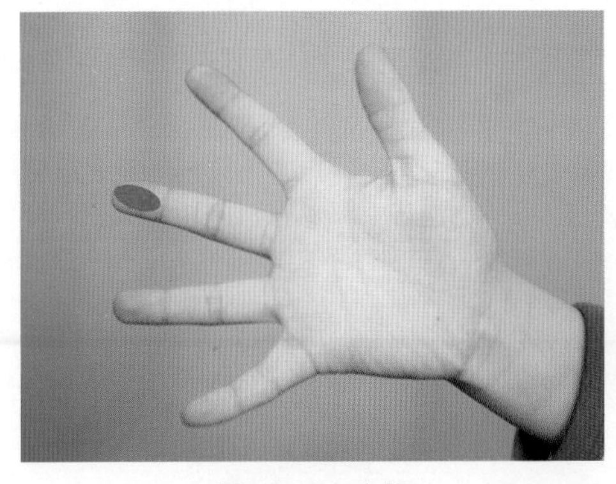

图 6－33　心经

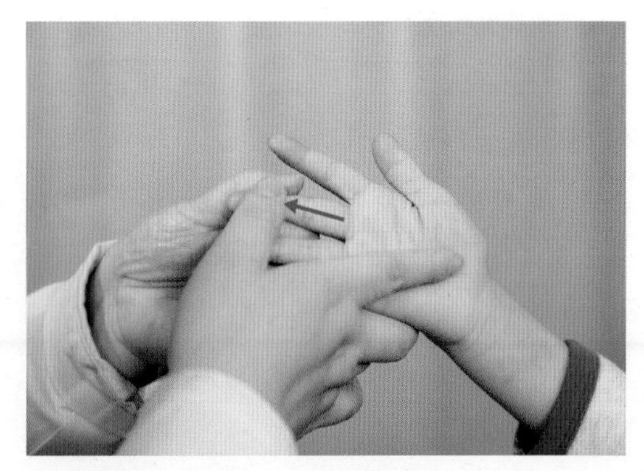

图 6－34　清心经

【次数】推 100～500 次。

【功效】清心火，补气血，养心安神。

【主治】五心烦热、口舌生疮、小便短赤、惊惕不安、心血不足、高热神昏等症。

【临床应用】

①清心经能清热退心火，常用于心火旺盛而引起的高热神昏、面赤口疮、小便短赤等症，多与清天河水、清小肠、退六腑等配合使用。

②本穴宜清不宜补，恐动心火之故，若气血不足而见心烦不安、睡卧露睛等症，需用补法时，可补后加清，或以补脾经代之。

【文献选录】

《按摩经》："掐心经，二掐劳宫，推上三关，发热出汗用之。如汗不来，再将二扇门揉之，掐之。手心微汗出，乃止。"

《保赤推拿法》："推掐心经穴法：心经，即中指尖。向上推至中指尽处小横纹，行气通窍。向下掐之能发汗……从中指尖推到横门穴，止小儿吐。""掐中指甲法：将儿中指甲上面轻掐之，止儿泻。"

《幼科推拿秘书》："推心火……凡心火动，口疮弄舌，眼大小眦赤红，小水不通，皆宜推而清之。至于惊搐，又宜清此。"

四、肺经（肺金）

【位置】无名指末节螺纹面（图6－35）。

【操作】用推法自无名指指尖推向掌面末节指纹（或旋推无名指末节螺纹面），称补肺经（图6－36）；反之为清，称清肺经；清肺经和补肺经统称为推肺经。

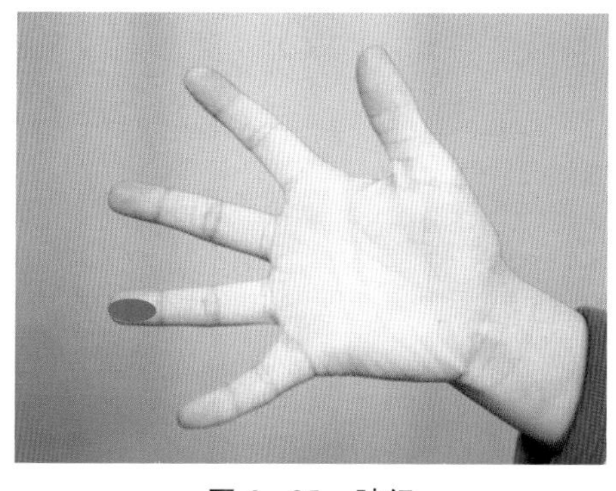

图6－35　肺经

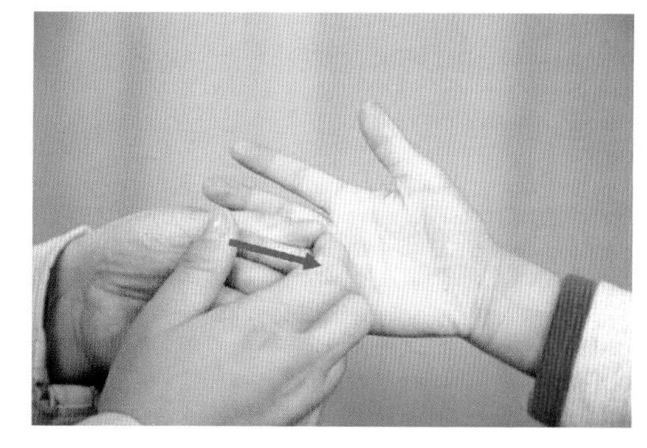

图6－36　补肺经

【次数】推100～500次。

【功效】补益肺气，宣肺清热，止咳化痰。

【主治】感冒、发热、咳嗽、气喘痰鸣、自汗、盗汗、遗尿、脱肛等症。

【临床应用】

①清肺经能宣肺清热、止咳化痰，用于肺热痰喘、痰鸣、感冒、发热等症，多与清天河水、退六腑、运内八卦合用。

②补肺经能补益肺气，用于肺气虚弱、咳嗽、气喘、虚汗等症，多与补脾经、推三关、揉二马等合用。

【文献选录】

《推拿仙术》:“鼻流清水推肺经为主。”

《小儿推拿广意》:“肺金:推之止咳化痰,性主温和。”

《厘正按摩要术》:“无名指端肺,三节包络。”

《幼科推拿秘书》:“肺金在无名指。属气,止咳化痰……凡小儿咳嗽痰喘,必推此。”

五、肾经(肾水)

【位置】小指末节螺纹面(图6-37)。

【操作】用推法自小指掌面末节指纹推向指尖(或旋推小指末节螺纹面),称补肾经(图6-38);反之为清,称清肾经,补肾经和清肾经统称推肾经。

【次数】推100~500次。

【功效】滋肾壮阳,强筋健骨,温补下元,清热利尿。

【主治】先天不足、久病体虚、五更泄泻、遗尿、虚喘、小便淋漓刺痛等症。

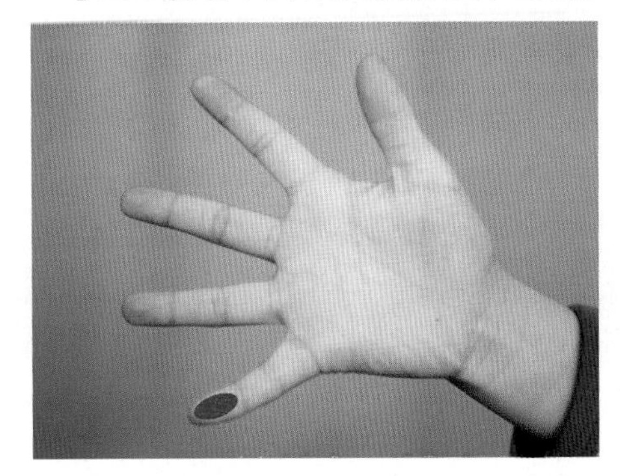

图6-37 肾经

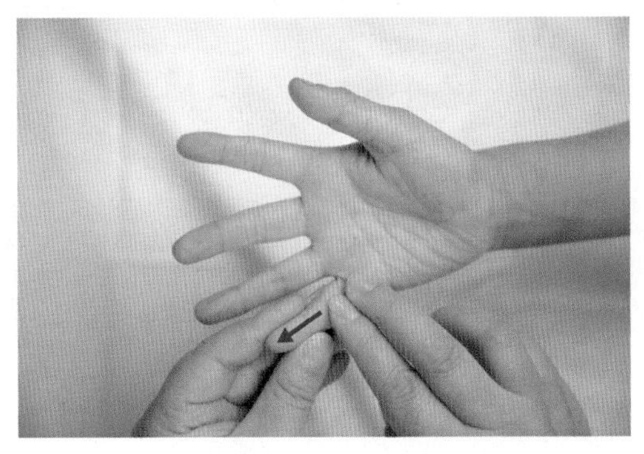

图6-38 补肾经

【临床应用】

①补肾经能补肾健脑,温养下元,常用于先天不足、久病体虚、肾虚久泻、虚喘、遗尿等症,多与补脾经、推三关、揉二马等合用。

②清肾经能清利下焦湿热,常用于膀胱湿热、小便短赤等症,多与掐揉小天心、清小肠、推箕门等合用。

③本穴一般不用清法,需用清时,常以清小肠代之。

【文献选录】

《按摩经》:“掐肾经,二掐小横纹,退六腑,治大便不通、小便赤色涩滞,肚作膨胀,气急,人事昏迷,粪黄者,退凉用之。”

《推拿仙术》:“眼不开,气血虚,推肾水为主。”

《小儿推拿广意》:“肾水:推之退脏腑之热,清小便之赤。如小便短,又宜补之。”“小便黄赤,可清之。治宜:清肾水,自肾指尖推往根下为清也”。

六、大肠

【位置】食指桡侧缘,自指尖至虎口成一直线(图6-39)。

【操作】用拇指桡侧面，自指尖推向虎口为补，称补大肠（图 6－40）；反之为清，称清大肠；补大肠和清大肠统称为推大肠。

【次数】推 100～500 次。

【功效】涩肠固脱，止泻痢，清利大肠湿热。

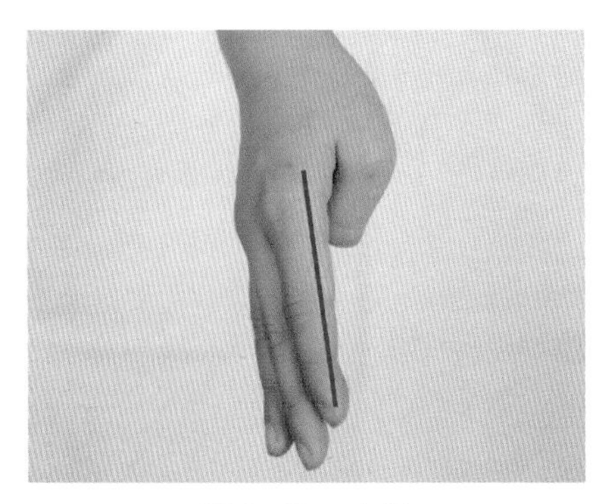

图 6－39　大肠

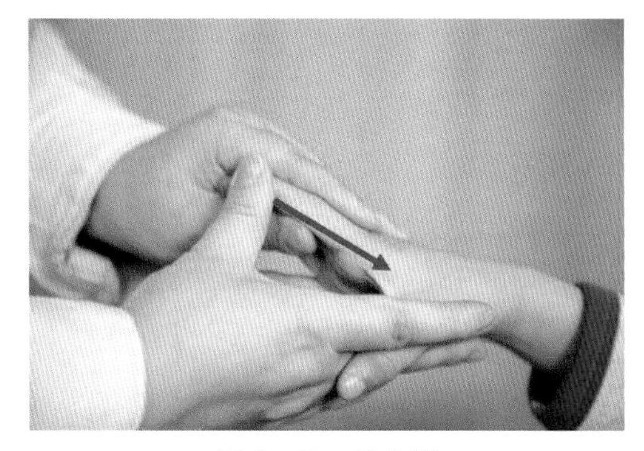

图 6－40　补大肠

【主治】泄泻、痢疾、便秘、脱肛等症。

【临床应用】

①补大肠能涩肠固脱、温中止泻，用于虚寒腹痛、泄泻、脱肛等症，多与补脾经、摩腹、推上七节骨、分腹阴阳等合用。

②清大肠能清利肠腑、祛湿热、导积滞，多用于湿热留滞肠道、身热腹痛、痢下赤白等症，常与清天河水、清脾胃、分腹阴阳等合用。

【文献选录】

《按摩经》："掐大肠，倒推入虎口，止水泻痢疾，肚膨胀用之。经痢补肾水，白多推三关。"

《小儿推拿方脉活婴秘旨全书》："大肠侧推到虎口，止泻止痢断根源。"

《幼科推拿秘书》："大肠筋在食指外边，络联于虎口，直到食指侧巅。""向外正推泄肝火，左向内里推补大肠。"

七、小肠

【位置】小指尺侧缘，指尖至指根成一直线（图 6－41）。

【操作】用推法自指根向指尖直推为清，称清小肠（图 6－42）；反之为补，称补小肠；补小肠和清小肠统称为推小肠。

【次数】推 100～500 次。

【功效】清热利尿，泌别清浊。

【主治】小便赤涩、水泻、口舌糜烂等症。

【临床应用】本穴多用清法，有清热利尿、分清别浊的作用，主要用于小便短赤不利或尿闭、泻泄等症。若心经有热，移热于小肠，可配合清天河水，加强清热利尿作用。

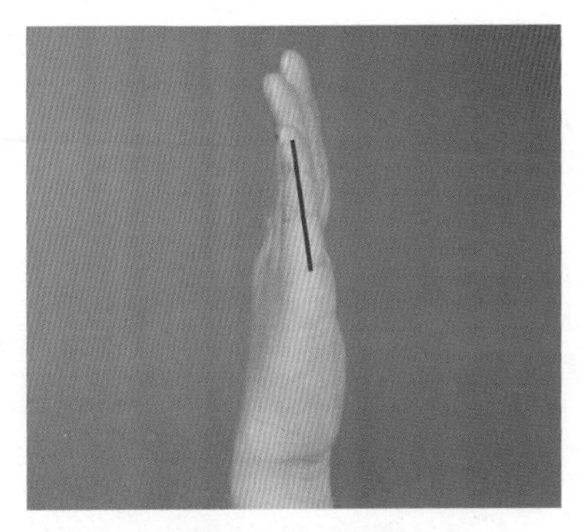

图6－41　小肠

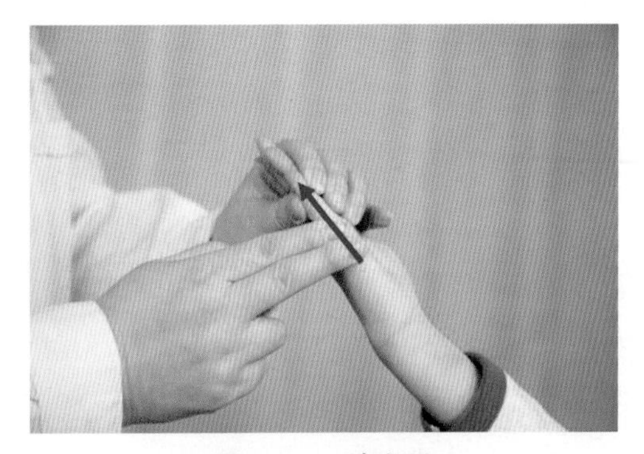

图6－42　清小肠

【文献选录】

《小儿推拿学概要》："本穴治小儿泄泻最效，不但能利小便，同时尚能分清降浊。"

《推拿三字经》："小便闭，清膀胱。补肾水，清小肠……"

八、肾顶

【位置】小指顶端（图6－43）。

【操作】以中指或食指端按揉，称揉肾顶（图6－44）。

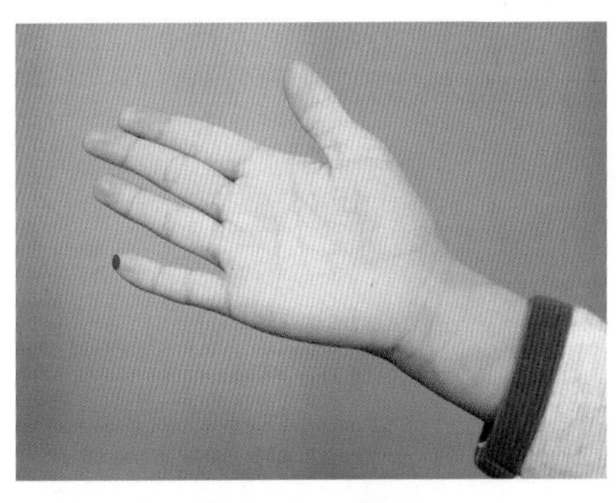

图6－43　肾顶

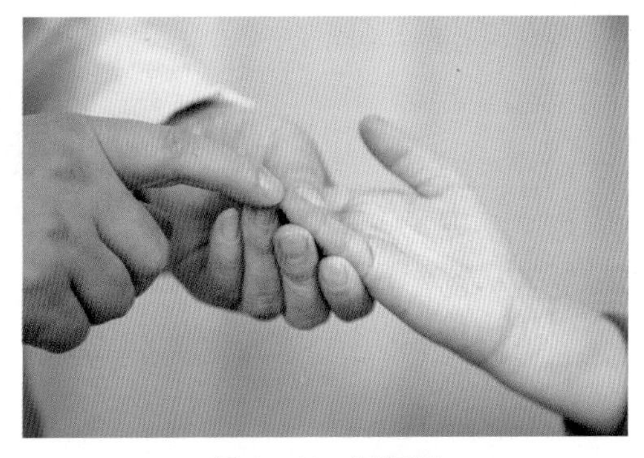

图6－44　揉肾顶

【次数】按揉100～500次。

【功效】收敛元气，固表止汗。

【主治】自汗，盗汗，解颅等症。

【临床应用】肾顶为止汗效穴，对自汗、盗汗、大汗淋漓者，均有良效，常与揉二马、补脾经、补肾经、捏脊等合用。

【文献选录】《小儿推拿学概要》："功用收敛元气，固表止汗。"

九、肾纹

【位置】手掌面，小指第二指间关节横纹处（图6－45）。

【操作】用中指或拇指端按揉，称揉肾纹（图6－46）。

【次数】按揉100～500次。

【功效】祛风明目，清热散结。

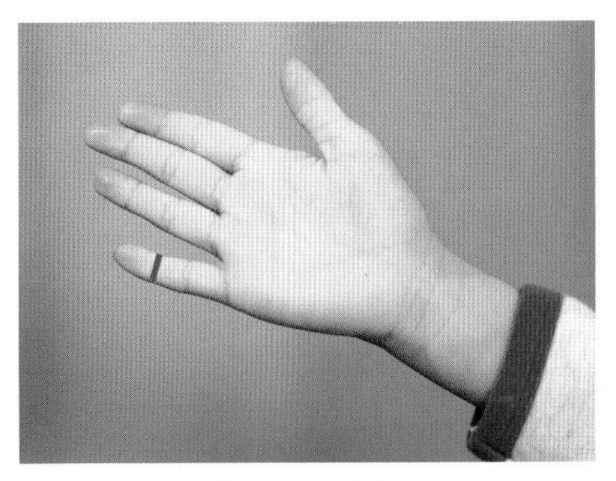
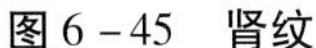

图 6－45 肾纹

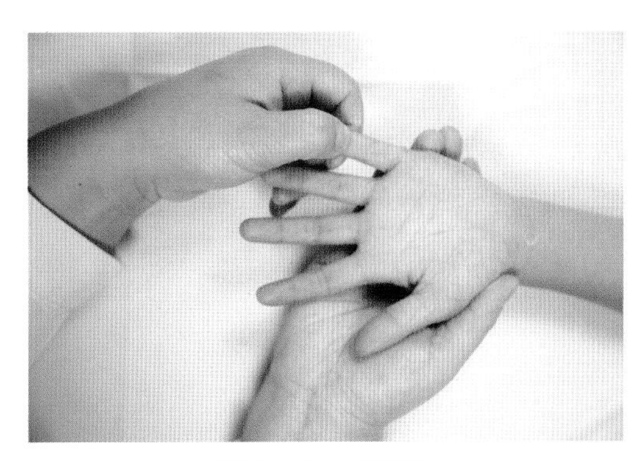

图 6－46 揉肾纹

【主治】目赤、鹅口疮、热毒内陷、高热惊厥等症。

【临床应用】揉肾纹能祛风明目、清热散结，常用于目赤肿痛或热毒内陷、瘀热不散所致的高热、呼吸气凉、手足逆冷等症，多与揉小天心、退六腑、清天河水等合用。

【文献选录】《小儿推拿学概要》："本穴治结膜充血，眼前房出血，以及患儿高热，呼吸气凉，手足逆冷等，用之屡效。"

十、四横纹

【位置】手掌面，食指、中指、无名指、小指第一指间关节横纹处（图 6－47）。

【操作】用拇指指甲掐揉，称掐揉四横纹（图 6－48）；四指并拢，从食指横纹处推向小指横纹处，称推四横纹。

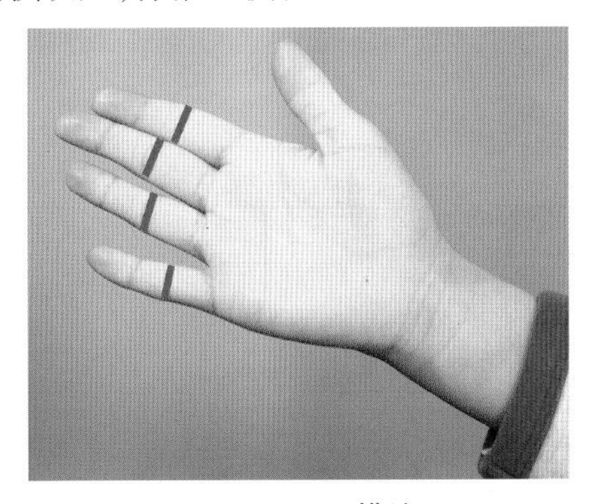

图 6－47 四横纹

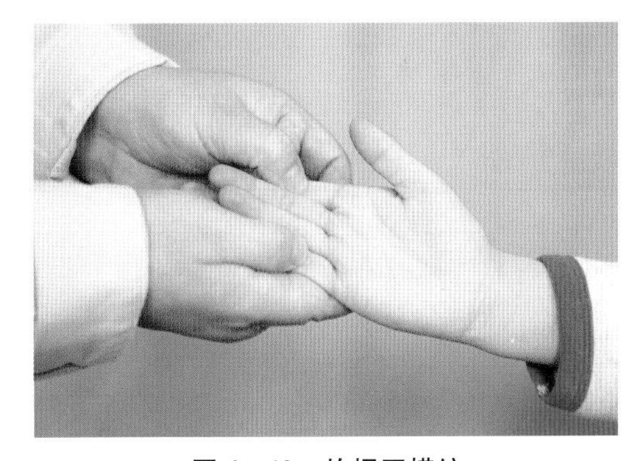

图 6－48 掐揉四横纹

【次数】掐揉各 3～5 次，推 100～300 次。

【功效】退热除烦，调和气血，消胀散结。

【主治】消化不良、疳积、腹痛、腹胀、气喘、口唇破裂等症。

【临床应用】

①掐四横纹能退热除烦、散结；推四横纹能调和气血、消胀，常用于疳积、腹胀、消化不良等症，多与补脾经、揉中脘等合用。

②本穴可用毫针或三棱针点刺，治疗疳积效果较好。

【文献选录】

《按摩经》:“推四横纹,和上下之血,人事瘦弱,奶乳不思,手足常掣,头偏左右,肠胃湿热,眼目翻白者用之。”“以大指往来推四横纹,能和上下之气,气喘腹痛可用。”

《小儿推拿广意》:“掐之退脏腑之热,止肚痛,退口眼歪斜。”

十一、小横纹

【位置】手掌面,食指、中指、无名指、小指掌指关节横纹处(图6-49)。

【操作】用拇指指甲掐,称掐小横纹(图6-50);用拇指桡侧从食指推向小指横纹处,称推小横纹。

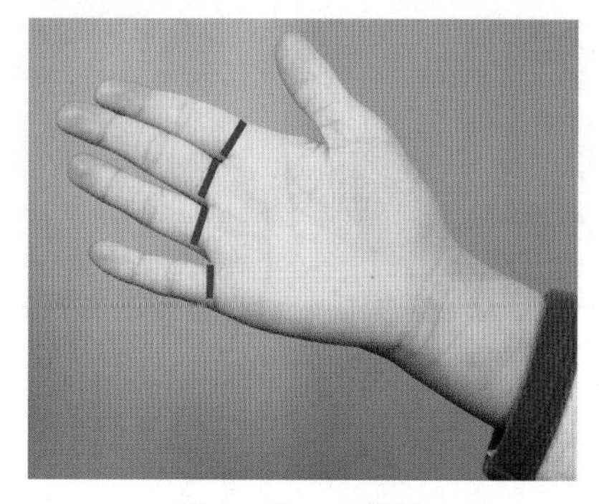

图6-49 小横纹

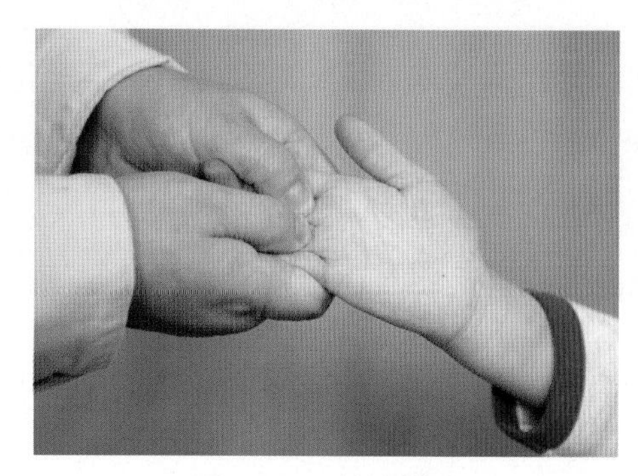

图6-50 掐小横纹

【次数】掐3~5次,推100~500次。

【功效】退热,消胀,散结。

【主治】发热、烦躁、口疮、唇裂、腹胀等症。

【临床应用】

①本穴主要用于治疗腹胀及口疮唇裂,常与补脾经、揉脐、运内八卦、清小肠、清胃经等合用。

②推小横纹治疗肺部干性啰音,有一定疗效,常与揉肺俞合用。

【文献选录】

《小儿推拿广意》:“换掐之退热除烦,治口唇破烂。”

《小儿推拿学概要》:“本穴治口唇破烂及腹胀效果最好,如因脾虚作胀者,兼补脾土穴,疗效更好。”

《厘正按摩要术》:“三节根为小横纹。”

十二、掌小横纹

【位置】掌面小指根下,尺侧掌纹头(图6-51)。

【操作】用中指或拇指按揉,称揉掌小横纹(图6-52)。

【次数】揉100~500次。

【功效】清热散结,化痰止咳。

【主治】痰热喘咳、口舌生疮、顿咳、流涎等症。

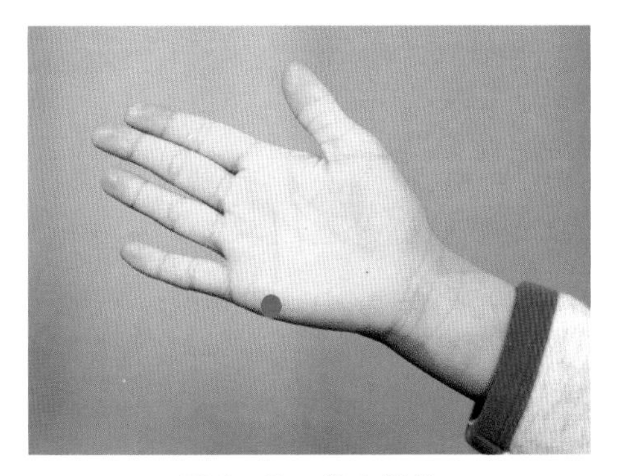

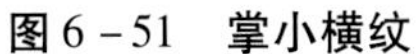

图6－51 掌小横纹

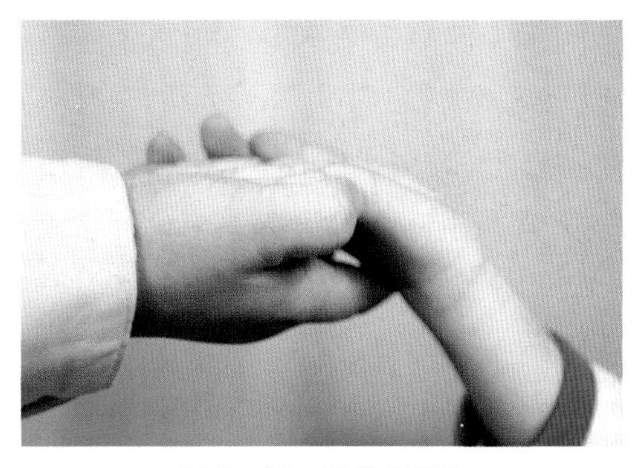

图6－52 揉掌小横纹

【临床应用】

①揉掌小横纹能清热散结、化痰止咳，常用于喘咳、口舌生疮等症，为治疗百日咳、肺炎的效穴。

②本穴对婴儿流涎剧烈者，亦有良效。

小贴士

四横纹、掌小横纹、小横纹均能清热散结，而掐揉四横纹主和气血，消食积，是治疗疳积的效穴；揉掌小横纹主清心肺之郁热，治疗肺部湿性啰音；推小横纹主清脾、胃热结，调中消胀，治疗肺部干性啰音。

【文献选录】《小儿推拿学概要》：“本穴为治喘咳、口舌生疮等症的效穴。”

十三、胃经

【位置】大鱼际桡侧赤白肉际，从掌根至拇指根部（图6－53）。

【操作】用拇指或中指从拇指根部推至掌根，称补胃经（图6－54）；反之为清，称清胃经。

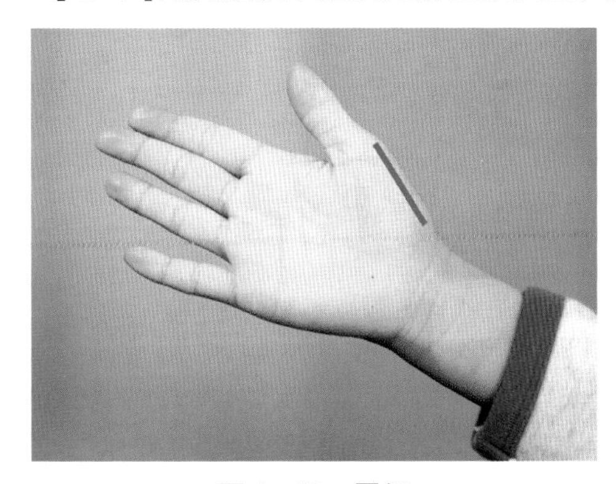

图6－53 胃经

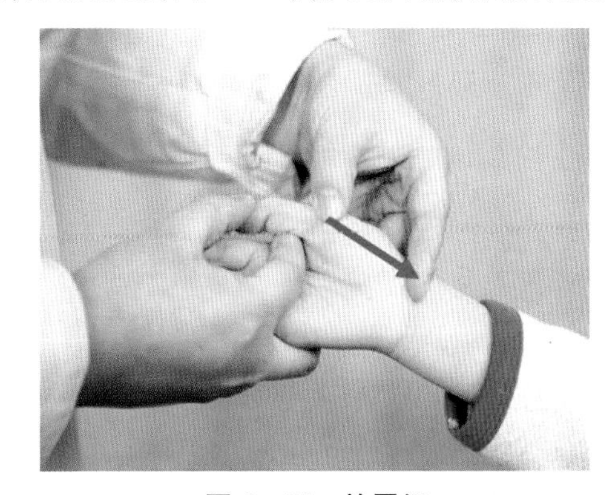

图6－54 补胃经

【次数】推100～500次。

【功效】健脾和胃，降逆止呕，消食积，清中焦湿热。

【主治】恶心、呕吐、呃逆、嗳气、消化不良、吐血、衄血等症。

【临床应用】

①清胃经能清中焦湿热、和胃降逆、泻胃火、除烦止渴，亦可用于胃火上炎引起的衄血等症，多与推天柱骨合用。

②补胃经能健脾胃、助运化，用于脾胃虚弱、消化不良等症，多与补脾经、揉中脘、摩腹、按揉足三里等合用。

【文献选录】

《推拿三字经》："胃穴，自古无论之也，殊不知其治病甚良，在板门外侧黄白皮相毗乃真穴也，向外推治呕吐呃逆……等症甚速。""大指根，震艮连……大指二节，下者平肉，属胃经。"

《里正按摩要术》："大指端脾，三节胃。"

十四、板门

【位置】手掌大鱼际平面（图 6－55）。

【操作】用拇指揉大鱼际平面中点，称揉板门（图 6－56）；用拇指桡侧从拇指根推向腕横纹，称板门推向横纹；反之称横纹推向板门。

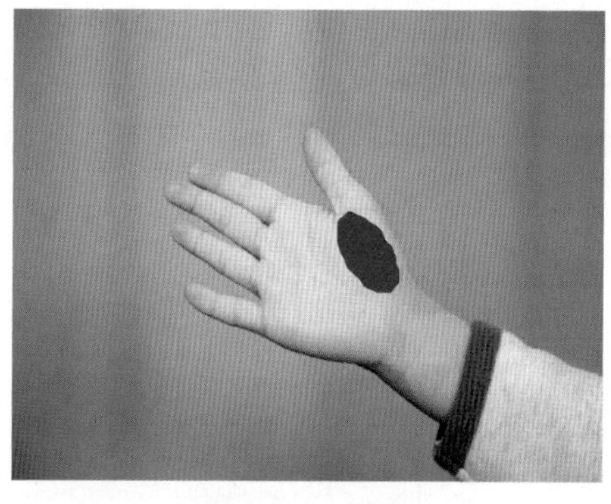

图 6－55　板门

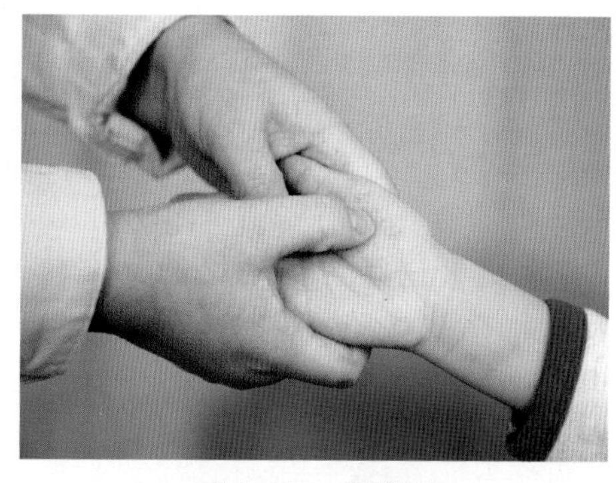

图 6－56　揉板门

【次数】推或揉 100～300 次。

【功效】健脾和胃，消食化滞，除腹胀，止吐泻。

【主治】食积、腹胀、食欲不振、呕吐、腹泻、嗳气等症。

【临床应用】

①揉板门能健脾和胃，消食化滞、运达上下之气，常用于乳食停积、食欲不振、腹泻、呕吐等症，多与推脾经、运八卦等合用。

②板门推向横纹，专功止泻，用于脾阳不振、乳食停滞引起之泄泻，多与推大肠等合用。

③ 横纹推向板门，功专止呕，用于胃失和降之呕吐，多与推脾经、分腹阴阳、运内八卦等合用。

【文献选录】《按摩经》:"揉板门,除气促气攻,气吼气痛,呕胀用之。"

十五、内劳宫

【位置】掌心中,屈指握拳时中指和无名指指端之间中点处(图6－57)。

【操作】用中指端揉,称揉内劳宫(图6－58);用中指端运,称运内劳宫。

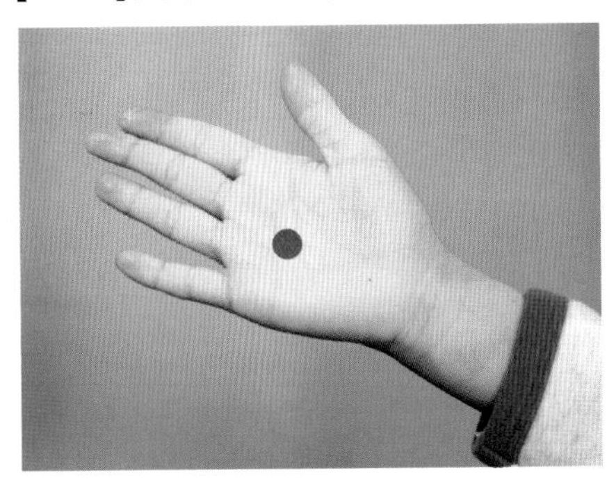

图6－57　内劳宫

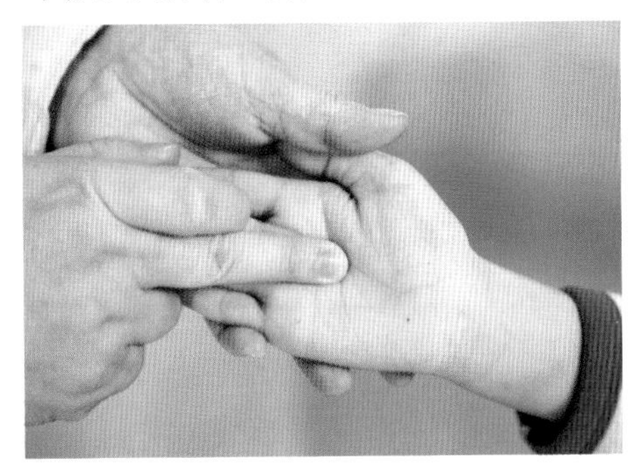

图6－58　揉内劳宫

【次数】揉或运各100～300次。

【功效】清热凉血,除烦。

【主治】发热、烦渴、口疮、虚烦内热等症。

【临床应用】

①揉内劳宫能清热凉血、除烦,用于心经有热而致口舌生疮、发热、烦渴等症,多与清天河水、清心经合用。

②揉运时在内劳宫穴滴凉水,并用口吹之,则清热力更强。

【文献选录】

《小儿推拿广意》:"内劳宫属火,揉之发汗。"

《幼科推拿秘书》:"点内劳……退心热甚效。"

《按摩经》:"揉劳宫,动心中之火热,发汗用之,不可轻动。"

十六、内八卦

【位置】手掌面,以掌心为圆心,从圆心至中指根横纹约2/3处为半径,画一圆,八卦穴即在此圆上,南为离,北为坎,东为震,西为兑,西北为乾,东北为艮,东南为巽,西南为坤(图6－59)。

【操作】用运法,自乾向坎经震运至兑宫止,顺时针方向,周而复始,称顺运内八卦,在运至离宫时要轻轻而过(图6－60)。自兑向坤经坎运至乾宫为一遍,称逆运内八卦,在运至离宫时要轻轻而过。

【次数】运100～300次。

【功效】宽胸理气,止咳化痰,行滞消食,降气平喘。

【主治】咳嗽、胸闷、呕吐、泄泻、食欲不振等症。

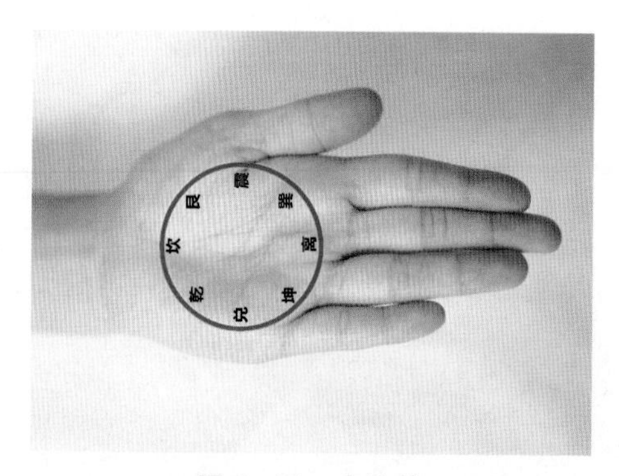

图 6-59　内八卦

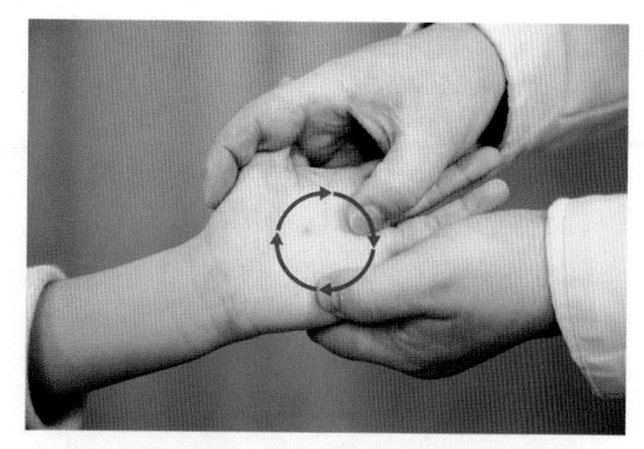

图 6-60　顺运内八卦

【临床应用】

① 顺运八卦性平和，善宽胸理气，消胀满，善于治疗消化系统疾病。可治疗胸闷、纳呆、腹胀、伤乳食等症，多与推脾土、掐揉四横纹、揉板门等合用。

②逆运八卦能降气平喘，善于治疗呼吸系统疾病。用于治疗咳嗽、痰喘、呕吐等症，多与推天柱骨、揉膻中等合用。

【文献选录】

《按摩经》："运八卦，除胸肚膨闷，呕逆气吼噫，饮食不进用之。"

《保赤推拿法》："运内八卦法：从坎到艮左旋推，亦止吐。从艮到坎或旋推，治凉，亦止泻。掌中：离南、坎北、震东、兑西、乾西北、艮东北、巽东南、坤西南。男女皆推左手。"

十七、小天心

【位置】大小鱼际交界处凹陷中（图 6-61）。

【操作】用中指端揉，称揉小天心；用拇指指甲掐，称掐小天心；用中指指尖或中指屈曲、以第一指间关节突起处捣，称捣小天心（图 6-62）。

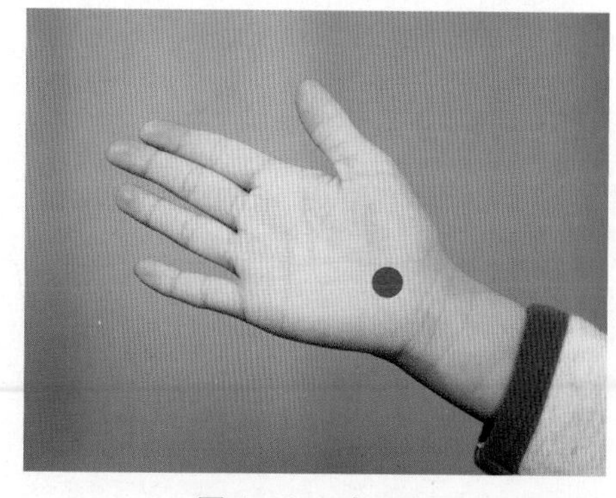

图 6-61　小天心

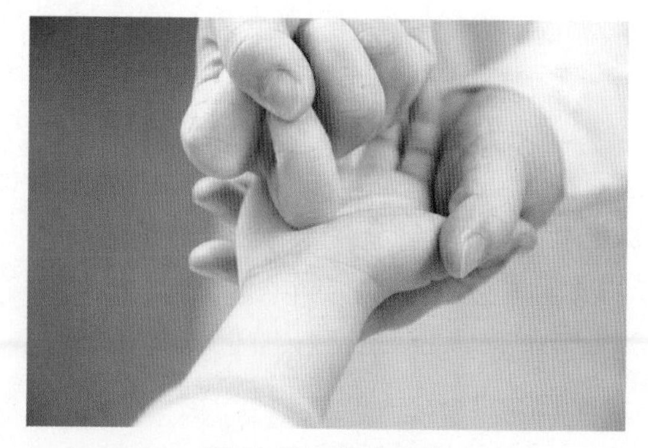

图 6-62　捣小天心

【次数】揉 100～300 次，掐、捣 5～20 次。

【功效】清热，镇惊，利尿，明目，透疹。

【主治】惊风、抽搐、烦躁不安、夜啼、小便短赤、目赤痛、斜视、痘疹欲出不透等症。

【临床应用】

①掐揉小天心能清热、明目、利尿，常用于心经有热而致的目赤肿痛、口舌生疮、惊惕不安、小便短赤等症，多与清肝经、清天河水等合用。

②掐、捣小天心能镇惊安神，用于惊风抽搐、夜啼、惊惕不安等症，若惊风眼翻、目斜视，宜用捣小天心；目睛上视，向下捣；目右斜视，向左捣；目左斜视，向右捣。

【文献选录】

《按摩经》："掐小天心，天吊惊风，眼翻白偏左右，及肾水不通用之。"

《幼科铁镜》："儿眼翻上者，将大指甲在小天心向掌心下掐，即平。儿眼翻下者，将大指甲在小天心向总筋上掐，即平。"

《推拿三字经》："……眼翻者，上下僵，揉二马，捣天心，翻上者，捣下良，翻下者，捣上强，左捣右，右捣左。"

十八、运土入水

【位置】手掌面，大指根至小指根，沿手掌边缘一条弧形曲线（图 6－63）。

【操作】自拇指根沿手掌边缘，经小天心运至小指根，称运土入水（图 6－64）。

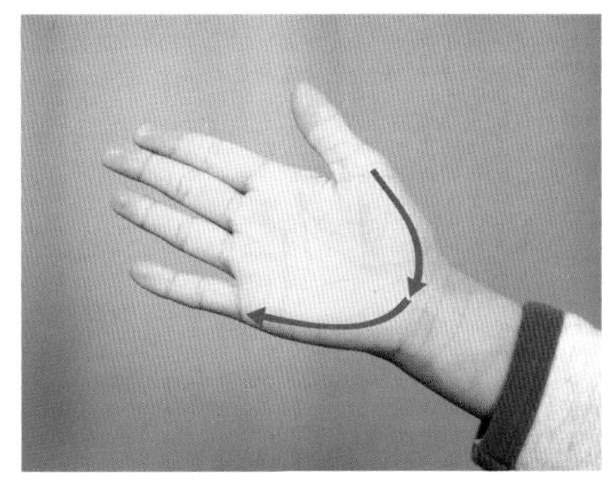

图 6－63　运土入水（位置）

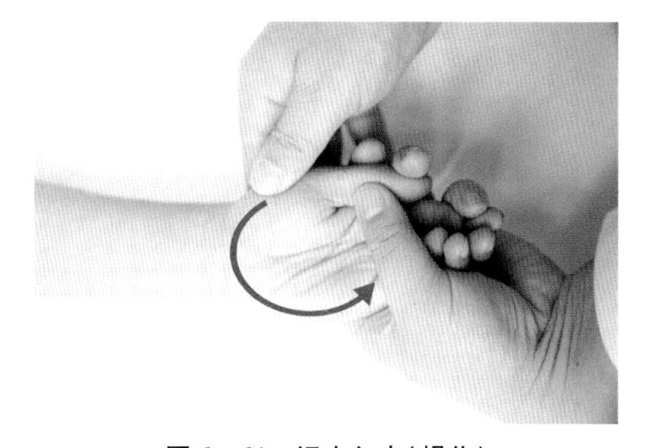

图 6－64　运土入水（操作）

【次数】运 100～300 次。

【功效】清脾胃湿热，利尿止泻。

【主治】小便赤涩、腹泻、便秘、痢疾等症。

【临床应用】运土入水能清脾胃湿热、利尿止泻，常用于新病、实证，如因湿热内蕴而见少腹胀满、小便赤涩、泄泻、痢疾等症，多与清脾胃、推大肠合用。

【文献选录】

《小儿推拿广意》："运土入水，丹田作胀、眼睁，为土盛水枯，推以滋之。"

《幼科推拿秘书》："运土入水补，土者，脾土也，在大指……盖因丹田作胀、眼睁，为土盛水枯，运以滋之，大便结甚效。"

十九、运水入土

【位置】手掌面，小指根至大指根，沿手掌边缘一条弧形曲线（图 6－65）。

【操作】自小指根沿手掌边缘，经小天心运至拇指根，称运水入土（图6－66）。

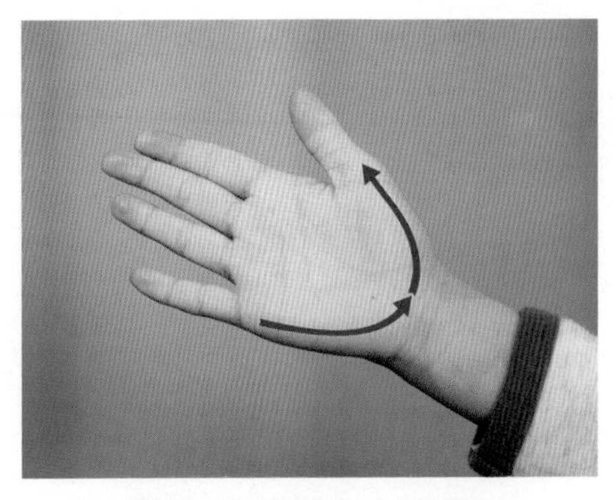

图6－65　运水入土（位置）

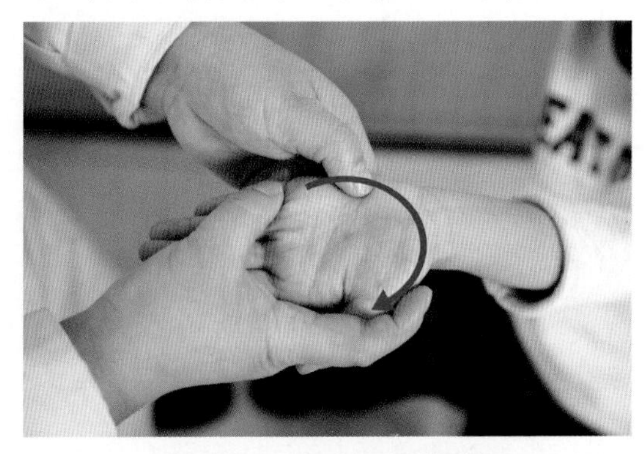

图6－66　运水入土（操作）

【次数】运100～300次。

【功效】健脾胃助运化，润燥通便。

【主治】食欲不振、腹胀、便秘、泻痢等症。

【临床应用】运水入土能健脾胃、助运化、润燥通便，常用于久病、虚症，如因脾胃虚弱而致完谷不化、食欲不振、腹胀、疳积、便秘、泻痢等症，多与补脾经、捏脊等合用。

【文献选录】

《小儿推拿广意》："运水入土，身弱肚起青筋，为水盛土枯，运以润土。"

《幼科推拿秘书》："运水入土泄，土者胃土也，……此法能治大小便结，身弱肚起青筋，痢泻诸病，盖水盛土枯，运以润之，小水勤动甚效。"

二十、总筋

【位置】掌后腕横纹中点（图6－67）。

【操作】用拇指或中指揉，称揉总筋（图6－68）；用拇指指甲掐，称掐总筋。

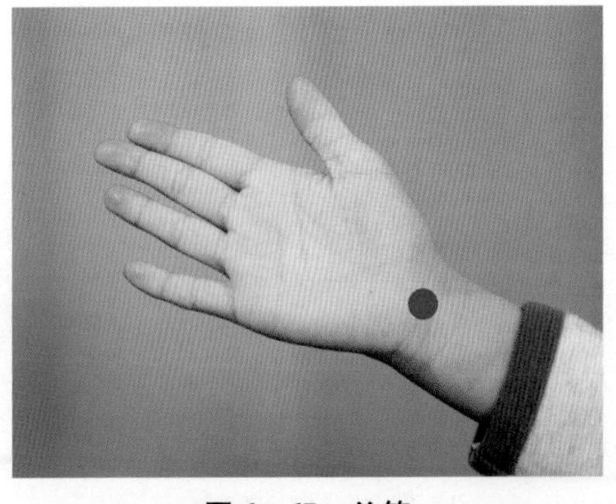

图6－67　总筋

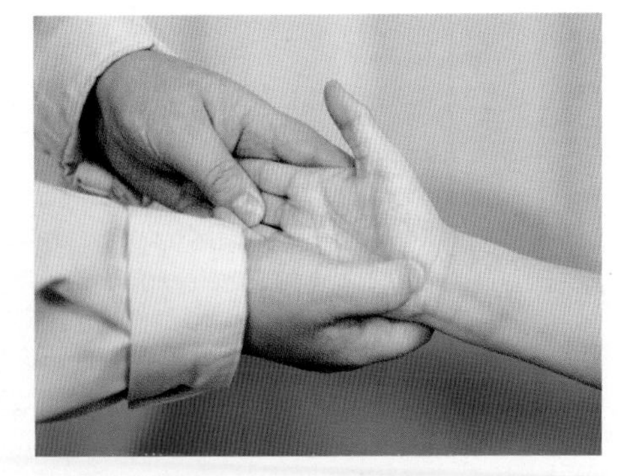

图6－68　揉总筋

【次数】揉100～300次，掐3～5次。

【功效】清热，止痉，通调气机。

【主治】惊风、抽搐、口舌生疮、潮热、牙痛、夜啼等症。

【临床应用】

①揉总筋能清心经热、通调周身气机，常用于口舌生疮、潮热等症，多与清心经、清天河水等合用。

②掐总筋能止痉，用于治疗惊风、抽搐等症，常与掐老龙、人中等合用。

【文献选录】

《按摩经》："掐总筋，过天河水，能清心经，口内生疮，遍身潮热，夜间啼哭，四肢常掣，去三焦六腑五心潮热病。""诸惊风，总筋可治。"

《幼科推拿秘书》："总筋穴，在大横纹下，指之脉络皆总于此，中四指脉皆总于此。"

二十一、大横纹

【位置】仰掌，掌后横纹，近拇指端为阳池，近小指端为阴池（图 6－69）。

【操作】两拇指自掌后横纹中点向两旁分推，称分阴阳（图 6－70）；自两旁向横纹中点推，称合阴阳。

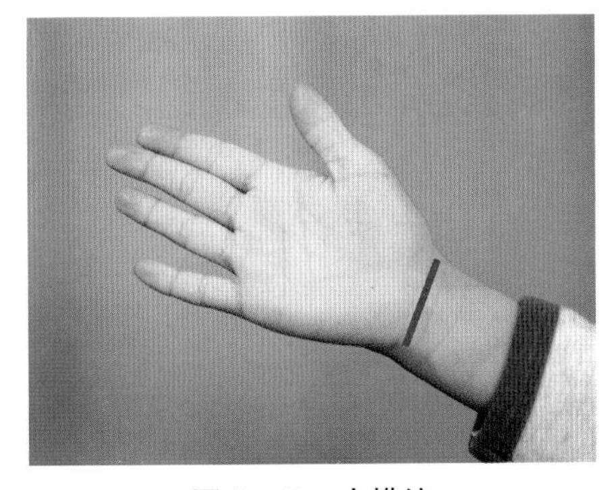

图 6－69　大横纹

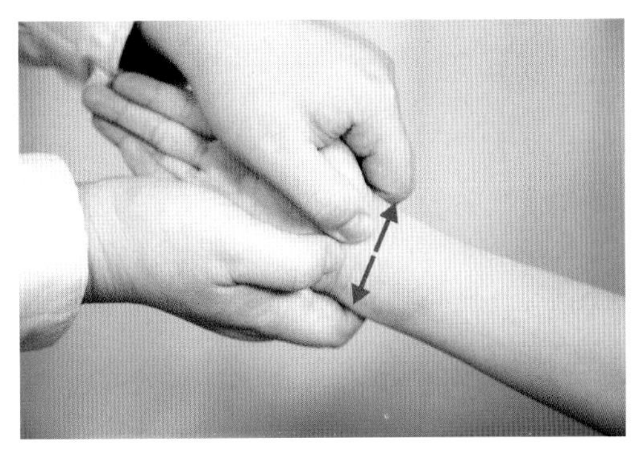

图 6－70　分阴阳

【次数】100～300 次。

【功效】平衡阴阳，调和气血，行滞消食，行痰散结。

【主治】寒热往来、腹泻、腹胀、呕吐、食积、烦躁不安等症。

【临床应用】

①分阴阳能平衡阴阳，调和气血，行滞消食，常用于阴阳不调、气血不和而致的寒热往来、烦躁不安等症。操作时，实热证阴池重分，虚寒证阳池重分。

②合阴阳能行痰散结，用于痰结喘咳、胸闷等症，本法多配合揉肾纹、清天河水以加强行痰散结的作用。

【文献选录】

《小儿推拿方脉活婴秘旨全书》："横纹两旁，乃阴阳二穴。就横纹上，以两大指中分，望两旁抹，为分阴阳。肚胀，腹膨胀，泄泻，二便不通，脏腑虚，并治。"

《保赤推拿法》："……就横纹上两指中分向两边抹，为分阴阳。治寒往来，膨胀，泄泻，呕逆，脏腑结。"

二十二、十宣（十王）

【位置】两手十指尖，靠近指甲处(图6－71)。

【操作】用拇指指甲依次掐之，称掐十宣(图6－72)。

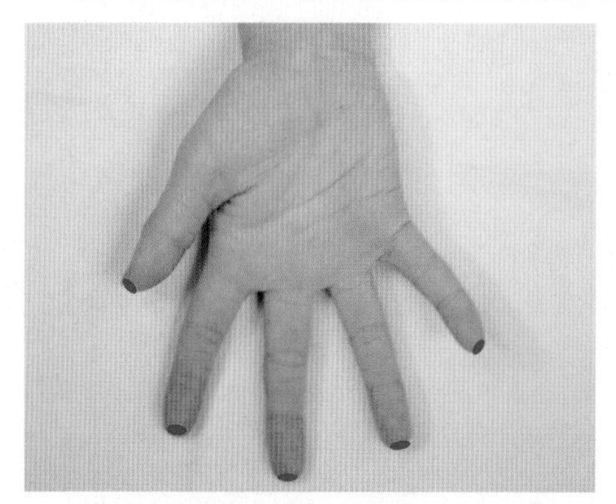

图6－71　十宣

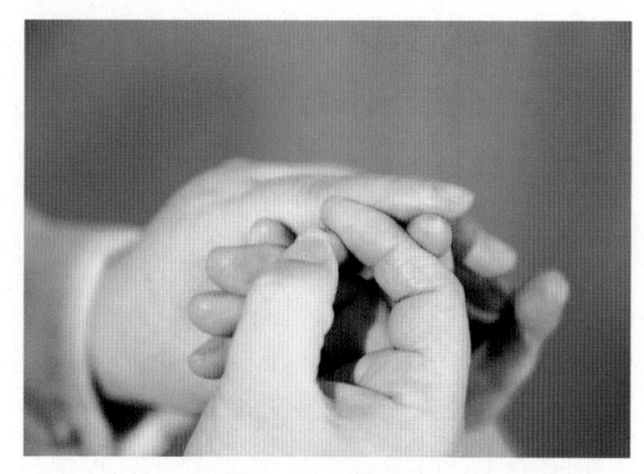

图6－72　掐十宣

【次数】掐3～5次。

【功效】开窍醒神。

【主治】惊风、高热、惊厥等症。

【临床应用】掐十宣主要用于急救，多与掐人中、掐老龙、掐小天心合用。

【文献选录】

《小儿推拿广意》："十王穴，掐之则能退热。"

《厘正按摩要术》："十指尖为十王穴。"

二十三、老龙

【位置】中指背，距指甲根一分处(图6－73)。

【操作】用拇指指甲掐，称掐老龙(图6－74)。

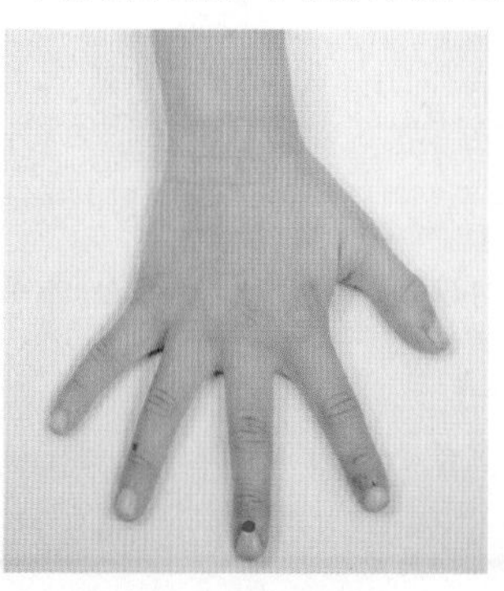

图6－73　老龙

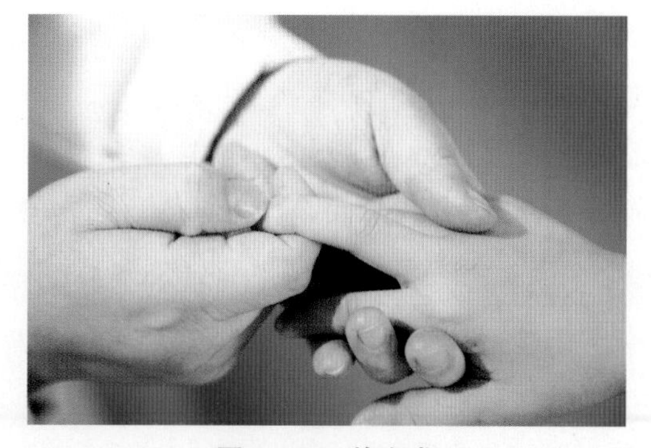

图6－74　掐老龙

【次数】掐3～5次。

【功效】开窍醒神，退热止惊。

【主治】急惊风、昏迷不醒、高热抽搐等症。

【临床应用】掐老龙主要用于急救，有醒神开窍的作用，对急惊风有效。若小儿急惊暴死，或高热抽搐，掐之知痛有声者，可治；不知痛而无声者，难治。

【文献选录】《保赤推拿法》："此穴在中指背靠指甲处。相离如韭叶许。若儿急惊暴死，对拿精灵、威灵二穴。不醒，即于此穴掐之，不知痛难救。"

二十四、端正

【位置】中指指甲根两侧一分处，桡侧为左端正，尺侧为右端正（图 6－75）。

【操作】用拇指指甲掐，称掐端正（图 6－76）；或用拇指揉，称揉端正。

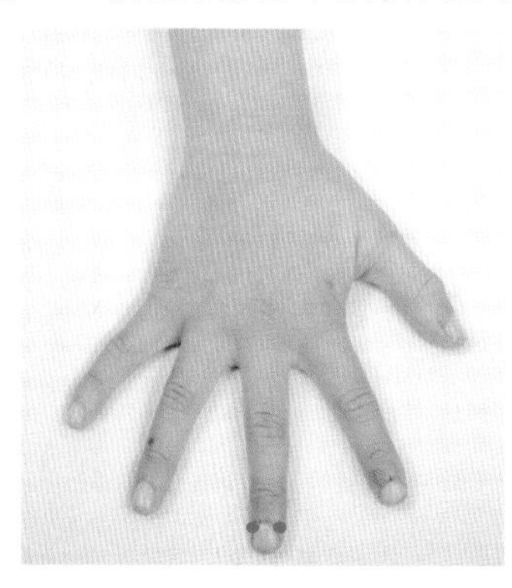

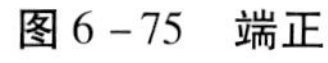

图 6－75　端正

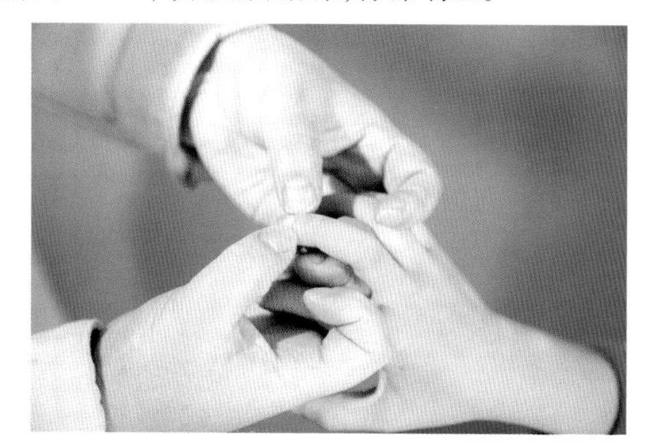

图 6－76　掐端正

【次数】掐 3～5 次，揉 50～100 次。

【功效】降逆止呕，止泻痢。

【主治】痢疾、水泻、鼻衄、呕吐等症。

【临床应用】

①掐、揉右端正降逆止呕，用于胃气上逆而致的恶心呕吐等症，多与运内八卦，推脾经等合用。

②掐、揉左端正功能升提，用于治疗水泻、痢疾，常与推脾经、推大肠等合用。

③掐端正多用于治疗小儿惊风，常与掐老龙、清肝经等合用。

④本穴对鼻衄有良效，方法是用细绳由中指第三节横纹起扎至指端（不可太紧），扎好让患儿静卧即可。

【文献选录】

《小儿推拿广意》："眼左视，掐右端正穴。右视，掐左端正穴。"

《厘正按摩要术》："中指左右为两端正。"

二十五、五指节

【位置】掌背五指第一指间关节处（图 6－77）。

【操作】用双手拇指指甲掐，称掐五指节（图 6－78）；用拇指、食指捻揉，称捻揉五指节。

【次数】掐 3～5 次，捻揉 30～50 次。

【功效】镇惊安神，祛风痰，通关窍。

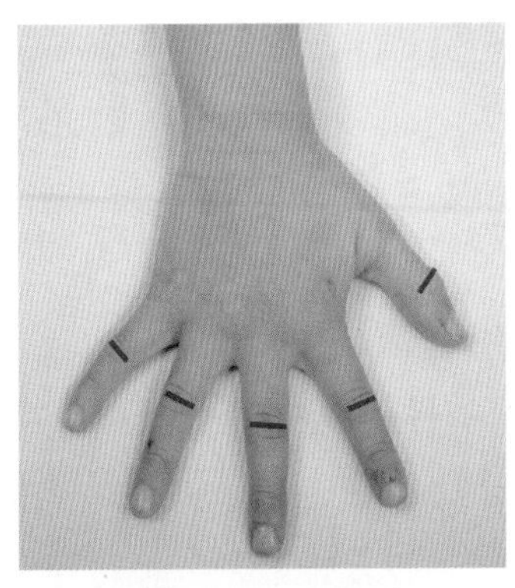

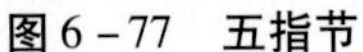
图6－77　五指节

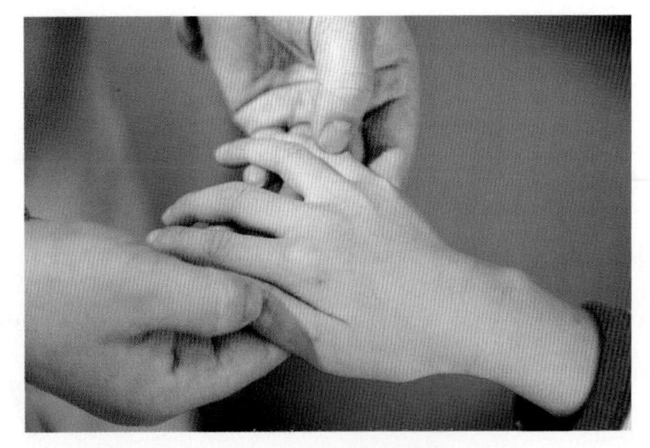

图6－78　掐五指节

【主治】惊风、吐涎、惊惕不安、咳嗽等症。

【临床应用】

①掐五指节能镇惊安神，用于惊惕不安、惊风等症，多与清肝经、掐老龙等合用。

② 捻揉五指节能祛痰、通窍，用于胸闷、痰喘、咳嗽等，多与运内八卦、推揉膻中等合用。

【文献选录】

《小儿推拿广意》："掐之去风化痰，苏醒人事，通关膈闭塞。"

《推拿仙术》："四肢乱舞，掐五指节，清心经为主。"

《厘正按摩要术》："五指节在手背指节高纹处……掐后以揉法继之，治口眼歪斜，咳嗽风痰。""五指中节有横纹为五指节。"

二十六、二扇门

【位置】手背中指根两旁凹陷中（图6－79）。

【操作】用双手拇指掐、揉，称掐、揉二扇门；用双手拇指偏峰或食、中指按揉，称揉二扇门（图6－80）。

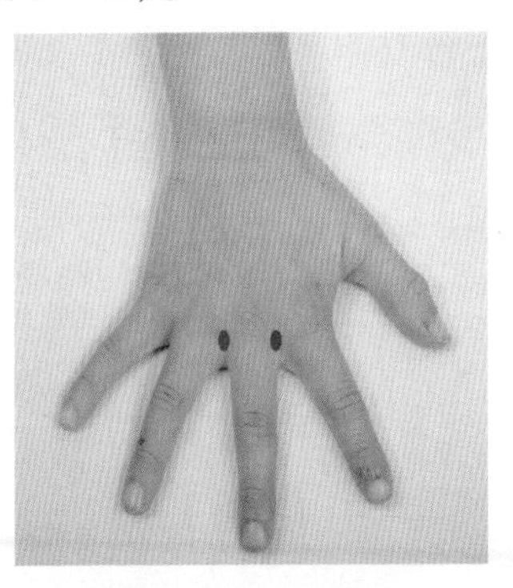

图6－79　二扇门

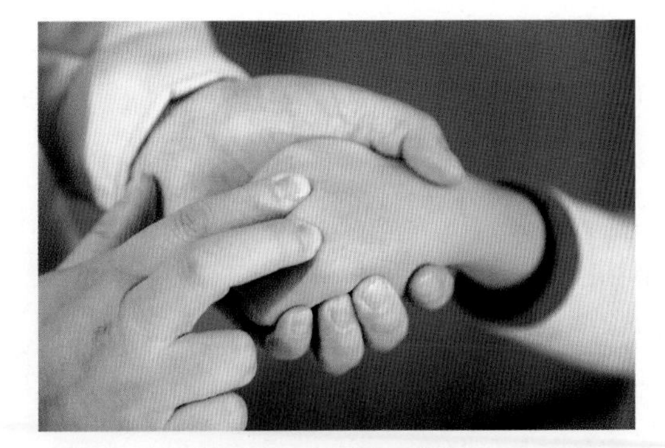

图6－80　揉二扇门

【次数】掐3～5次，揉50～100次。

【功效】发汗解表，退热平喘。

【主治】身热无汗、痰喘气粗等症。

【临床应用】掐揉二扇门能发汗解表、退热平喘，是发汗效穴，揉时稍用力，速度宜快，多用于外感风寒、身热无汗，常与“四大手法”配合应用。

【文献选录】

《按摩经》：“掐两扇门，发脏腑之汗，两手掐揉，平中指为界，壮热汗多者，揉之即止。又治急惊，口眼歪斜，左向右重，右向左重。”

《小儿推拿学概要》：“二扇门为发汗效穴，如高烧无汗，操作1～2分钟，即可立见汗出；如操作时间稍长(3～4分钟)多致大汗淋漓。如体虚患儿须用本穴时，必须先固表，然后再用汗法(固表以补脾、肾，揉肾顶为主，各穴推拿1～2分钟即可)，揉本穴宜稍用力，速度宜快。”

《推拿仙术》：“揉掐二扇门发汗用之”“二扇门手法用两大指甲钻掐中指骨两边空处。”

二十七、二马（二人上马、上马）

【位置】手掌背面，无名、小指掌指关节后方凹陷中(图6－81)。

【操作】用拇指或中指揉，称揉二马(图6－82)。

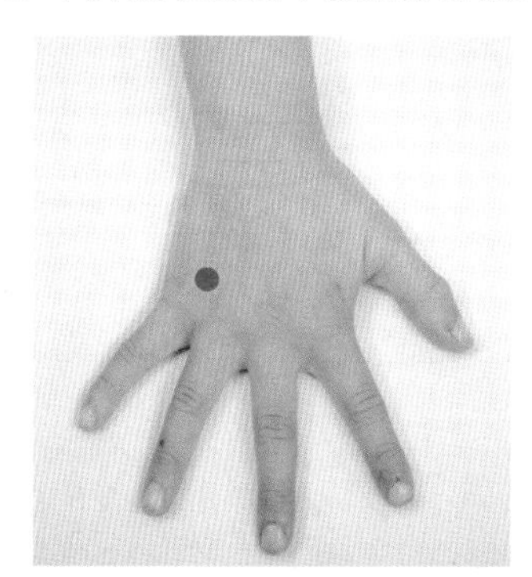

图6－81　二马

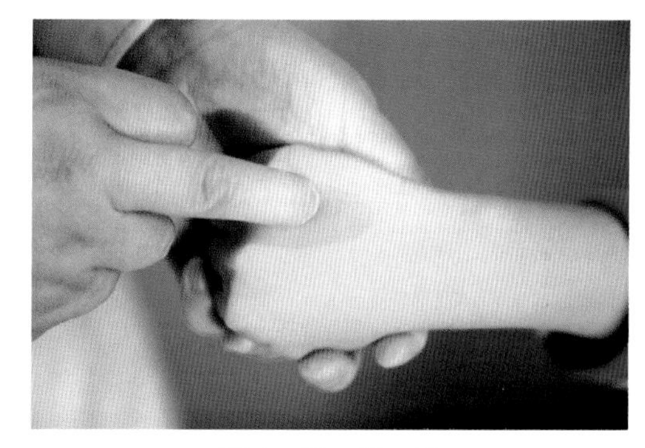

图6－82　揉二马

【次数】掐3～5次，揉100～500次。

【功效】补肾滋阴，顺气散结，利水通淋。

【主治】小便短赤、腹痛、牙痛、虚热喘促等症。

【临床应用】

①揉二马为补肾滋阴的要法，主要用于阴虚阳亢、潮热烦躁、牙痛、小便短赤等症，可与补脾经、补肾经、补肺经等合用。

②本法对体质虚弱，肺部有干性啰音者，配揉小横纹；有湿性啰音者，配揉掌小横纹，多揉有效。

【文献选录】

《推拿仙术》：“揉掐二人上马，清补肾水用之，并治眼吊”“二人上马用大指钻掐，无名小指界空处。”

《小儿推拿学概要》：“本穴治小便闭塞，疗效明显。对肺部有干性啰音久不消失者，用之最效。”

二十八、外劳宫

【位置】手掌背面,与内劳宫相对(图6-83)。

【操作】用中指端揉,称揉外劳宫(图6-84)。

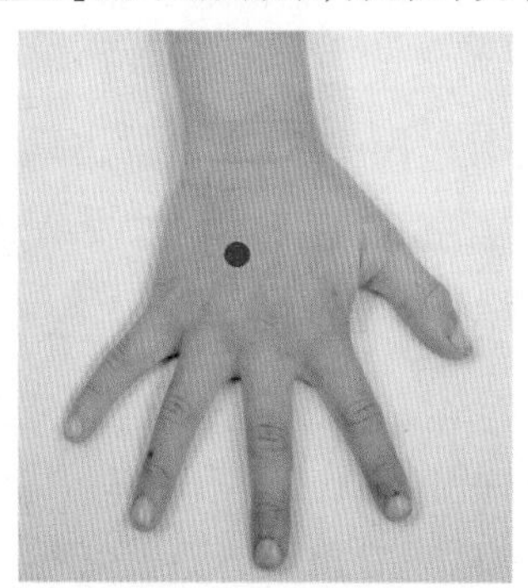

图6-83　外劳宫

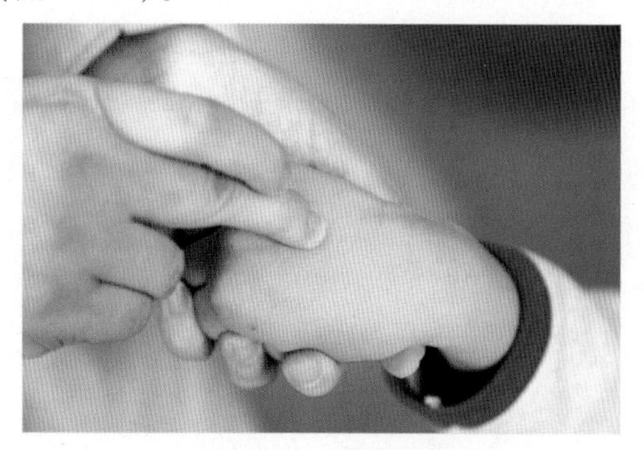

图6-84　揉外劳宫

【次数】揉100~500次。

【功效】温阳散寒,升阳举陷,发汗解表。

【主治】风寒感冒、腹痛肠鸣、腹泻、脱肛、遗尿等症。

【临床应用】本穴性温,为温阳散寒,升阳举陷要穴,兼能发汗解表。临床上多用揉法,用于一切寒症,不论外感风寒、鼻塞流涕以及脏腑积寒、完谷不化、肠鸣腹泻、寒痢腹痛等症皆宜。且能升阳举陷,治疗脱肛、遗尿,与补脾经、推三关、揉丹田、揉二马等合用。

【文献选录】

《按摩经》:“掐外劳宫,和脏腑之热气,遍身潮热,肚起青筋揉之效。”

《小儿推拿方脉活婴秘旨全书》:“外劳宫止泻用之,拿此又可止头痛。”

《保赤推拿法》:“掐外劳宫穴法……脏腑积有寒风热气,皆能和解,又治遍身潮热,肚起青筋,粪白不变,五谷不消,肚腹膨胀。”

《推拿三字经》:“小腹寒,外劳宫,左右旋,久揉良。”

二十九、外八卦

【位置】手背外劳宫周围,与内八卦相对处(图6-85)。

【操作】拇指做顺时针方向掐运,称运外八卦(图6-86)。

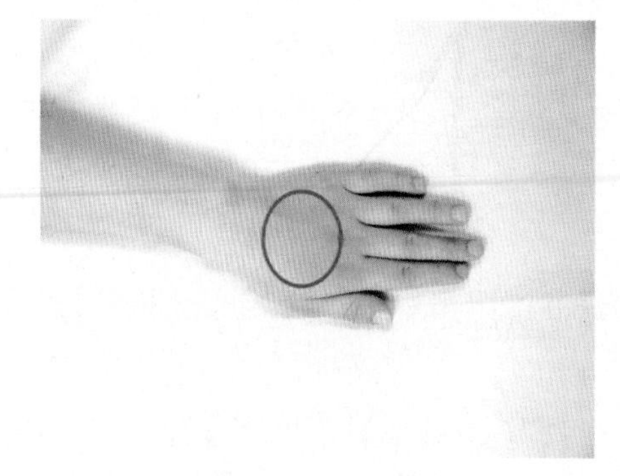

图6-85　外八卦

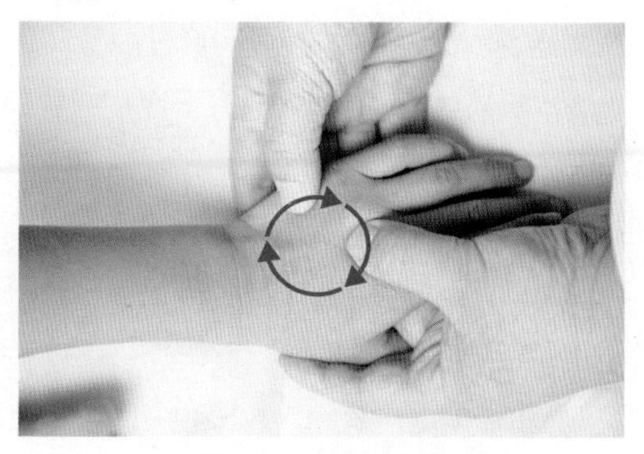

图6-86　运外八卦

【次数】运 100 ~ 300 次。

【功效】宽胸理气，通滞散结。

【主治】胸闷、腹胀、便秘等症。

【临床应用】运外八卦能宽胸理气、通滞散结、治疗腹胀、便结、胸膈满闷等症，多与摩腹、推揉膻中等合用。

【文献选录】

《保赤推拿法》："运外八卦穴法，此穴在手背，对手心内八卦处，运之能通一身之气血，开五脏六腑之闭结。"

《小儿推拿学概要》："顺运本穴，能促进肠蠕动，消除腹胀。"

三十、威灵

【位置】手背第二、第三掌骨歧缝间（图 6－87）。

【操作】以拇指甲掐之，继而揉之，称掐揉威灵（图 6－88）。

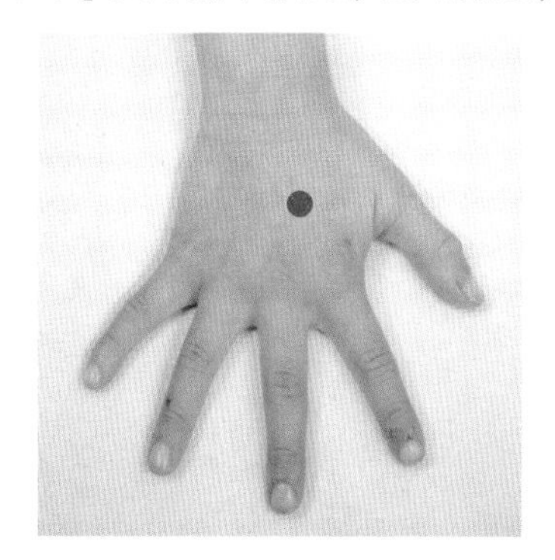

图 6－87　威灵

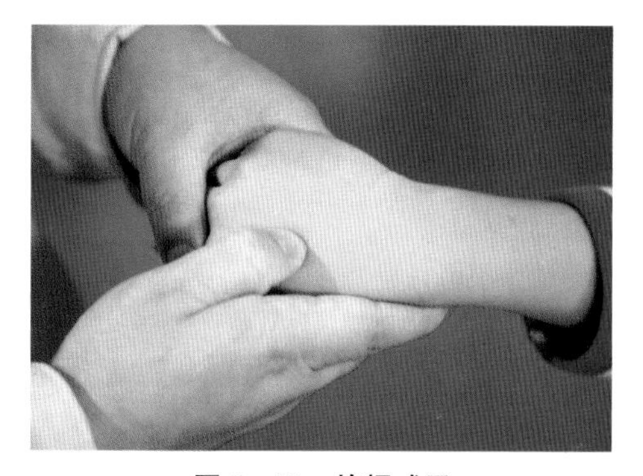

图 6－88　掐揉威灵

【次数】掐 5 ~ 10 次，或醒后即止。

【功效】开窍醒神，镇惊。

【主治】惊风、昏迷不醒等症。

【临床应用】本穴主要用于惊风、昏迷，为急救之常用。遇患儿急惊暴死者掐之，有声者易治，无声者难治。

【文献选录】

《按摩经》："掐威灵穴，治急惊暴死。"

《小儿推拿方脉活婴秘旨全书》："威灵穴在虎口下，两旁歧，有圆骨处。遇卒死症，摇掐即醒。"

《幼科推拿秘书》："精宁穴能医吼气，威灵促死能回生。"

三十一、精宁

【位置】手背第四、第五掌骨歧缝间（图 6－89）。

【操作】用拇指指甲掐，称掐精宁；用食指或中指指端揉，称揉精宁（图 6－90）。

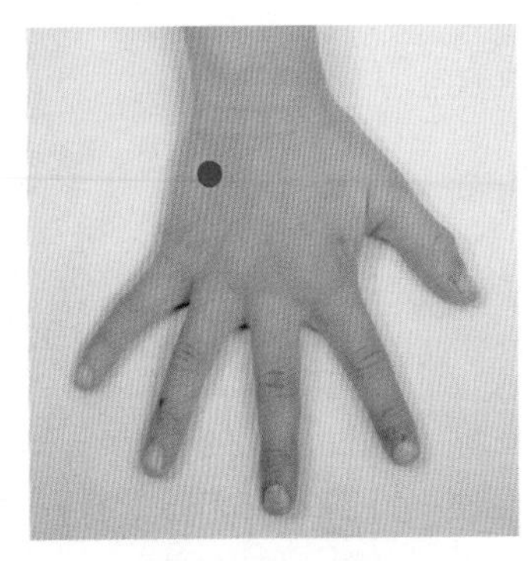

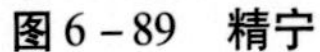
图6－89　精宁

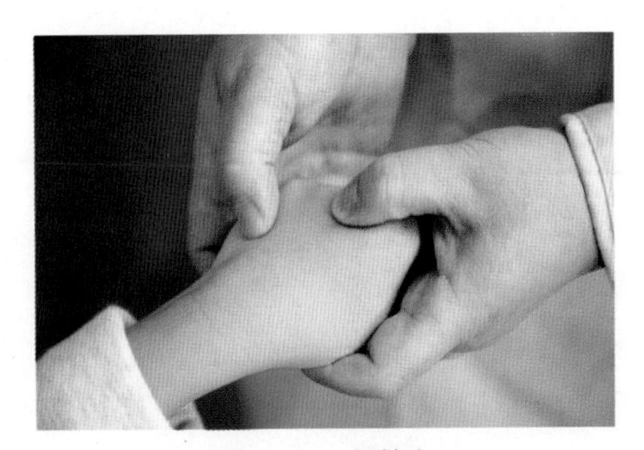

图6－90　揉精宁

【次数】掐3～5次，揉100～500次。

【功效】行气，破结，化痰。

【主治】疳积、痰喘、干呕等症。

【临床应用】

①本穴善消坚破结、化痰、易伤正气，故虚者慎用。如必须应用时，应与补脾经、补肾经、推三关、捏脊等法合用，以防元气受损。

②掐精宁用于急救，多与掐威灵合用，可加强治疗效果。

【文献选录】

《按摩经》："掐精宁穴，气吼痰喘，干呕痞积用之。"

《小儿推拿广意》："掐精宁，治气喘，口歪眼偏，哭不出声，口渴。"

三十二、一窝风

【位置】手背腕横纹中央凹陷中（图6－91）。

【操作】用中指指端揉，或拇指指端揉，称揉一窝风（图6－92）。

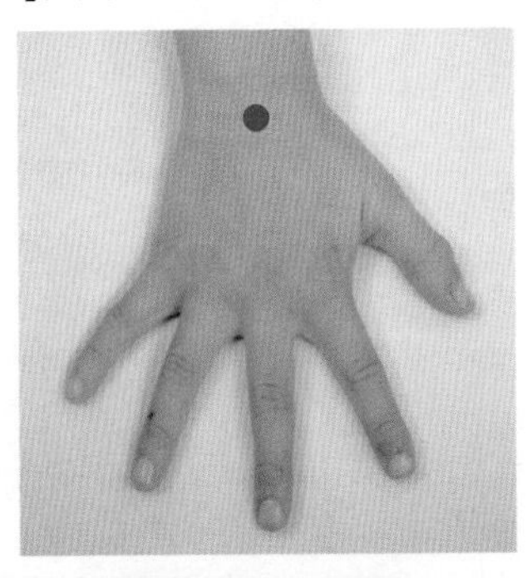

图6－91　一窝风

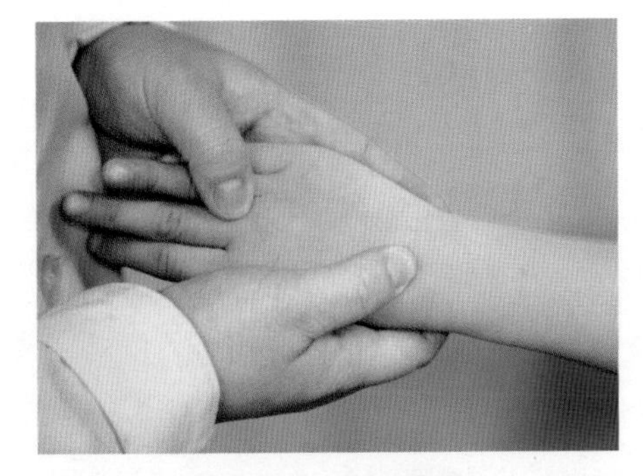

图6－92　揉一窝风

【次数】揉100～300次。

【功效】发散风寒，温中行气，通经络，利关节。

【主治】感冒、腹痛、关节痛等症。

【临床应用】

①揉一窝风能温中行气，善治一切腹痛，尤对因受寒、食积等原因引起的腹痛其效更

佳，多与拿肚角、推三关、揉中脘等合用。

② 本法亦能发散风寒，宣通表里，对寒滞经络引起的痹痛或外感风寒等症也有效。

【文献选录】《小儿推拿方脉活婴秘旨全书》："在掌根尽处腕中，治肚痛极效。急慢惊风。又一窝风掐住中指尖，主泻。"

三十三、膊阳池

【位置】手背腕横纹中央上 3 寸处（图 6－93）。

【操作】用拇指端揉之，称揉膊阳池（图 6－94）；用拇指指甲掐之，称掐膊阳池。

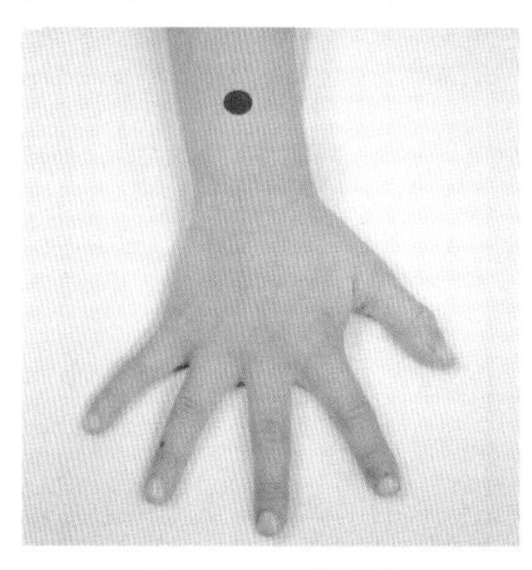

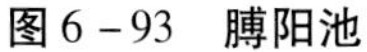

图 6－93　膊阳池

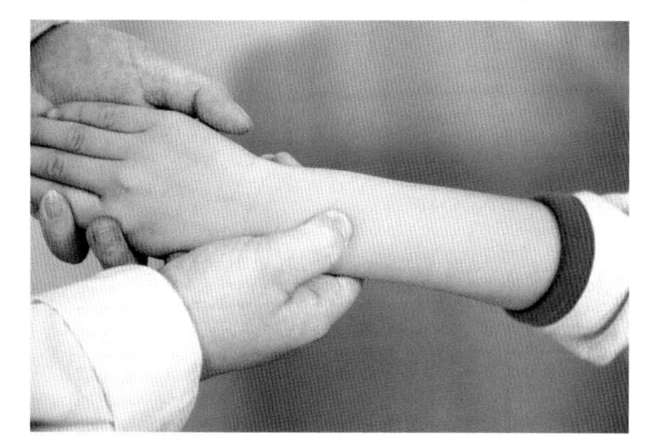

图 6－94　揉膊阳池

【次数】揉 100～500 次，掐 3～5 次。

【功效】通大便，利小便，止头痛。

【主治】大便秘结、小便赤涩、感冒头痛等症。

【临床应用】

①本穴对大便秘结，揉之有显效，但大便滑泻或脱肛者禁用。

②如用于感冒头痛，小便赤涩等症，多与其他利尿、解表、止头痛的穴位合用。

【文献选录】《小儿推拿方脉活婴秘旨全书》："阳池穴，在掌根下三寸是。治风痰，头痛。"

三十四、三关

【位置】前臂桡侧，阳池至曲池成一直线（图 6－95）。

【操作】用拇指桡侧面或食指、中指二指腹面，自腕横纹推向肘横纹，称推三关或推上三关（图 6－96）。

【次数】推 100～500 次。

【功效】温阳散寒，益气活血，发汗解表，培补下元。

【主治】腹痛、腹泻、畏寒肢冷、病后体弱等一切虚寒症。

【临床应用】

① 本穴性温，能补气行气、温阳散寒，主治一切虚寒症。常用于治疗气血虚弱、命门火衰、下元虚冷、阳气不足引起的四肢厥冷、面色无华、食欲不振、疳积、吐泻等症，多与补

脾经、摩腹、揉脐、捏脊等合用。

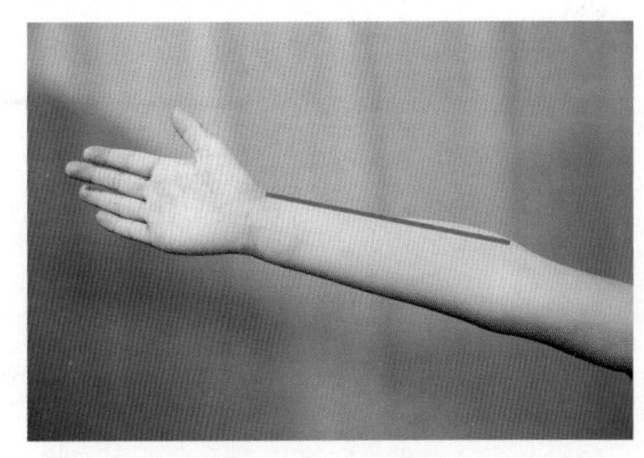

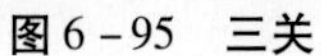

图6-95 三关

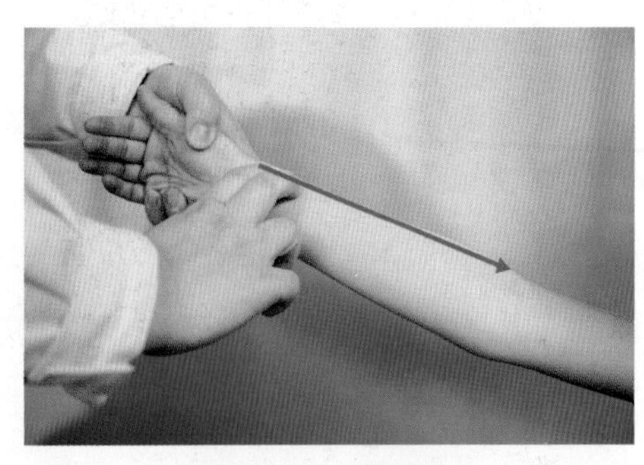

图6-96 推三关

② 推三关能益气活血、发汗解表,用于治疗感冒、畏寒肢冷或疹出不透等症,多与清肺经、推攒竹、揉二扇门等合用。

【文献选录】

《小儿推拿广意》:“男左三关推发汗,退下六腑谓之凉;女右六腑推上凉,退下三关谓之热。”

《幼科铁镜》:“男左手直骨背面为三关,属气分,推上气行阳动故为补。”

《幼科推拿秘书》:“在手膊上旁边。”

三十五、天河水

【位置】前臂内侧正中,腕横纹至肘横纹成一直线(图6-97)。

【操作】用食指、中指二指指腹,从腕横纹推向肘横纹,称清天河水(图6-98);用食指、中指二指蘸凉水自总筋处,一起一落弹打至洪池,同时用口吹气随之,称打马过天河。

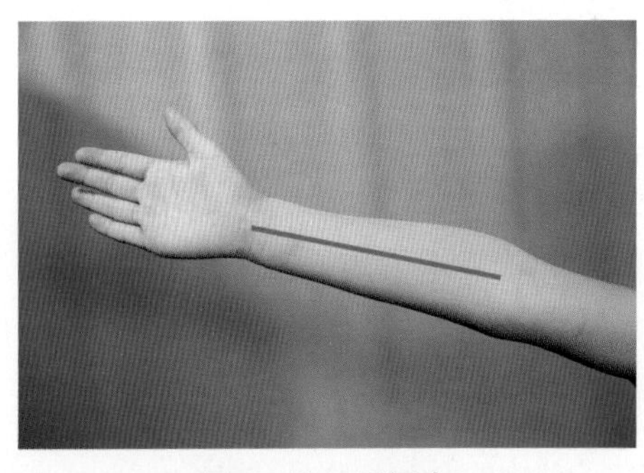

图6-97 天河水

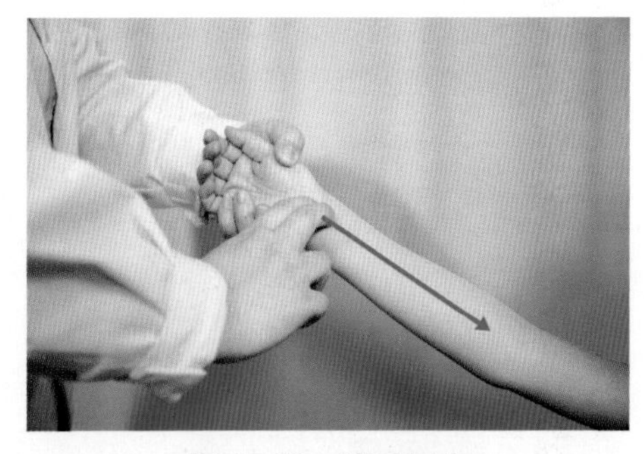

图6-98 清天河水

【次数】推100~500次。

【功效】清热解表,泻火除烦。

【主治】外感发热、潮热、烦躁不安、口渴、弄舌等一切热症。

【临床应用】

①清天河水性微凉,能清热解表、泻热除烦,用于治疗热性病症,清热而不伤阴分,多用于五心烦热、口燥咽干、唇舌生疮等症;用于外感发热、头痛、咽痛等症,常与“四大解表手法”配合使用。

② 打马过天河清热之力大于清天河水，多用于实热、高热等症。

【文献选录】

《幼科推拿秘书》："天河穴，在膀膊中，从坎宫小天心处，一直到手弯曲池……取凉退热，并治淋疴昏睡。""打马过天河：此能活麻木，通关节脉窍之法也……其法以我食、将二指，自小儿上马处打起，摆至天河，去四回三，至曲池内一弹……此法退凉去热。"

《万育仙书》："天河水在总筋下中心。明目，去五心潮热。除口中疳疮。"

《小儿推拿广意》："天河水，推之清心经烦热。"

三十六、六腑

【位置】前臂尺侧，肘横纹至阴池成一直线（图 6－99）。

【操作】用食指、中指二指指腹，自肘横纹推至腕横纹，称退六腑或退下六腑（图 6－100）。

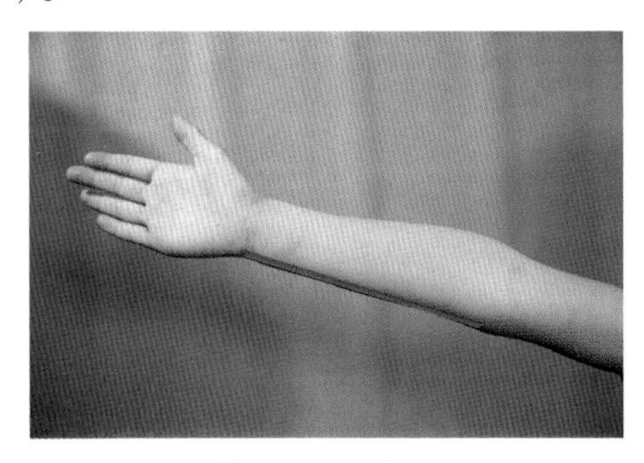

图 6－99 六腑

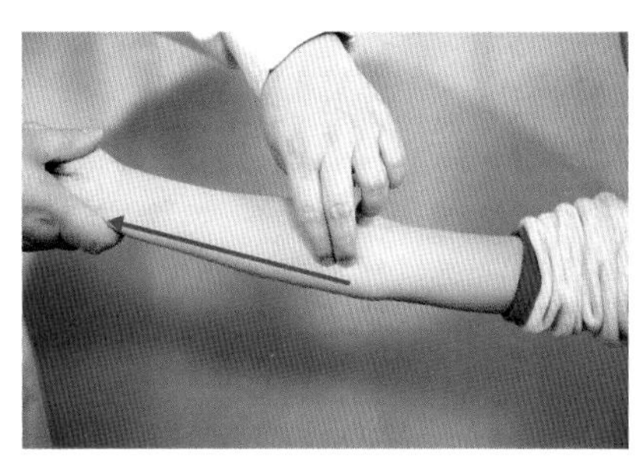

图 6－100 退六腑

【次数】推 100～500 次。

【功效】清热，凉血，解毒。

【主治】高热、烦躁、口渴、惊风、鹅口疮、咽痛、便秘等一切实热症。

【临床应用】

①退六腑性寒凉，能清热、凉血、解毒，对脏腑郁热积滞、壮热烦渴、痄腮、肿毒等实热证均可应用。

② 本穴与补肺经合用，止汗效果较好。

小贴士

退六腑和推三关为大凉大热之法，可单用，亦可两穴合用。若患儿气虚体弱，畏寒怕冷，可单用推三关；如高热烦渴、发斑等可单用退六腑。而两穴合用能平衡阴阳，防止大凉大热，伤其正气。如寒热夹杂，以热为主，则可以退六腑三数，推三关一数之比推之；若以寒为主，则可以推三关三数，退六腑一数之比推之。若两穴推数相等，则有调和之意。

【文献选录】

《按摩经》:“六腑凡做此法,先掐心经,点劳宫。男退下六腑,退热加凉,属凉,女反此,推上为凉也。”

《幼科铁镜》:“男左手直骨面为六腑,属血分,退下则血行阴动,故为寒为凉……”

《幼科推拿秘书》:“退六腑……属凉。若脏腑热,大便结,遍身潮热,人事昏沉,三焦火病,此为要着。”

小结

①以五脏命名的穴位:脾经、肝经、心经、肺经、肾经治疗本脏的病证,用补法能补其不足,用清法能泻其有余。其中肝经、心经两穴宜清不宜补,若补时,须补后加清,或者用其他穴位代之;脾经以补法为多,清法易少用;肾经只补不清;肺经可补可清。五穴合称五经穴,与相关的脏腑经穴相配,治疗相关脏腑病证。

②以六腑命名的穴位:胃经、大肠、小肠诸穴,主要用于本腑的病证,用补法能补其不足,用清法能泻其有余,但多用清法。

③揉二扇门、清天河水、揉外劳宫、掐揉一窝风、推三关五法均能解肌发表,治疗外感病,但掐揉二扇门发汗作用较强,宜用于邪实体壮者。清天河水主要用于外感风热,揉外劳宫、掐揉一窝风、推三关兼能温阳散寒,主要用于外感风寒。而推三关又能补益气血,揉外劳宫兼散脏腑积寒和升阳举陷,掐揉一窝风亦治腹痛。

④清天河水、退六腑、掐揉小天心、揉内劳宫、运内劳宫、揉上马和分阴阳等均能清热。而清天河水主要清卫分、气分之热;退六腑主要清营分、血分之热;运内劳宫、揉二马能清虚烦内热;揉内劳宫、掐揉小天心主要清心经之热,而小天心还兼有利尿、镇惊、安神的功效,用于心经有热,或热移于小肠,惊惕不安,小便短赤者。分阴阳能调和气血,主要用于寒热往来,气血不和。

⑤ 推板门、揉板门、揉端正、运外八卦,均能健脾和中,助运消滞。揉板门主要能消食化滞;板门推向横纹、揉左端正主治腹泻;横纹推向板门、揉右端正主治呕吐;运内外八卦兼能宽胸理气,且内八卦还具有止咳化痰之功。

⑥掐揉四横纹、揉掌小横纹、推小横纹、揉肾纹、掐揉总筋均能清热散结,而掐揉四横纹主和气血,消食积,是治疗疳积的要穴;揉掌小横纹主清心肺之郁热,治疗肺部湿性啰音;推小横纹主清脾、胃热结,调中消胀,治疗肺部干性啰音;揉肾纹清心肝之热结,祛风明目;揉总筋兼通调周身气机,清心止痉,治口舌生疮。

⑦掐揉五指节,捣小天心均可镇惊安神。

⑧ 掐十宣、掐老龙、掐威灵、掐精宁、掐端正等均可开窍醒神，用于急救。但掐精宁兼有行气、破结、化痰作用，用于痰食积聚，气吼痰喘。揉端正兼有止吐泻的作用；掐十宣兼有清热作用。

第三节　胸腹部穴位

一、天突

【位置】在胸骨切迹上缘凹陷正中（图 6－101）。

【操作】用中指指端按揉，称按揉天突；用双手拇、食两指对称挤捏，称挤捏天突（图 6－102）。

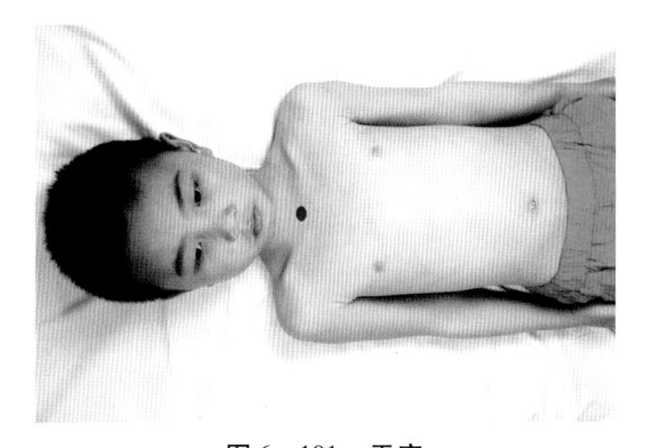

图 6－101　天突

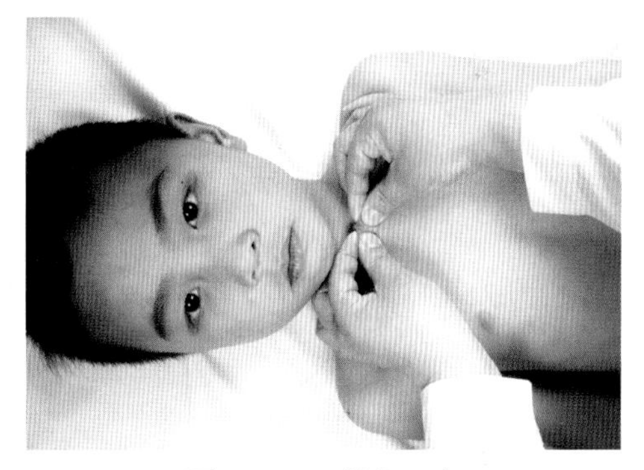

图 6－102　挤捏天突

【次数】按揉 15～30 次，挤捏 3～5 次。

【功效】理气化痰，降逆止呕，止咳平喘。

【主治】咳喘胸闷、恶心呕吐、咽痛等症。

【临床应用】按揉、挤捏天突，能理气化痰、降逆止呕，对因气机不利、痰涎雍盛或胃气上逆所引起的痰喘、呕吐有效，若配合按揉膻中、揉乳旁、运八卦、揉中脘等效果更佳。

【文献选录】《针灸甲乙经》："在颈结喉下二寸。主治咽喉疾患。"

二、膻中

【位置】胸骨正中，两乳头连线中点（图 6－103）。

【操作】用中指指端揉，称揉膻中；用两拇指从本穴分推至两乳头，称分推膻中（图 6－104）；用食、中两指自胸骨切迹向下推至剑突，称推膻中。

【次数】推 100～300 次。

【功效】宽胸理气，止咳化痰。

【主治】胸闷、痰鸣、呕吐、呃逆等症。

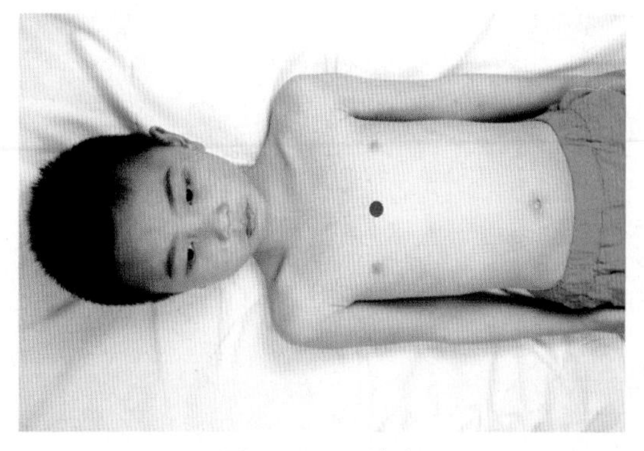

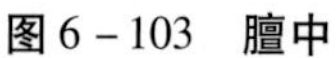
图 6－103　膻中

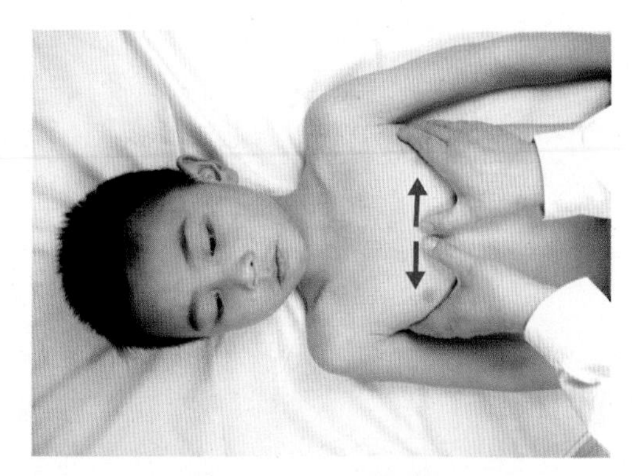

图 6－104　分推膻中

【临床运用】膻中穴为八会穴之气会，穴居胸中，内应两肺，推揉之能宽胸理气、止咳化痰。对各种原因引起的胸闷、吐逆、喘咳均有效。治疗呕吐、呃逆、嗳气常与运内八卦、横纹推向板门、分腹阴阳等合用；治疗喘咳常与推肺经、揉肺俞等合用；治疗痰吐不爽常与揉天突、按弦搓摩、按揉丰隆等合用。

【文献选录】

《幼科推拿秘书》："膻中穴，在人迎下正中，与背后风门相对，皆肺家华盖之系。"

《幼科推拿秘书》："揉膻中风门……揉者，以我两手按小儿前后两穴，齐揉之，以除肺家风寒邪热，气喘咳嗽之症。"

三、乳旁

【位置】乳头外侧旁开 0.5 寸（图 6－105）。

【操作】用中指指端揉，称揉乳旁（图 6－106）。

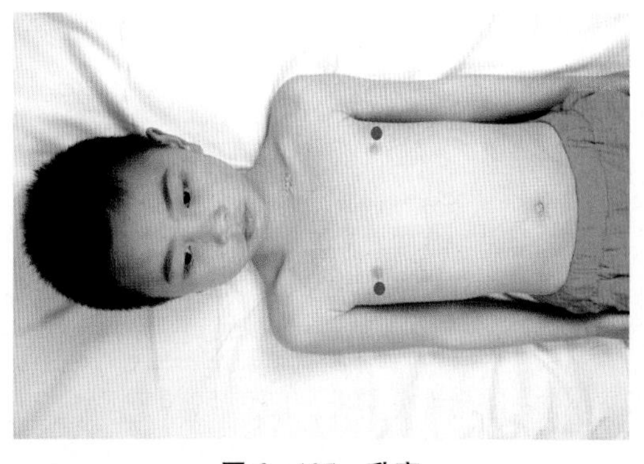

图 6－105　乳旁

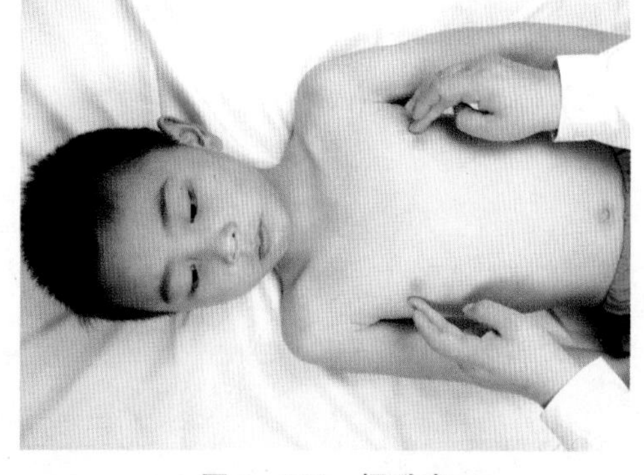

图 6－106　揉乳旁

【次数】揉 30～50 次。

【功效】理气，化痰，止咳。

【主治】胸闷、咳嗽、痰鸣、呕吐等症。

【临床运用】

①揉乳旁能宽胸理气、化痰、止咳，常用于治疗胸闷、喘咳等症，常与推肺经、揉膻中、揉乳根等合用。

②临床上多与揉乳根同时操作，以增强理气化痰止咳的作用。

【文献选录】

《小儿推拿广意》正形图注：“奶旁止吐”“……及止奶旁尤属胃，去风止吐力非轻……”

《厘正按摩要术》：“奶旁即乳房，用右手大指按之。治咳嗽，止呕吐，左右同。”

《推拿仙术》：“拿奶旁穴，属胃经能止吐。”

四、中脘

【位置】脐上4寸，剑突与脐连线的中点处（图6－107）。

【操作】用指端或掌根按揉，称揉中脘（图6－108）；用掌心或四指摩，称摩中脘。自天突向下推至中脘，称推中脘。

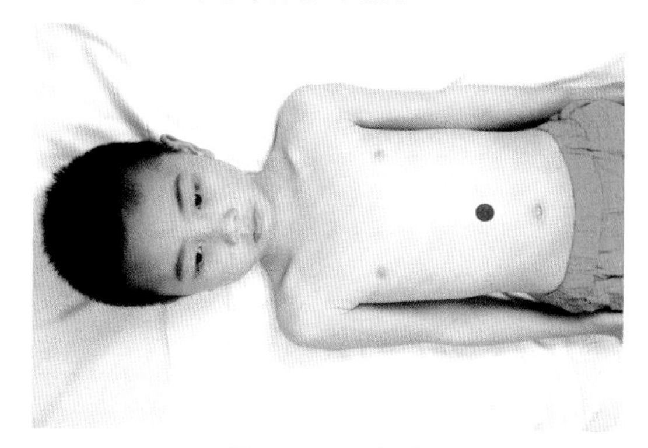

图6－107 中脘

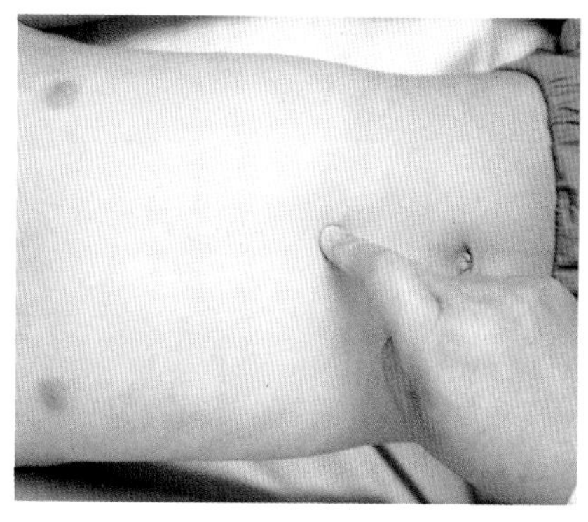

图6－108 揉中脘

【次数】揉或推100～300次，摩3～5分钟。

【功效】健脾和胃，消食和中。

【主治】腹胀、腹痛、呕吐、泄泻、食欲不振等症。

【临床应用】

①揉、摩中脘能健脾和胃，消食和中，对腹胀、腹痛、泄泻、呕吐、食欲不振等症有效。多与按揉足三里、推脾经等合用。

②推中脘能降逆止呕，常用于治疗胃气上逆、嗳气呕恶等症。

【文献选录】

《幼科推拿秘书》：“在心窝下，胃腑也，积食滞在此。揉者，放小儿卧倒仰睡，以我手掌按而揉之，左右揉，则积滞食闷，即深化矣。”

《厘正按摩要术》：“由喉往下推，止吐。由中脘往上推，则吐。均需蘸汤。”

五、腹

【位置】腹部（图6－109）。

【操作】自剑突下至脐，用两拇指从中间向两旁分推，称分推腹阴阳（图6－110）；用手掌或四指摩，称摩腹。

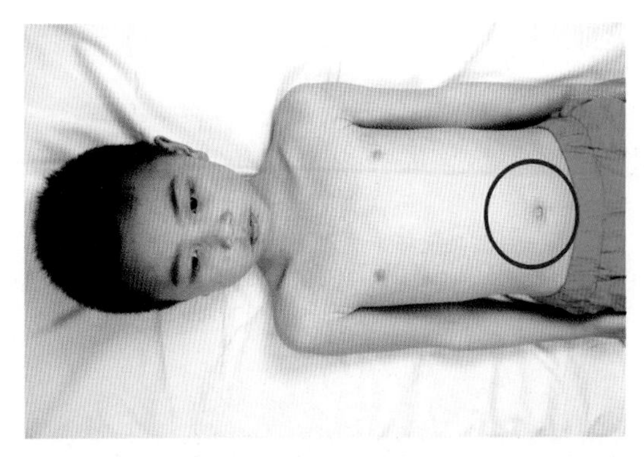

图 6-109　腹部

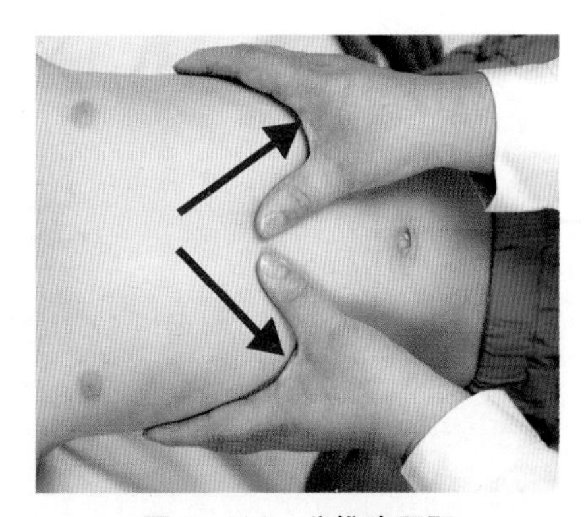

图 6-110　分推腹阴阳

【次数】摩 3 ~ 5 分钟，分推 100 ~ 200 次。

【功效】健脾和胃，理气消食。

【主治】腹胀、腹痛、疳积、呕吐、便秘等症。

【临床应用】

①摩腹、分推腹阴阳能消食理气且降气，善治乳食停滞或胃气上逆引起的恶心、呕吐、腹胀等症，多与推脾经、运内八卦、按揉足三里等合用。

② 用于小儿保健，可与捏脊、按揉足三里等合用。

【文献选录】

《厘正按摩要术》："摩腹，用掌心团摩满腹上，治伤乳食。"

《秘传推拿妙诀》："凡遇小儿不能言者，若偶然恶哭不止，即是肚痛。将一人把小儿置膝间，医人对面将两手搂抱其肚腹，着力久久揉之，如搓揉衣服状。又用手掌摩揉其脐，左右旋转数百余回，每转三十六，愈多愈效……"

《厘正按摩要术》："……腹为阴中之阳，食积痰滞瘀血，按之拒按之不拒，其中虚实从此而辨……验腹以神阙。"

六、脐

【位置】肚脐（图 6-111）。

【操作】用中指指端或掌根揉，称揉脐；用食指、中指、无名指指面或手掌面摩称摩脐（图 6-112）。

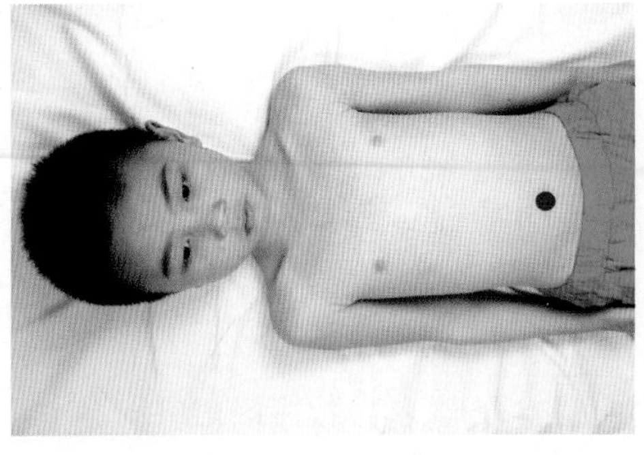

图 6-111　肚脐

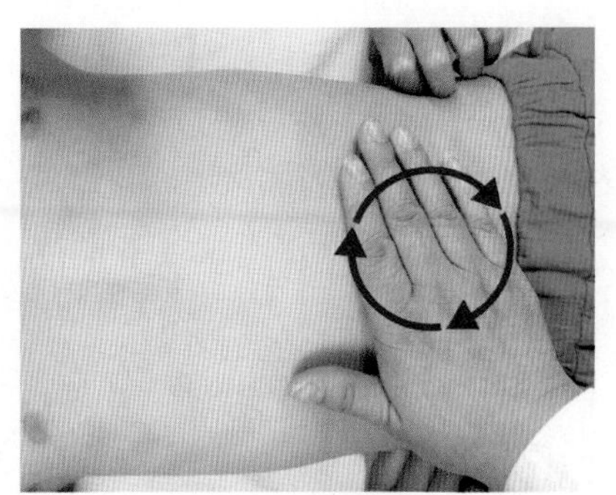

图 6-112　摩脐

【次数】揉 100 ~ 300 次，摩 3 ~ 5 分钟。

【功效】温阳散寒，补益气血，健脾和胃，消食导滞。

【主治】腹胀、腹痛、泄泻、便秘、疳积等症。

【临床应用】

①此穴能补能泻，补之能温阳补虚，治疗因寒湿、脾虚、肾虚引起的泄泻、消化不良、痢疾、脱肛等症。

②泻之能消能下，治疗因湿热引起的泄泻、痢疾、便秘等症。

③临床上常与摩腹、推上七节骨、揉龟尾配合使用，治疗泄泻效果较好，有治疗小儿泄泻“四大手法”之称。

【文献选录】

《幼科推拿秘书》：“揉此止泻痢。”

《幼科推拿秘书》：“揉脐及龟尾并擦七节骨；此治泻痢之良法也，龟尾者，脊骨尽头闾尾穴也，七节骨者，从头骨数第七节也。其法以我一手，用三指揉脐，又以我一手，揉托龟尾，揉讫，自龟尾擦上七节骨为补，水泻专用补，若赤白痢，必自上七节骨擦下龟尾为泻，推第二次，再用补，盖先去大肠热毒，然后可补也。若伤寒后，骨节痛，专擦七节骨至龟尾。”

《厘正按摩要术》：“摩神阙。神阙即肚脐。以掌心按脐并小腹，或往上，或往下，或宜左，或宜右，按而摩之，或数十次数百次，治腹痛，并治便结。”

《小儿推拿广意》：“脐上，运之治肚胀气响，如症重则周遭用灯火四炙。”

七、天枢

【位置】脐中旁开 2 寸（图 6 – 113）。

【操作】用食指、中指二指揉，称揉天枢（图 6 – 114）。

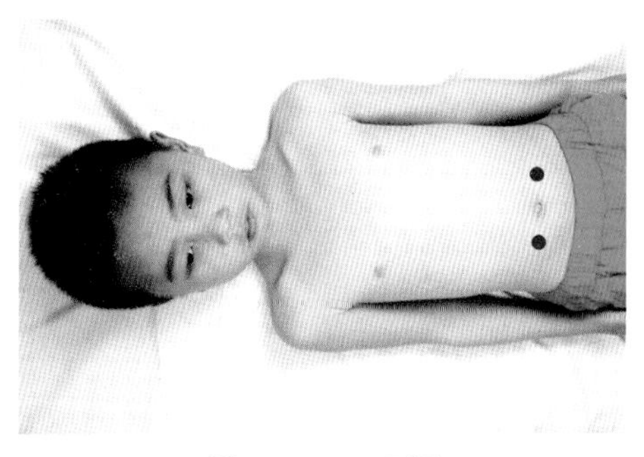

图 6 – 113　天枢

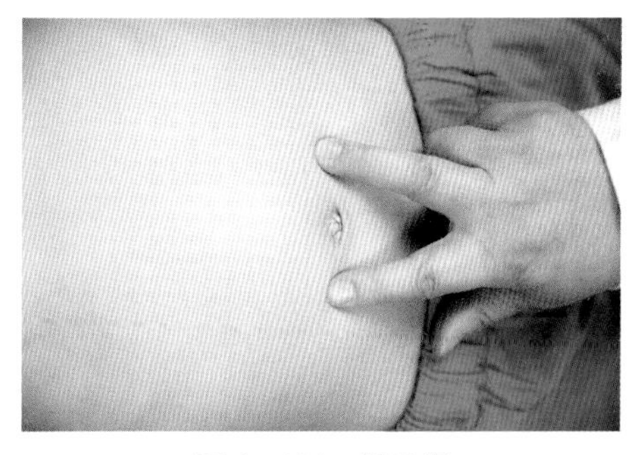

图 6 – 114　揉天枢

【次数】揉 100 ~ 200 次。

【功效】理气消滞，调理大肠。

【主治】腹痛，腹胀，腹泻，便秘等症。

【临床应用】

①揉天枢能理气消滞、调理大肠，多用于治疗因急慢性胃肠炎及消化功能紊乱引起的腹泻、呕吐、食积、便秘等症。

② 临床上多与揉脐同时使用，以中指按脐，食指和无名指各按两侧天枢穴，同时揉动，治疗腹胀、腹痛、腹泻等症。

【文献选录】《幼科推拿秘书》："在膻中两旁两乳之下，揉此以化痰止嗽，其揉法以我大食两指，八字分开，按而揉之。"

八、丹田

【位置】脐下2～3寸（图6－115）。

【操作】用掌揉或摩，称揉丹田或摩丹田（图6－116）。

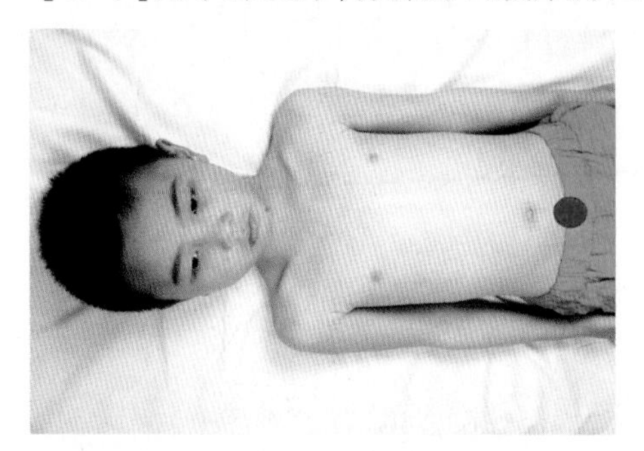

图6－115　丹田

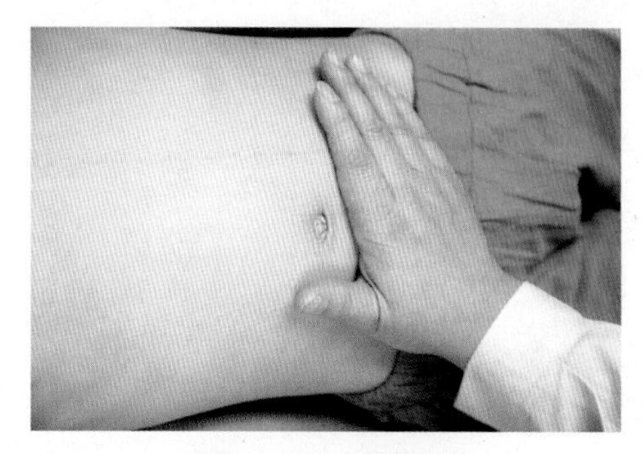

图6－116　揉丹田

【次数】揉100～300次，摩3～5分钟。

【功效】培肾固本，温补下元，泌别清浊。

【主治】腹泻、遗尿、脱肛、尿潴留、疝气等症。

【临床应用】揉、摩丹田能温肾固本，温补下元，泌别清浊，多用于小儿先天不足，寒凝少腹及腹痛、遗尿、脱肛等症，常与补肾经、推三关、揉外劳宫等合用；用于尿潴留，常与清小肠、推箕门等合用。

【文献选录】

《厘正按摩要术》："搓脐下丹田处，以右手周围搓摩之，一往一来，治膨胀腹痛。"

《厘正按摩要术》："丹田在脐下，以掌心由胸口直摩之，得八十一次，治食积气滞。"

九、肚角

【位置】脐下2寸，石门穴旁开2寸大筋处（图6－117）。

【操作】用拇指、食指、中指三指，由脐向两旁深处拿捏，一拿一松为一次，称拿肚角（图6－118）；用中指指端或双拇指按，称按肚角。

【次数】拿3～5次，按1～2分钟。

【功效】止痛，行气，消积导滞。

【主治】腹痛、便秘、腹泻等症。

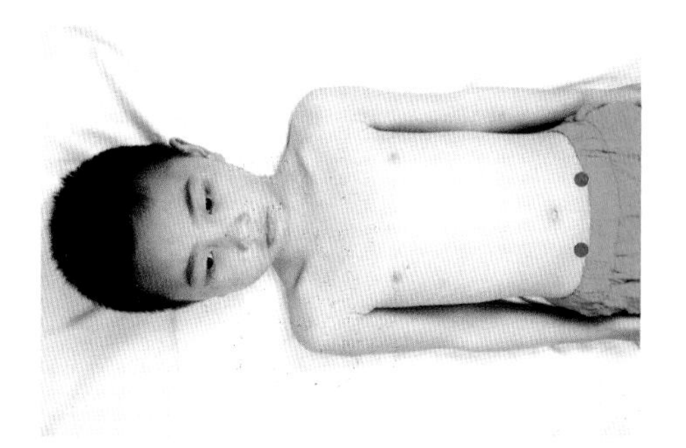

图 6－117　肚角

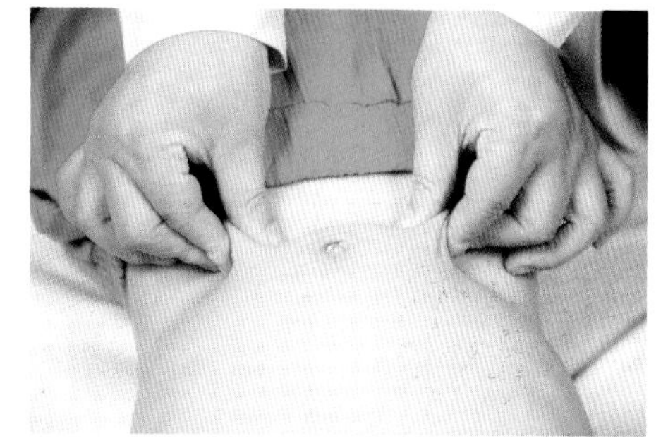

图 6－118　拿肚角

【临床应用】

①按、拿肚角是止腹痛的要法，对各种原因引起的腹痛均可应用，特别是对寒痛、伤食痛效果更佳。本法刺激较强，不可拿的时间太长，可在诸手法推毕，再拿此穴。

②按、揉肚角能消积导滞，治疗腹泻、便秘等症。

【文献选录】

《小儿推拿广意》："肚角止涌泄。"

《厘正按摩要术》："肚角在脐之旁，用右手掌心按之，治腹痛，亦止泄泻。"

小结

①按揉天突、推揉膻中、搓摩胁肋、揉乳旁均能宽胸理气，治疗上焦气机不利。搓摩胁肋，偏于疏肝消积、顺气化痰；按揉天突、推揉膻中主降逆平喘、止咳化痰，多用于痰喘气急，咳嗽呕吐；临床常配合应用。

②揉中脘、分腹阴阳、摩腹、拿肚角四法，均能健脾和胃，理气消食，为临床治疗消化系统疾病所常用。揉中脘主要用于脾胃虚弱，或胃脘胀满，食积不化等病症；分腹阴阳主要和胃理气，降逆止呕；摩腹主要用于消化功能紊乱、腹泻、便秘等病症；拿肚角主要能止腹痛、除腹胀，用于各种原因引起的腹痛腹胀。

③ 揉脐、揉丹田，均能温阳散寒，治疗下焦虚寒。但揉脐主要用于消化系统病症的保健与治疗；揉丹田则兼培肾固本，主要用于泌尿系统病症的保健与治疗。

第四节　腰背部穴位

一、大椎

【位置】第七颈椎与第一胸椎棘突之间(图 6－119)。

【操作】用中指指端揉，称揉大椎；用双手拇、食指或屈曲的食指、中指将其周围的皮肤捏起向中间挤捏，称挤捏大椎（图 6－120）。

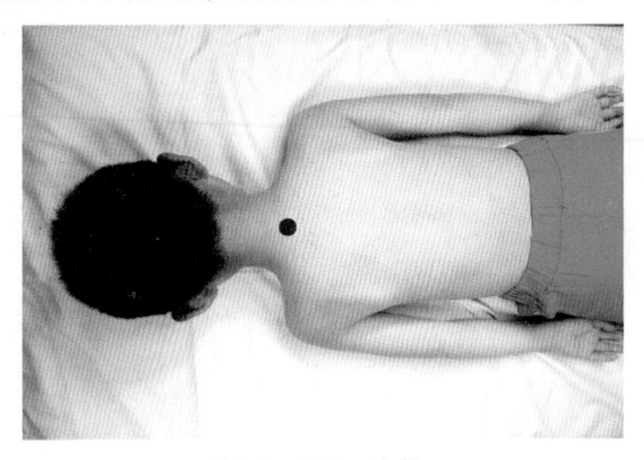

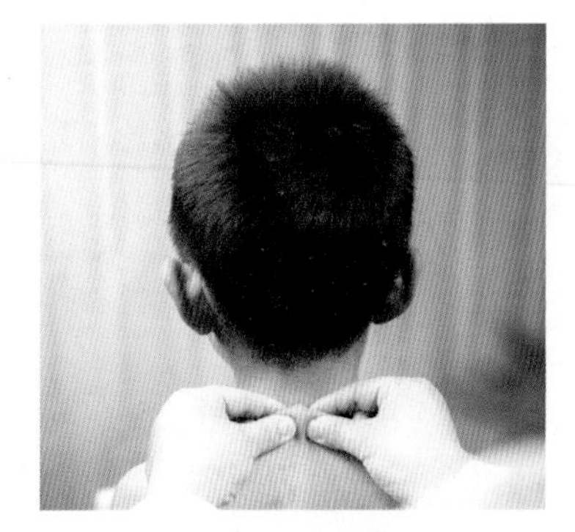

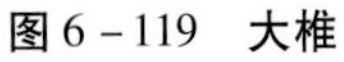

图 6－119　**大椎**

图 6－120　**挤捏大椎**

【次数】揉 30～50 次，挤捏至局部皮肤轻度瘀血即可。

【功效】清热解表，通经活络。

【主治】发热、咳嗽、项强等症。

【临床应用】

①揉大椎清热解表，主要用于感冒、发热等症。

②以拇指、食指蘸清水在穴位上挤捏，至皮下轻度瘀血，对百日咳有一定疗效。

二、风门

【位置】第二胸椎棘突下，督脉旁开 1.5 寸（图 6－121）。

【操作】用双拇指或食指、中指二指指端揉，称揉风门（图 6－122）。

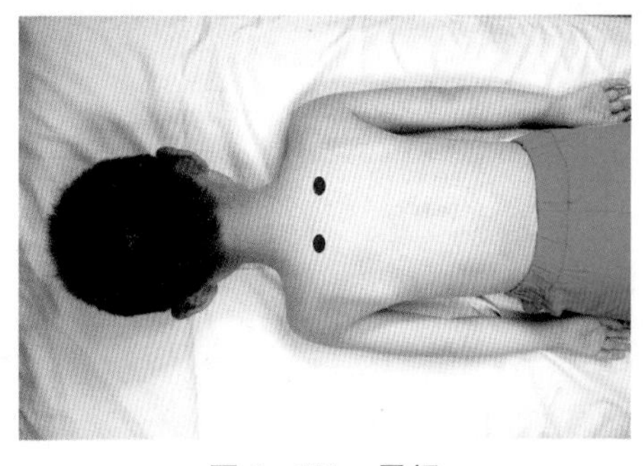

图 6－121　**风门**

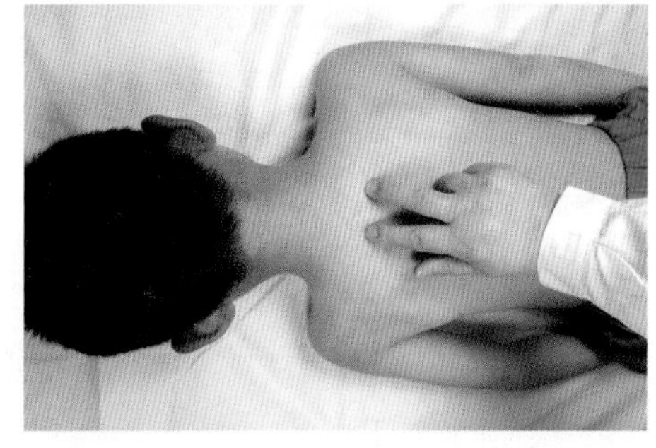

图 6－122　**揉风门**

【次数】按揉 50～100 次。

【功效】解表通络，止咳平喘。

【主治】感冒、咳嗽、胸痛、胸闷等症。

【临床应用】揉风门能解表通络，止咳平喘多用于外感风寒、咳嗽气喘等症，临床常与清肺经、揉肺俞、推揉膻中等穴配合应用。

【文献选录】《幼科推拿秘书》："风门穴，在脊骨二节下。""咳嗽揉之，取热。"

三、肩井

【位置】在大椎与肩峰连线之中点，肩部筋肉处（图 6－123）。

【操作】用拇指与食、中二指对称用力提拿，称拿肩井（图 6 - 124）；用拇指指端按其穴，称按肩井。

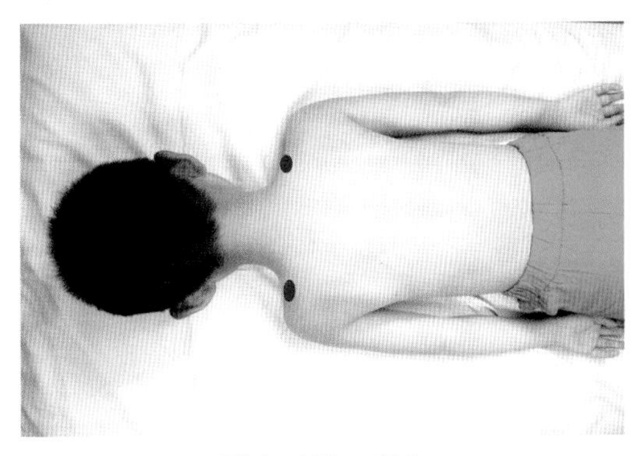
图 6 - 123　肩井

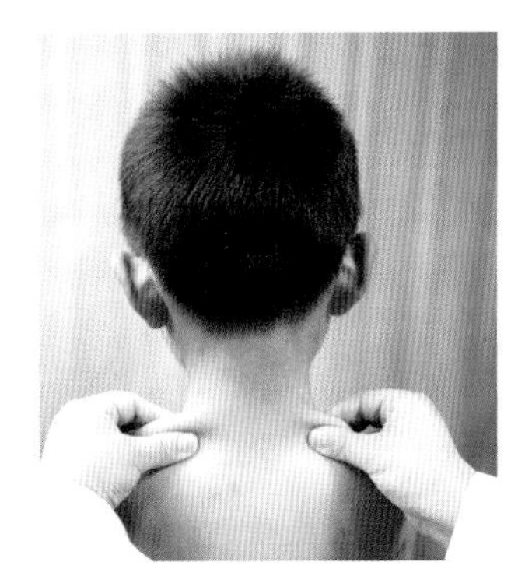
图 6 - 124　拿肩井

【次数】拿 3 ~ 5 次，按揉 10 ~ 30 次。

【功效】发汗解表，宣通气血。

【主治】感冒、发热、上肢抬举不利等症。

【临床应用】

①拿、按肩井能宣通气血、发汗解表，临床常与“四大解表手法”配合，治疗外感发热、无汗等症。

②本法亦为治疗的结束手法，称总收法。

【文献选录】

《幼科铁镜》：“肩井穴是大关津，掐此开通血气行，各处推完将此掐，不愁气血不周身。”

《厘正按摩要术》：“肩井在缺盆上，大骨前寸半。以三指按，当中指下陷中是。用右手大指按之，治呕吐，发汗。”

四、肺俞

【位置】第三胸椎棘突下，督脉旁开 1.5 寸（图 6 - 125）。

【操作】用双拇指或食指、中指二指指端揉，称揉肺俞（图 6 - 126）；用两拇指分别自肩胛骨内缘从上向下推动，称推肺俞或称分推肩胛骨。

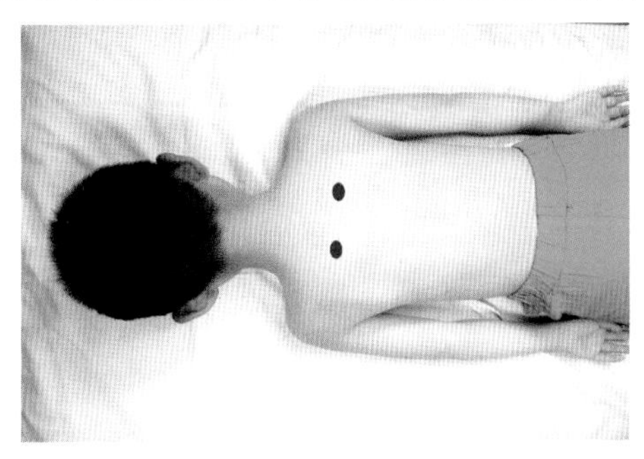
图 6 - 125　肺俞

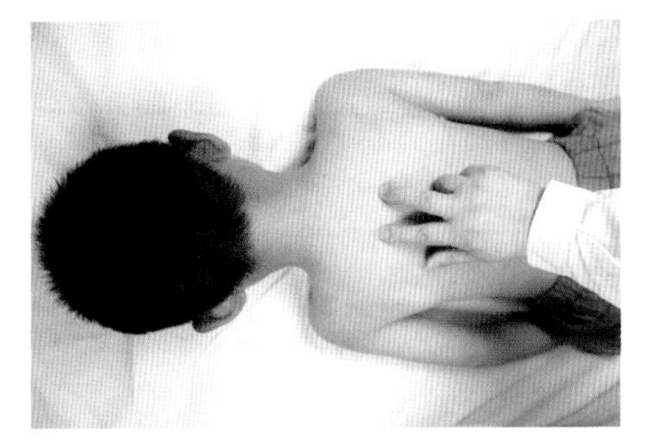
图 6 - 126　揉肺俞

【次数】揉 50 ~ 100 次，推 100 ~ 300 次。

【功效】调补肺气，止咳化痰。

【主治】咳嗽、胸痛、胸闷等症。

【临床应用】揉肺俞、分推肺俞能调肺气、补虚损、止咳嗽，多用于治疗呼吸系统疾病。如久咳不愈，加推补脾经以培土生金，则效果更好。

【文献选录】

《推拿仙术》："一切风寒用大指面蘸姜汤旋推之，左右同。"

《厘正按摩要术》："肺俞在第三椎下两旁，相去脊各一寸五分，对乳引绳取之。须蘸葱姜汤，左旋推属补，右旋推属泄，但补泄须分四六数用之，治风寒。"

五、脾俞

【位置】第十一胸椎棘突下，督脉旁开1.5寸（图6－127）。

【操作】用双拇指或食指、中指二指端揉，称揉脾俞（图6－128）。

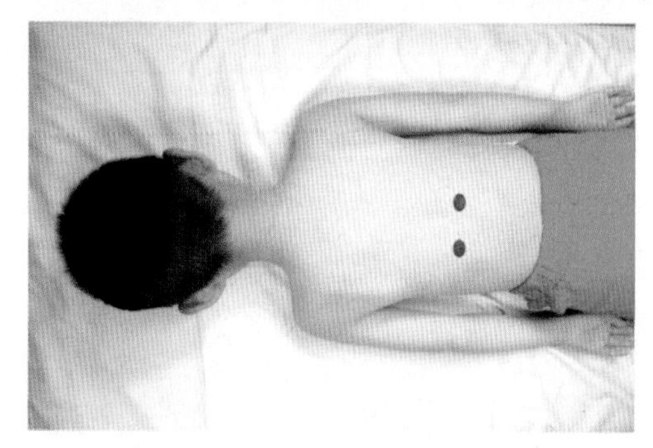

图6－127　脾俞

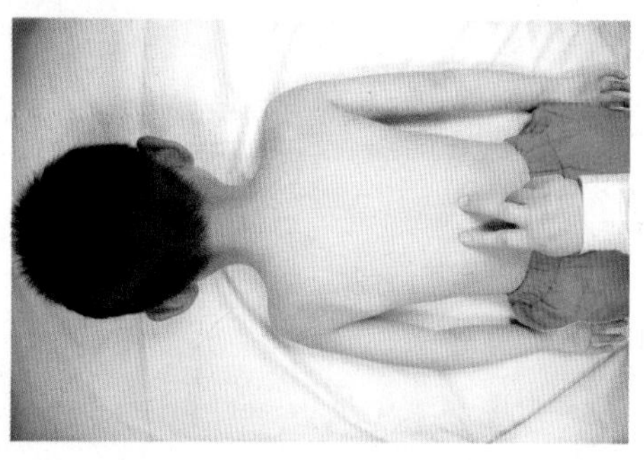

图6－128　揉脾俞

【次数】揉50～100次。

【功效】健脾和胃，消食祛湿。

【主治】呕吐、腹泻、疳积、食欲不振、水肿、四肢乏力等症。

【临床应用】揉脾俞能健脾胃、助运化、祛水湿，多用于治疗脾胃虚弱、乳食内伤、消化不良等症，常与推脾经、按揉足三里等合用。

【文献选录】

《灵枢·背腧》："脾俞在十一椎之旁。"

六、胃俞

【位置】第十二胸椎棘突下，督脉旁开1.5寸（图6－129）。

【操作】用双拇指或食指、中指二指端揉，称揉胃俞（图6－130）。

【次数】揉50～100次。

【功效】健脾和胃，消食化滞。

【主治】呕吐、腹泻、疳积、食欲不振、水肿、四肢乏力等症。

【临床应用】揉胃俞能健脾胃、助运化，多用于治疗脾胃虚弱、乳食内伤、消化不良等症，常与推脾经、按揉足三里等合用。

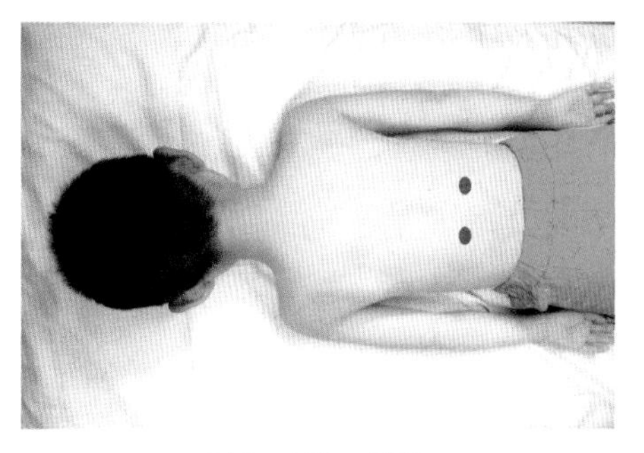

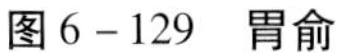

图 6－129 胃俞

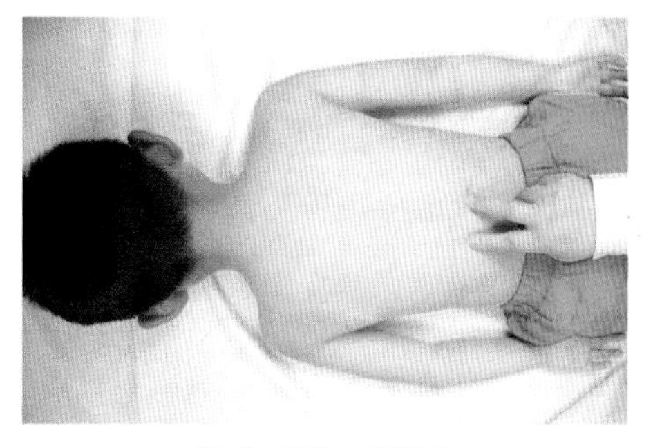

图 6－130 揉胃俞

【文献选录】

《脉经论》:“胃俞在背第十二椎。”

《针灸甲乙经》:“胃俞,属足太阳膀胱经。胃之背俞穴。”

七、肾俞

【位置】第二腰椎棘突下,督脉旁开 1.5 寸(图 6－131)。

【操作】用双拇指或食指、中指二指指端揉,称揉肾俞(图 6－132)。

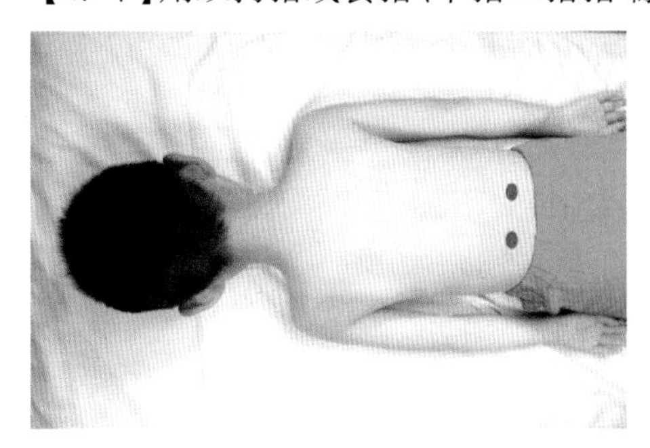

图 6－131 肾俞

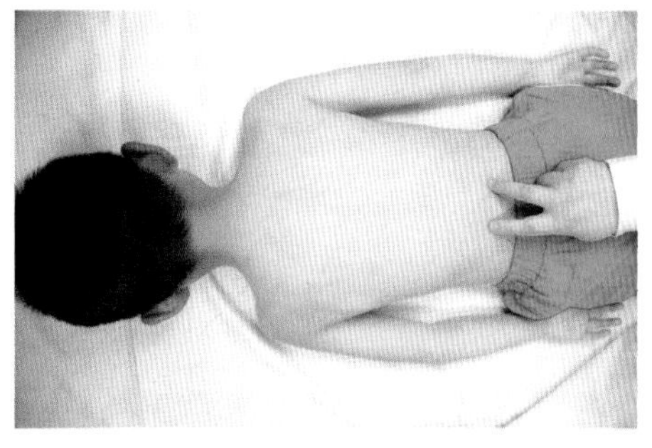

图 6－132 揉肾俞

【次数】揉 50～100 次。

【功效】滋阴补肾,培补元气。

【主治】腹泻、遗尿、下肢痿软乏力等症。

【临床应用】揉肾俞能滋阴补肾,培补元气。常用于肾虚腹泻或下肢瘫痪等症,多与揉二马、补脾经、推三关等合用;下肢瘫痪,多配合患侧的推、滚、揉法,以通经活血,帮助患肢恢复功能。

【文献选录】《灵枢·背腧》:“肾俞在十四椎之旁。”

八、脊柱

【位置】大椎至长强成一直线(图 6－133)。

【操作】用食指、中指二指指面自上而下做直推,称推脊;用捏法自下而上做捏提捻推称捏脊(图 6－134),每捏三下提一下,称为捏三提一法。

【次数】捏 3～5 遍,推 100～300 次。

【功效】调阴阳,理气血,和脏腑,通经络,健脾胃,增强体质,清热退烧。

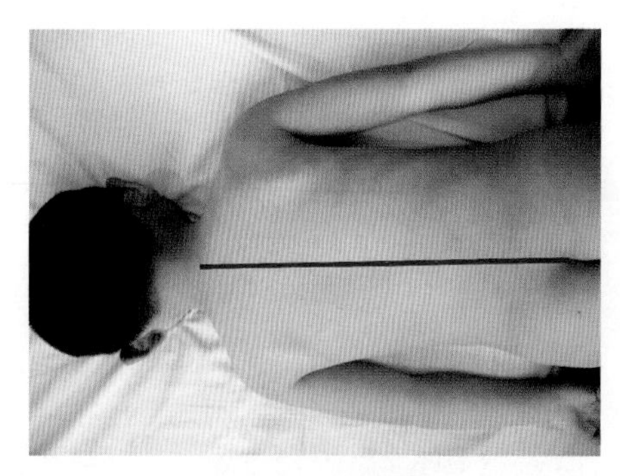
图6－133　脊柱

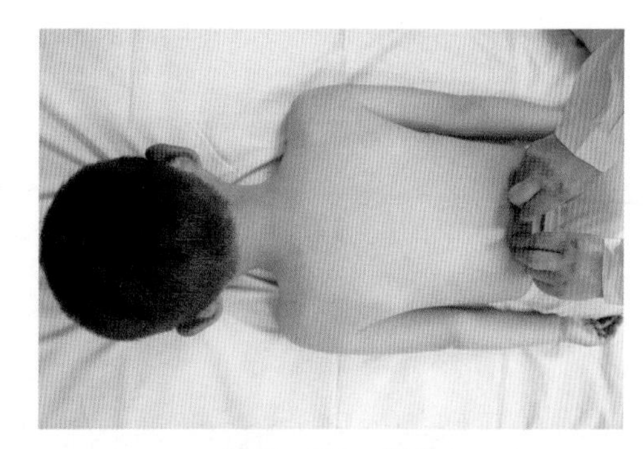
图6－134　捏脊

【主治】发热、惊风、疳积、腹泻等症。

【临床应用】

①捏脊能调阴阳，理气血，和脏腑，通经络，培元气，具有强健身体的功能，是小儿保健常用手法之一。临床上多与补脾经、补肾经、推三关、摩腹、按揉足三里等配合应用，对先天不足和后天失养的一些慢性疾病均有一定的效果。

②推脊柱能清热，多与清天河水、退六腑、推涌泉等合用。

【文献选录】

《肘后备急方》："……拈取其脊骨皮，深取痛行之，从龟尾至顶乃止。未愈更为之。"

《推拿仙术》："伤寒骨节疼痛，从此用指一路旋推至龟尾。"

九、七节骨

【位置】第四腰椎至尾椎骨端（长强穴）成一直线（图6－135）。

【操作】用拇指桡侧缘或食、中二指指面自上而下作直推，称推下七节骨（图6－136）；反之称推上七节骨。

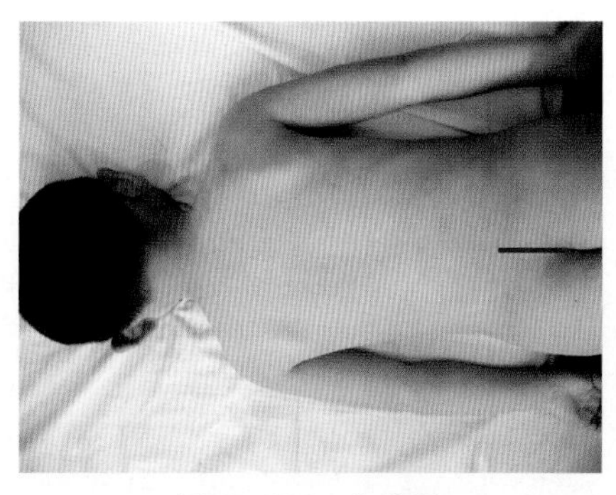
图6－135　七节骨

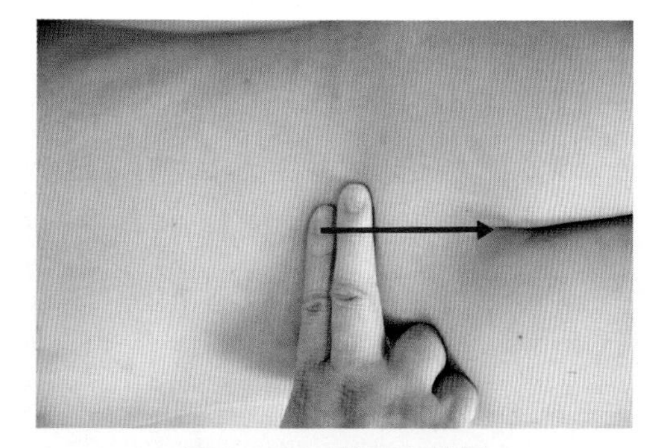
图6－136　推下七节骨

【次数】推100～300次。

【功效】温阳止泻，泻热通便。

【主治】泄泻、便秘、脱肛等症。

【临床应用】

①推上七节骨能温阳止泻，多用于虚寒腹泻、久痢等症。临床上常与按揉百会、揉丹

田等合用，治疗气虚下陷引起的遗尿、脱肛等症。

②推下七节骨能泻热通便，多用于肠热便秘或痢疾等症。

【文献选录】

《小儿推拿广意》："便秘者，烧酒在肾俞推上龟尾……泄泻亦要逆推，使气而泄可止。"

《幼科推拿秘书》："水泻，从龟尾向上擦如数，立刻即止；若痢疾，必先从七节骨往下擦之龟尾，以去肠中热毒，次日方自下而上也。"

十、龟尾（长强、尾闾）

【位置】尾椎骨端（图 6－137）。

【操作】用拇指端或中指端揉，称揉龟尾（图 6－138）。

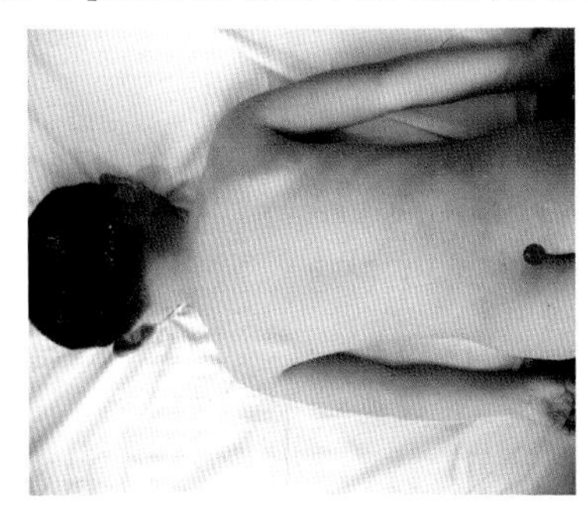

图 6－137　龟尾

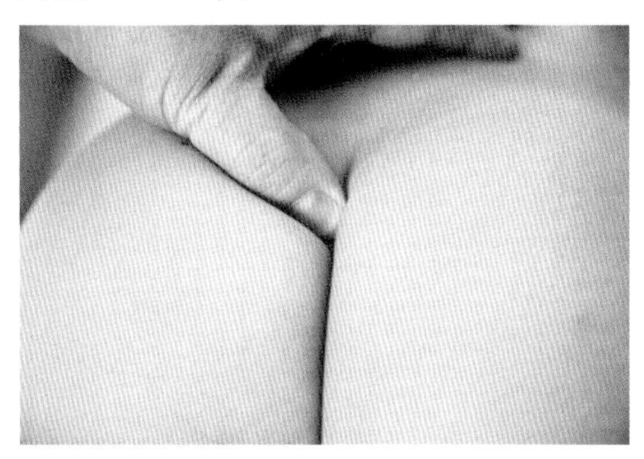

图 6－138　揉龟尾

【次数】揉 100～300 次。

【功效】调理大肠，止泻通便。

【主治】泄泻、便秘、脱肛、遗尿等症。

【临床应用】揉龟尾能通调督脉之经气、调理大肠，本穴性平和，能止泻，也能通便，多与摩腹、揉脐、推七节骨等合用，治疗泄泻、痢疾等症效果较佳。

【文献选录】

《小儿按摩经》："揉龟尾并揉脐、治儿水泻、乌痧、膨胀、脐风等症。"

《幼科推拿秘书》："……龟尾者脊骨尽头闾尾穴也……龟尾穴揉止泻痢。"

小结

①按揉肺俞、按揉脾俞、按揉肾俞三法能调治肺、脾、肾本脏疾病，如本脏虚损，能补其不足；若邪实，则能泻其有余。

②揉风门、推脊柱、揉大椎均能清热，其中重推脊柱清热作用较大，揉风门、揉大椎兼能祛风解表治喘咳。捏脊常作为小儿保健推拿重要手法之一。

③ 推七节骨、揉龟尾均能调治肠道疾患，止痢止泻，常常配合运用。推七节骨在操作中有严格的方向性，推上七节骨能温阳止泻，推下七节骨能泻热通便。

第五节 下肢部穴位

一、箕门

【位置】大腿内侧,膝盖内侧上缘至腹股沟成一直线(图6-139)。

【操作】用食、中二指自膝盖内侧上缘推至腹股沟,称推箕门(图6-140)。

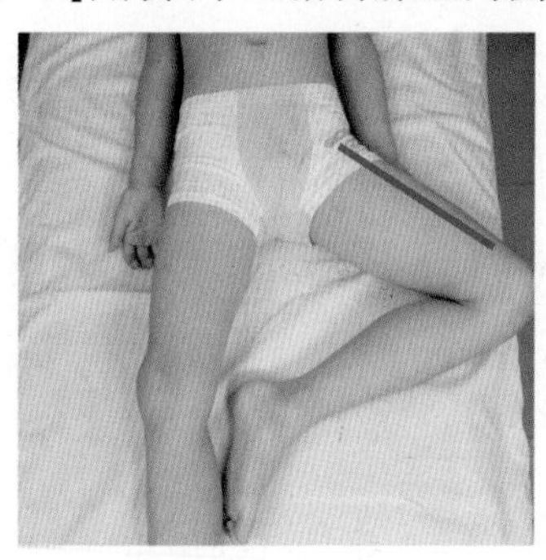

图6-139 箕门

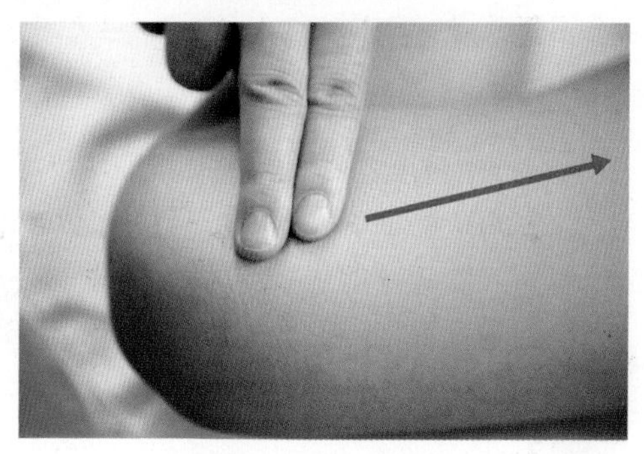

图6-140 推箕门

【次数】推100~300次。

【功效】清热利尿。

【主治】小便短赤、尿闭、水泻等症。

【临床应用】推箕门性平和,有较好的利尿作用。用于尿闭,多与揉丹田、揉三阴交合用;用于小便赤涩不利,多与清小肠合用;用于水泻无尿,有利小便,实大便的作用。

【文献选录】

《针灸甲乙经》:“箕门,在鱼腹上越两筋间,动脉应手。”

《千金翼方》:“在阴股内起脉间。”

《类经图翼》:“主治小便不通,遗尿……”

二、百虫(血海)

【位置】膝上内侧肌肉丰厚处(图6-141)。

【操作】用拇指和食、中二指对称提拿,称拿百虫(图6-142);用拇指端按揉,称按揉百虫。

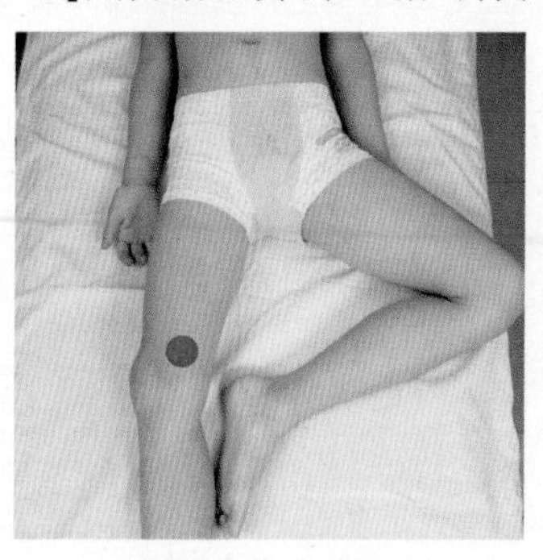

图6-141 百虫

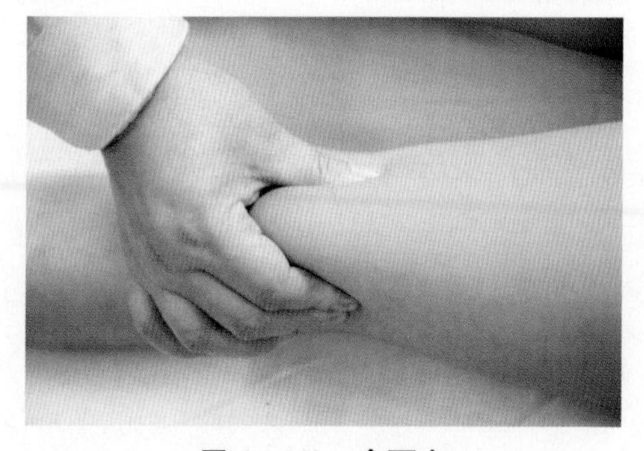

图6-142 拿百虫

【次数】拿 3 ~ 5 次,按揉 10 ~ 20 次。

【功效】通经络,止抽搐。

【主治】四肢抽搐、下肢瘫痪等症。

【临床应用】

①拿、按揉百虫能通经络、止抽搐,多用于下肢瘫痪及痹痛等症,常与拿委中、按揉足三里等合用。

②若用于惊风抽搐,则手法刺激宜重。

【文献选录】

《幼科推拿秘书》:“百虫穴:在大腿之上。”

《推拿仙术》:“拿百虫穴,属四肢,能止惊。”

《推拿仙术》:“百虫穴能止搐。”

三、足三里

【位置】外膝眼下 3 寸,胫骨外侧约一横指处(图 6 - 143)。

【操作】用拇指按揉,称按揉足三里(图 6 - 144)。

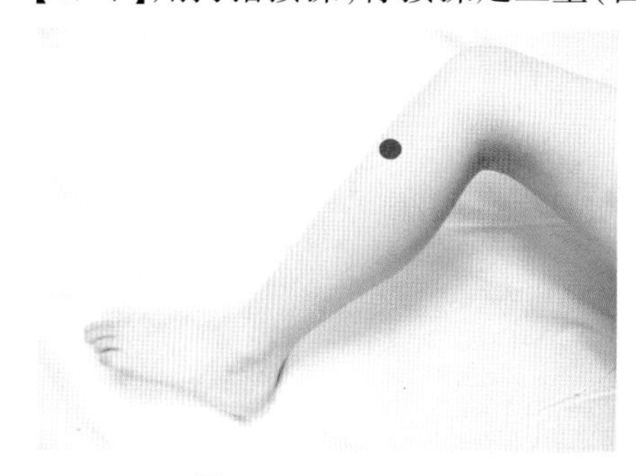

图 6 - 143　足三里

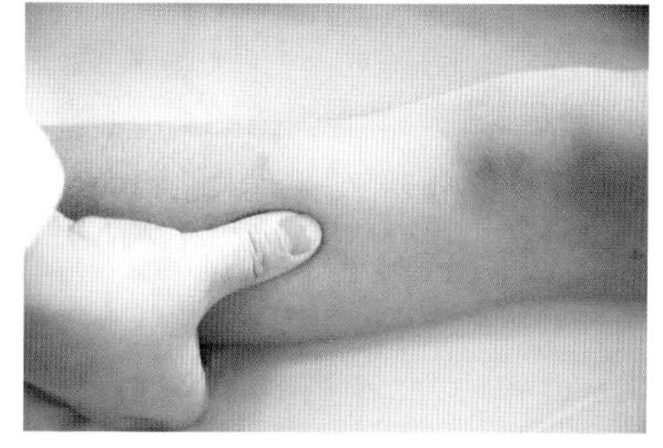

图 6 - 144　按揉足三里

【次数】按揉 20 ~ 30 次。

【功效】健脾和胃,强身健体。

【主治】腹胀、腹痛、呕吐、泻泄等症。

【临床应用】

①按揉足三里能健脾和胃、调中理气,多用于消化道疾患。治疗呕吐,多与推天柱骨、分腹阴阳合用;治疗腹泻,多与补大肠、推上七节骨合用。

②与摩腹、捏脊等配合应用于小儿保健。

【文献选录】

《幼科推拿秘书》:“三里穴在膝头之下。”

《小儿推拿广意》:“揉之治麻木顽痹。”“三里属胃,久揉之止肚痛,大人胃气痛者通用。”

四、三阴交

【位置】内踝尖上 3 寸处,胫骨内侧面后缘(图 6 - 145)。

【操作】用拇指或中指指端按揉，称按揉三阴交(图6－146)。

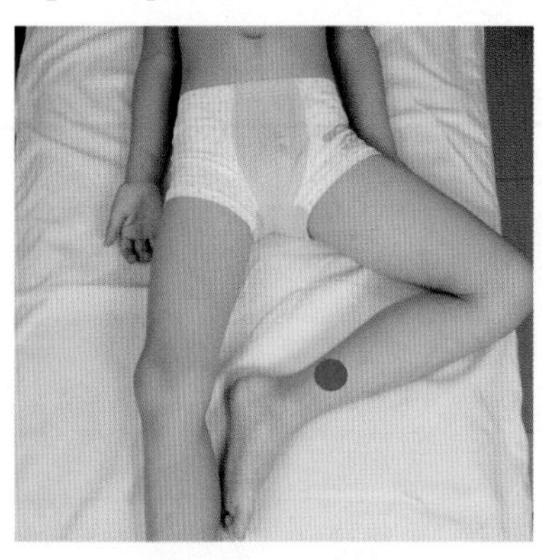

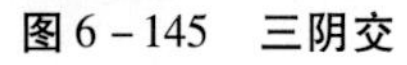

图6－145　三阴交

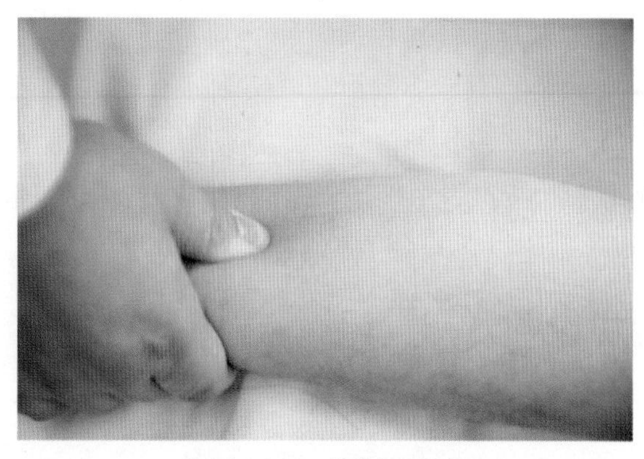

图6－146　按揉三阴交

【次数】按揉20～30次。

【功效】通经活络，清利下焦湿热，健脾胃，助运化。

【主治】遗尿、尿闭、小便短赤涩痛、消化不良等症。

【临床应用】按揉三阴交能通血脉，活经络，疏下焦，利湿热，通调水道，亦能健脾胃，助运化，主要用于泌尿系统疾病，如遗尿、癃闭等症，常与揉丹田、推箕门合用。

【文献选录】《厘正按摩要术》："三阴交在内踝踝尖上三寸，以右手大指按之，能通血脉，治惊风。""蘸汤从上往下推之，治急惊；从下往上推之，治慢惊。"

五、丰隆

【位置】外踝尖上8寸，胫骨前缘旁开两横指处(图6－147)。

【操作】用拇指或中指指端按揉，称揉丰隆(图6－148)。

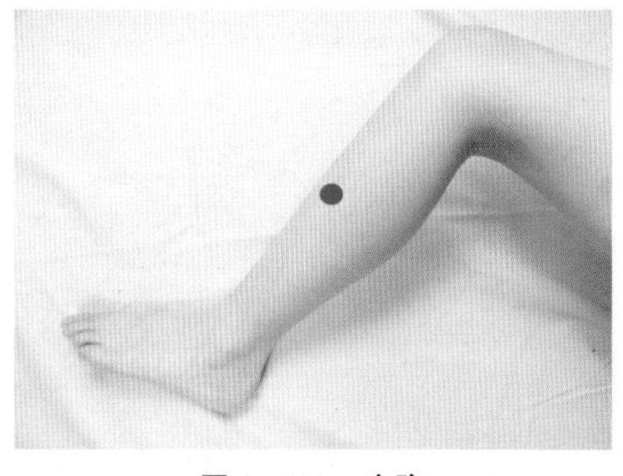

图6－147　丰隆

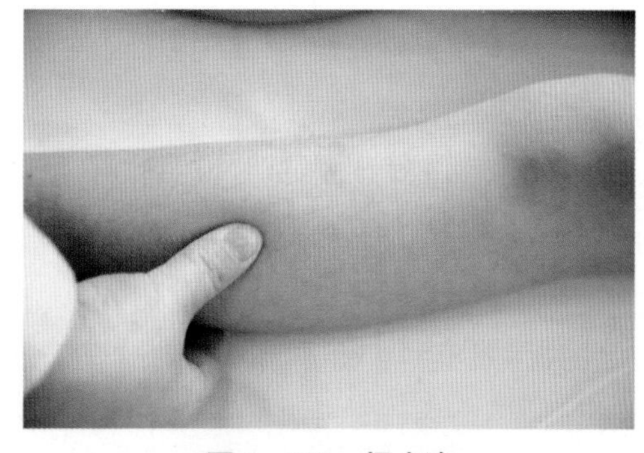

图6－148　揉丰隆

【次数】按揉20～30次。

【功效】化痰平喘。

【主治】痰鸣、气喘等症。

【临床应用】揉丰隆能和胃气，化痰湿，主要用于痰涎壅盛、咳嗽气喘等症，多与揉膻中、运内八卦合用。

【文献选录】《灵枢·根结》："足阳明根于厉兑，溜于冲阳，注于下陵，入于人迎，丰隆也。”

六、委中

【位置】腘窝中央，两大筋间（图 6－149）。

【操作】用双手拇指、中指二指拿腘窝中筋腱，称拿委中（图 6－150）。

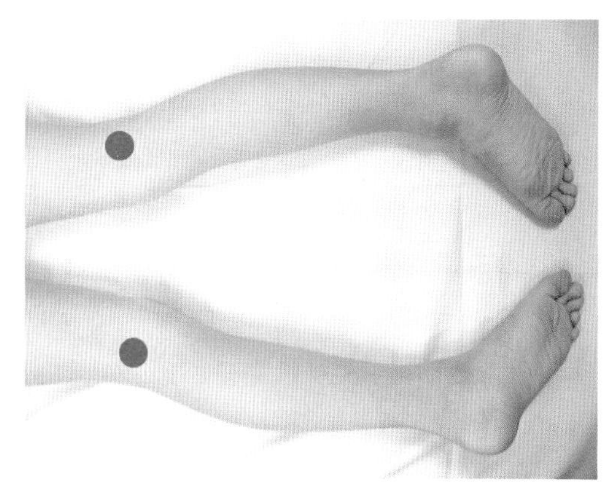
图 6－149　委中

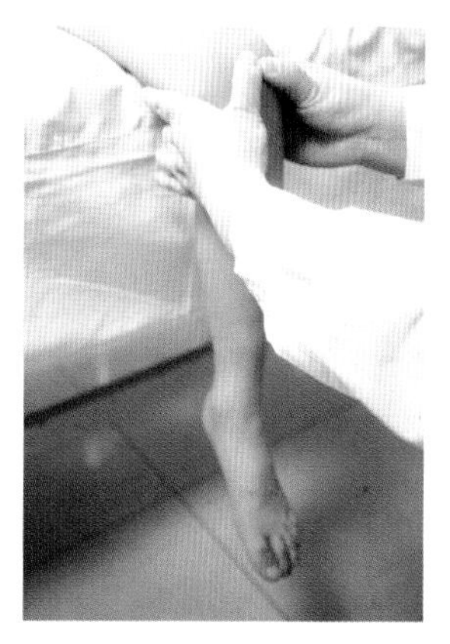
图 6－150　拿委中

【次数】拿 3～5 次。

【功效】疏通经络，熄风止痉。

【主治】惊风抽搐、下肢痿软无力等症。

【临床应用】拿委中能止抽搐，通经络，常与揉膝眼、承山配合，治疗四肢抽搐、下肢痿软无力。

【文献选录】

《小儿推拿广意》：“小儿望前扑者，委中掐之。亦能止大人腰背痛。”

《幼科铁镜》：“惊时若身望前扑，即将委中穴向前掐住，身便直。若身后仰，即将鬼眼穴向下掐住，身便即正。”

七、承山

【位置】腓肠肌两肌腹之间凹陷的顶端（图 6－151）。

【操作】用拇指、食指、中指三指拿，称拿承山（图 6－152）；用拇指按揉，称按揉承山。

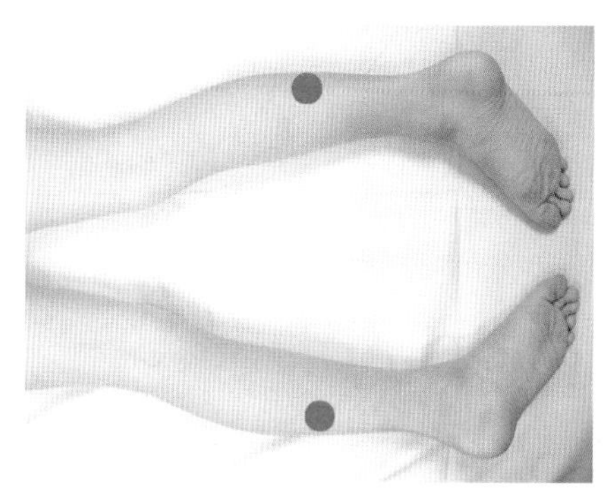
图 6－151　承山

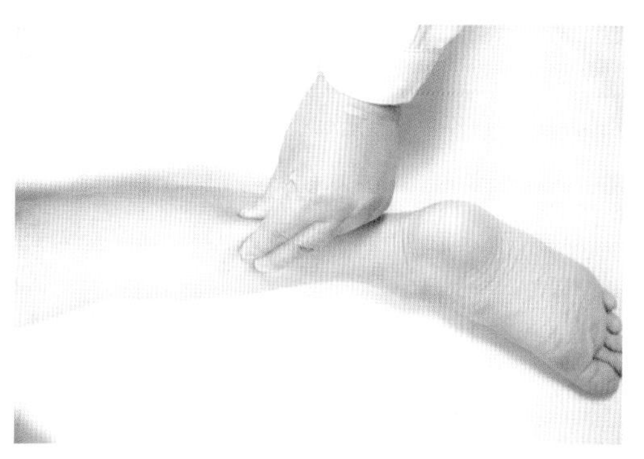
图 6－152　拿承山

【次数】拿3～5次，按揉20～30次。

【功效】通经活络，止痉熄风。

【主治】腿痛转筋、下肢痿软等症。

【临床应用】拿承山能止抽搐，通经络，常与拿委中等配合治疗惊风抽搐、下肢痿软、腿痛转筋等症。

【文献选录】

《幼科推拿秘书》："一名后水穴，如鱼肚一般，在腿肚上，一名鱼肚穴。"

《小儿推拿方脉活婴秘旨全书》："小儿手足掣跳，惊风紧急，快将口咬之，要久令大哭，方止。"

八、涌泉

【位置】足掌去足趾前1/3与后2/3交界处（图6－153）。

【操作】用拇指指端按揉，称按揉涌泉（图6－154）；用两拇指交替自本穴向足尖方向推，称推涌泉。

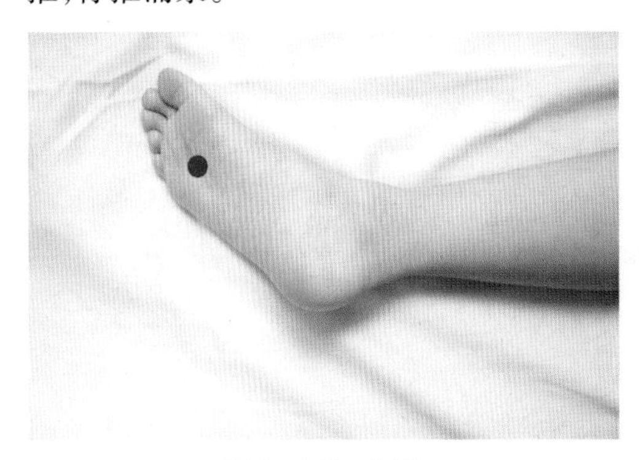

图6－153　涌泉

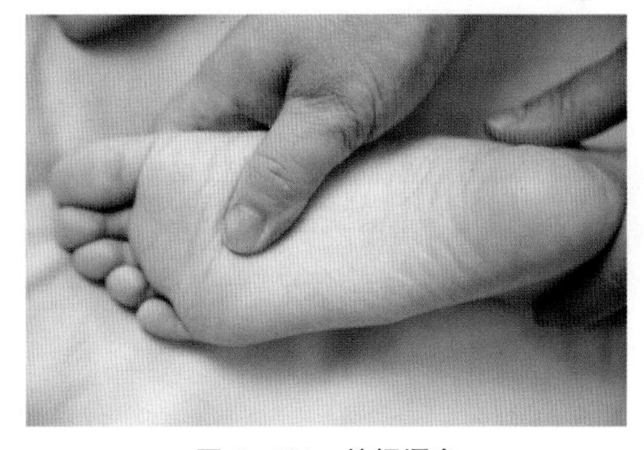

图6－154　按揉涌泉

【次数】揉30～50次，推100～300次。

【功效】引火归元，滋阴退热，止吐泻。

【主治】发热、呕吐、腹泻、五心烦热等症。

【临床应用】

①推涌泉能引火归元、退虚热，常与揉二马、运内劳宫等配伍，治疗烦躁不安、夜啼等症；若与退六腑、清天河水配合，亦可用于实热证。

②揉涌泉能治吐泻，左揉止吐，右揉止泻。

【文献选录】

《小儿推拿广意》："揉之左转止吐，右转止泻。""掐涌泉治痰壅上，重则灸之。"

《幼科推拿秘书》："涌泉引热下行。"

《保赤推拿法》："男左转揉之止吐，右转揉之止泻。左转不揉使儿吐，右转不揉使儿泻，女反是。"

小结

①拿百虫、拿承山、拿委中均能熄风止搐、疏通经络，主治惊风、四肢抽搐及下肢瘫痪、痹痛、关节不利等症。

②推箕门、揉三阴交，均能通调水道，治疗小便不利。推箕门可以治疗水泻，具有利小便而实大便的作用；揉三阴交，可用于小儿消化不良症，具有健脾助运作用；丰隆为止咳化痰要穴。

附 小儿推拿常用操作手法分类表

表6-1 小儿推拿常用穴位分类表

类 别	操作手法
解表类	开天门 推坎宫 揉太阳 揉耳后高骨 拿风池 揉迎香 拿肩井 推三关 掐揉二扇门 按揉一窝风 清肺经 挤捏大椎等
清热类	清脾经 清天河水 清肝经 清心经 推脊柱 掐揉总筋 打马过天河 退六腑 掐揉小天心 运内劳宫 掐揉四横纹 掐揉掌小横纹 掐揉肾纹 推涌泉 点刺十宣等
补益类	补脾经 补肾经 补肺经 揉二马 摩丹田 摩囟门 推三关 摩腹 揉脐 捏脊 摩揉中脘 按揉足三里 按揉脾俞 按揉胃俞 按揉肾俞 揉按丹田等
温阳散寒类	推三关 揉外劳宫 揉一窝风 摩揉丹田 摩脐等
消食化滞类	揉板门 掐揉四横纹 运内八卦 分腹阴阳 摩腹 揉中脘 运土入水 运水入土 揉脾俞 揉胃俞等
理气化痰类	运内八卦 揉掌小横纹 分推膻中 揉乳旁 分推肺俞 搓摩胁肋 按揉丰隆 按揉天突 清肺经等
止泻类	补大肠 板门推向横纹 摩腹 揉摩脐 推七节骨 揉龟尾 运土入水 掐左端正 揉天枢等
止吐类	横纹推向板门 清胃经 推中脘 推天柱骨 掐揉右端正 逆运八卦 推膻中等
止腹痛类	拿肚角 按揉一窝风 摩腹等
通大便类	清大肠 按揉膊阳池 摩腹 揉天枢 下推七节骨 揉龟尾 运水入土 运八卦等
利小便类	清小肠 清心经 推箕门 揉中极 揉三阴交 揉按丹田等
醒神开窍类	掐人中 掐老龙 掐端正 掐十宣 掐威灵 掐山根等

续表

类别	操作手法
镇惊安神类	摩囟门 掐揉五指节 掐捣小天心 清肝经 清心经 按揉百会等
止抽搐类	拿肩井 拿百虫 拿委中 拿承山等
固表止汗类	揉肾顶 运太阳 补脾经 补肾经等

复习思考题

1. 小儿推拿穴位有哪些特点？
2. 小儿特定穴中具有清热作用的穴位有哪些？
3. 天门、坎宫、太阳功用有何异同点？
4. 四横纹、小横纹、掌小横纹功用有何异同点？
5. 小儿特定穴中常用的保健穴有哪些？常用的急救穴有哪些？

下篇　临床篇

第七章　肺系病证

第一节　感　冒

“感”是感受，“冒”是触冒，感冒俗称“伤风”，是小儿最常见的外感疾病。感冒是指因感受外邪而致的以鼻塞、流涕、喷嚏、咳嗽、恶寒发热、头痛、全身酸痛为主要临床表现的肺系外感疾病。相当于西医学的急性上呼吸道感染。

本病一年四季均可发生，以冬春季节及气候骤变时发病率较高，任何年龄均可发病。由于小儿肺脏娇嫩，脾常不足，神气怯弱，心火易炽，肝风易动，感邪之后，易出现夹痰、夹滞、夹惊的兼证。本病若及时治疗，一般预后良好，如表邪不解，由表及里，可发展为咳嗽、肺炎喘嗽，或邪毒内传，发生水肿、心悸等变证。

【病因病机】本病病因以感受风邪为主，风为百病之长，常夹寒、热、暑、湿、燥邪及时邪疫毒等致病。若小儿正气不足，并遇气候变化、寒温交替、调护失宜等诱因，六淫之邪均可乘虚而入，发为感冒。感冒的病位主要在肺卫，病机关键为肺卫失宣。

1. 感受风寒　风寒之邪，由皮毛而入，束于肌表，郁于腠理。寒主收引，致使肌肤闭郁，卫阳不得宣发，导致恶寒、发热、无汗；寒邪束肺，肺气失宣，则鼻塞、流涕、咳嗽；寒邪郁于太阳经脉，经脉拘急收引，气血流通不畅，则致头痛、身痛、肢节酸痛等症。

2. 感受风热　风热之邪，由口鼻而入，侵犯肺卫，肺气失宣，卫气不畅，则致发热较重、恶风、微有汗出；上扰清窍，则头痛；热邪客肺，肺气失宣，则鼻塞、流涕、喷嚏、咳嗽；咽喉为肺胃之门户，风热上乘咽喉，则致咽喉肿痛等证候。小儿肌肤薄弱，感邪之后易于传变，即使外感风寒，正邪相争，寒易化热，或表寒未解，里热已炽，形成寒热夹杂之证。

3. 感受暑湿　夏季暑湿当令，黏腻重浊，束表困脾，卫表失宜则发热重，无汗；脾气被遏，清阳不升，则头晕头痛；湿邪遏于肌表则身重困倦；湿邪困于中焦，阻碍气机，脾胃升降失司，则致胸闷、泛恶、食欲不振，甚至呕吐、泄泻。

小儿“肺常不足”，肺脏受邪，失于宣肃，气机不畅，津液输布不利，凝聚为痰，以致痰阻气道，故见咳嗽加剧，喉间有痰声，此为感冒夹痰。若受邪较重，或素体虚弱，可导致肺气郁闭，发展成肺炎喘嗽。

小儿“脾常不足”，感受外邪，往往影响运化功能，稍有饮食不节，就会导致乳食停滞不化，阻滞中焦，出现脘腹胀满，不思乳食，或伴有呕吐、泄泻等症，此为感冒夹滞。

小儿“神气怯弱，心肝有余”，感邪之后，容易导致心神不宁，而见烦躁不安，睡卧不宁，惊惕啼哭等症，此为感冒夹惊。若热扰肝经，出现一时性惊厥，此类惊厥，属于风邪在表，郁而化热所致。

【诊断要点】

1. 病史　气候骤变，冷暖失调，或与感冒患者接触，有感受外邪病史。

2. 临床表现　临床以发热、恶寒、鼻塞流涕、喷嚏、咳嗽、头痛、全身酸痛为主症。感冒伴兼夹证者，可见咳嗽加剧、喉间痰鸣；或脘腹胀满、不思乳食、呕吐酸腐、大便不调；或睡卧不宁、惊惕抽搐。

3. 辅助检查

（1）血常规　病毒感染者，白细胞总数正常或偏低；合并细菌感染者，白细胞总数及中性粒细胞增高。

（2）病原学检查　鼻咽部分泌物病毒分离或桥联酶标法检测，可做病毒学诊断。

【鉴别诊断】

1. 急性传染病早期　多种急性传染病早期都有类似感冒的症状，如麻疹、水痘、手足口病、幼儿急疹、百日咳、流行性脑脊髓膜炎等，应根据流行病学史、临床表现、实验室检查等加以鉴别。

2. 急喉音（急性感染性喉炎）　本病初起仅表现发热、微咳、声音嘶哑，病情较重时可闻及犬吠样咳嗽及吸气性喉鸣。

【辨证论治】本病以发热、鼻塞流涕、喷嚏、咳嗽或伴有咽喉肿痛等为主症。年长儿一般症状轻，自诉头痛、恶风或恶寒，有时伴有骨节疼痛。年龄愈小，兼证也愈多，常出现呕吐、腹泻，体温高者甚至发生高热惊厥。本病辨证，重在辨风寒、风热、暑湿。

在治疗上，感冒系外感疾病，病在肌表肺卫，属于表证实证，以疏风解表为基本原则。

1. 风寒感冒

证候：发热，恶寒，无汗，鼻塞流清涕，喷嚏，咳嗽，喉痒，头痛，口不渴，咽不红，苔薄白，脉浮紧，指纹浮红。

证候分析：外感风寒，客于腠理，邪正交争于卫表，则发热恶寒；肌表被束故无汗；头为诸阳之会，风寒之邪遏于外，不得发越，故头痛；鼻为肺之窍，呼吸之通道，感邪之后，肺气失宣,外窍不利,故见喉痒,咳嗽,鼻塞,喷嚏;外感风寒之邪,则鼻流清涕;口不渴,咽不红,苔薄白,脉浮紧,均为风寒之象。

治法:辛温解表,宣肺散寒。

处方:开天门,推坎宫,揉太阳,揉耳后高骨,清肺经,揉二扇门,推三关,拿风池。

方义:开天门、推坎宫、揉太阳、揉耳后高骨,疏风解表,止头痛;揉二扇门、推三关、拿风池,疏散风寒,发汗解表;清肺经,宣肺止咳。

2. 风热感冒

证候:发热重,恶风,微汗出,头痛,鼻塞流黄涕,咳嗽,痰稠色白或黄,咽红或肿痛,口渴,舌质红,苔薄黄,脉浮数,指纹浮紫。

证候分析:外感风热,邪在卫表,故发热重,恶寒较轻,微汗出;风热之邪上扰则头痛;风热之邪客于肺卫,肺开窍于鼻,鼻通于肺,故见鼻塞流涕,喷嚏,肺气不宣则咳;肺有郁热则痰稠黄;咽喉为肺胃之门户,风热上乘咽喉,故见咽喉红肿疼痛;口渴,苔薄黄,脉浮数,指纹浮紫,均属风热之象。

治法:辛凉解表,宣肺清热。

处方:开天门,推坎宫,揉太阳,揉耳后高骨,清肺经,清天河水,推脊柱。

方义:开天门、推坎宫、揉太阳、揉耳后高骨,能疏风解表;清肺经、清天河水、推脊柱,宣肺清热。

3. 暑邪感冒

证候:发热,无汗或汗出不解,头晕、头痛、鼻塞,身重困倦,胸闷,呕恶,口渴心烦,食欲不振,或有呕吐、泄泻,小便短黄,舌质红,苔黄腻,脉滑数,指纹紫滞。

证候分析:夏季暑湿当令,暑邪夹湿,束表困脾,而致暑邪感冒。暑为阳邪,故多发热较重,或为壮热;暑多夹湿,黏腻重浊,缠绵难去,故常发热持续或热不为汗解;湿邪遏于肌表,故身重困倦;湿邪困于中焦,阻碍气机,脾胃升降失司,则胸闷泛恶,食欲不振。舌质红,苔黄腻为暑湿之特征。偏暑热重者高热,头晕、头痛,口渴心烦,小便短黄;偏暑湿重者身热不扬,有汗或汗出热不解,身重困倦,食欲不振,或呕吐、泄泻。

治法:清暑解表。

处方:开天门,推坎宫,揉太阳,揉耳后高骨,清肺经,掐揉二扇门,推三关,揉中脘,推箕门,按揉足三里,按揉阴陵泉,按揉三阴交,捏挤大椎,拿肩井,拿风池。

方义:开天门、推坎宫、揉太阳、揉耳后高骨,既调和阴阳,又祛邪解表;耳后高骨还可镇静安神,防止惊风与抽搐;清肺经,清肃肺;掐揉二扇门,开宣腠理,利于出汗;推三关,为温为升,益气托邪外出;揉中脘、按揉足三里、按揉阴陵泉、可健脾和胃除湿;推箕门、按揉三阴交,可滋阴清热,通调水道;捏挤大椎,可清热解表;重点操作拿风池、拿肩井,拿风池,祛风解表,风去正安;拿肩井为升散代表。

4. 兼证

(1)夹痰

证候:兼见咳嗽较剧,咳声重浊,喉中痰鸣,舌苔厚腻,脉象浮滑。

治法:辛温解表,佐以宣肺化痰。

处方:加揉膻中,擦肺俞,揉丰隆。

方义:揉膻中,能宽胸理气,宣肺止咳;擦肺俞、揉丰隆,能温阳散寒,化痰止咳。

(2)夹滞

证候:兼见脘腹胀满,不思饮食,呕吐酸腐,口气秽浊,大便酸臭,或腹痛泄泻,苔厚腻,脉滑,指纹紫滞。

治法:健脾和胃,消食导滞。

处方:加推脾经,揉板门,揉四横纹,揉中脘,摩腹,分腹阴阳。

方义:本方能健脾和胃,消食导滞,以助气血生化之源。

(3)夹惊

证候:兼见惊惕啼叫,哭闹不安,睡卧不宁,烦躁不安,甚至出现骤然抽搐,舌质红,脉浮弦,指纹青滞。

治法:平肝清心,安神镇惊。

处方:加清肝经,掐揉小天心,掐揉五指节。

方义:清肝经、掐揉小天心,能平肝清心,宁心安神;配掐揉五指节,加强镇惊安神的作用。

【其他疗法】

中成药

(1)风寒感冒颗粒　适用于风寒感冒。

(2)风热感冒颗粒　适用于风热感冒。

(3)藿香正气水　适用于暑湿感冒。

(4)小儿豉翘清热颗粒　适用于风热感冒夹滞。

(5)小儿金丹片　适用于感冒夹惊。

【预防与护理】

①加强锻炼,增强体质。多晒太阳,多做户外活动,提高抗病能力。

②根据气候变化,及时增减衣服,注意冷暖调摄,并经常保持室内空气流通。

③流行病流行季节,应少带小儿去公共场所,外出须戴口罩,避免接触患者。

④患病期间,宜多饮水,给易于消化的食物,加强清洁卫生护理,注意病情变化。

第二节　发　热

小儿体温异常升高,腋下体温高于37.5℃,且一昼夜波动在1℃以上者称发热,是小儿时期许多疾病中的一个常见症状。由于小儿具有"阳常有余,阴常不足"的生理病理特点,很多急性、慢性病均有发热的症状。

2周以内为短期发热,持续2周以上为长期发热。在临床上,发热一般分为外感发热、食积发热、惊恐发热、阴虚发热。其中以外感发热为常见,但除感冒以外,某些急性传染病的初期均有不同程度的发热,如麻疹、流行性乙型脑炎、丹痧、水痘等。年幼体弱患儿,在病程中还易出现变证、兼证,这些都应加以注意。

【病因病机】小儿由于"稚阴未长",不耐邪热,病理特点决定其不仅外感阳热邪气易致发热,而且外感阴寒邪气,内伤饮食,积滞也易从热化,而致发热。

1. 外感发热　小儿脏腑娇嫩,形气未充,肌肤薄弱,卫外不固,抗邪能力不足,寒暖不知自调,当气候骤变,冷热失常,或看护不周时,外邪乘虚袭表,卫阳被郁而致外感发热。

2. 食积发热　小儿肠胃薄弱,且乳食不知自节,若恣食肥甘炙煿,损伤脾胃,运化失司而成积滞,积而化热,熏灼胃肠,蒸发肌表,导致发热。

3. 惊恐发热　小儿禀纯阳之体,心肝有余,目触异物,耳闻异声,跌仆惊恐,致令心气不宁,心火上炎,引动肝经之火,也可导致小儿发热。

4. 阴虚发热　小儿体属稚阴,阳常有余,阴常不足,若温邪迁延,或吐泻日久,或过用温燥,或久病伤阴,均致阴液亏损,阴不制阳,阳气偏盛而发热。

【诊断要点】

1. 病史　小儿有感受外邪、食积或受到惊吓病史。

2. 临床表现　小儿体温异常升高,超过正常标准。腋温37.5～38℃为低热,38.1～39℃为中度发热,39.1～40℃为高热,大于40℃为超高热。小儿体温波动幅度比成人大,如体温偶尔超过37.5℃,且无其他不适,不作病论。

3. 辅助检查

(1)血常规　病毒感染时,白细胞计数和中性粒细胞的百分数大多正常或减少;细菌感染时,白细胞计数和中性粒细胞的百分数大多增高,体弱患儿亦可减少。

(2)大便常规　侵袭性细菌性肠炎,粪便镜检有大量白细胞、不同数量的红细胞,常有吞噬细胞;出血性大肠杆菌性肠炎,粪便镜检有大量红细胞,常无白细胞;疫毒痢粪便镜检有大量脓细胞、白细胞,并见红细胞;病毒性肠炎粪便镜检有少量白细胞。

【鉴别诊断】

1. 时行疾病　如麻疹、风痧、丹痧、水痘、痄腮、手足口病等,初期均有不同程度发热,有明显的流行性和传染性。依据其初期症状、发热与出疹的关系、皮疹特点、特殊体征,加以鉴别。

①麻疹初期，除一般上呼吸道症状外，以眼部症状突出，如结膜发炎、目赤胞肿、畏光流泪等，口腔黏膜出现灰白小点，外有红色晕圈的麻疹黏膜斑。

②风痧发热较轻，伴耳后、颈后、枕部淋巴结肿大，有触痛，疹点呈淡红色斑丘疹。

③丹痧发热较高，伴咽喉肿痛或腐烂，"杨梅舌""环口苍白圈"，皮疹呈猩红色丘疹。

④水痘除发热外，皮肤及黏膜分批出现红色斑疹或丘疹，迅速发展为清亮、卵圆形、泪滴状小水泡样疱疹，其易溃结痂，各期皮疹可同时出现，呈向心性分布。

⑤痄腮除发热外，以耳垂为中心腮部漫肿疼痛为主要表现。

⑥手足口病急性起病，发热，口腔痛，厌食，口腔黏膜散在疱疹或溃疡，手、足、臀部、臂部、腿部出现斑丘疹，后转为疱疹，疱疹周围可有炎性红晕，疱内液体较少。

2. 夏季热　多见于3岁以下小儿，其发病主要集中在每年的6～8月，临床以长期低热、口渴多饮、多尿、汗闭为特征，秋凉后好转。

3. 结核病　小儿结核以原发性肺结核多见，临床常表现为午后低热、盗汗、易乏、体重不增等，多有结核病密切接触史，结核菌素试验(PPD试验)多为强阳性，X线可见结核病灶。

4. 其他　如乳蛾、肺炎喘嗽亦可出现发热，但乳蛾可见喉核肿大或红肿疼痛；肺炎喘嗽伴明显咳嗽、喘急、鼻煽等。

【辨证论治】发热可见于多种疾病之中，应根据患儿发病季节、发热程度、持续时间、热型，以及伴随的临床症状、体征、实验室检查等明确病因诊断，包括病变系统、部位、性质，区别感染性或非感染性疾病。根据临床表现特点、指纹及舌脉辨别表、里、虚、实，并注意有无兼夹证。

1. 外感发热

(1)外感风寒

证候：发热，恶寒，头痛，无汗，鼻塞流清涕，喷嚏，喉痒，口淡不渴，苔薄白，指纹鲜红，脉浮紧。

证候分析：外感风寒，客于腠理，邪正交争于卫表，故发热恶寒；肌表被束，故无汗；肺气失宣，外窍不利，故见鼻塞，喷嚏。口淡不渴，舌苔薄白，指纹鲜红，脉浮紧均为风寒之象。

治法：疏风解表，宣肺散寒。

处方：开天门，推坎宫，揉太阳，揉耳后高骨，清肺经，清天河水，推三关，揉二扇门，推天柱骨，拿风池。

方义：开天门、推坎宫、揉太阳、揉耳后高骨，能开通经络，清利头目，调和阴阳，以疏风解表；清肺经、清天河水，以宣肺清热；推三关、揉二扇门、推天柱骨、拿风池，以散寒解表。

(2)外感风热

证候:发热重,恶风,微汗出,鼻流黄涕或浊涕,口干,咽喉肿痛,苔薄黄,指纹红紫,脉浮数。

证候分析:外感风热,卫郁邪蒸,阳气发越而发热;卫表不和,腠理不固则汗出;风热上犯,肺气失宣,故咽喉肿痛,鼻流黄涕;邪热伤津则口干;舌苔薄黄,指纹红紫,脉浮数均为风热之象。

治法:疏风解表,宣肺清热。

处方:开天门,推坎宫,揉太阳,揉耳后高骨,清肺经,退六腑,揉曲池,揉合谷,揉大椎,推脊柱。

方义:开天门、推坎宫、揉太阳、揉耳后高骨,能开通经络,清利头目,调和阴阳,以疏风解表;清肺经宣肺清热;退六腑、揉曲池、揉合谷、揉大椎、推脊柱,以清热解表。

加减:咳嗽、痰鸣、气急者,加推揉膻中,运内八卦,揉肺俞;痰多者,加揉丰隆;鼻塞者,加黄蜂入洞;咽痛者,加掐揉少商,拿合谷;脘腹胀满、不思乳食、嗳腐吞酸、恶心呕吐者,加揉板门,揉中脘,分腹阴阳,推天柱骨;夜寐不宁,惊惕不安者,加清肝经,掐揉小天心,掐揉五指节。

2. 食积发热

证候:发热以入暮为甚,腹壁手心发热,两颧红赤,夜卧不宁,嗳腐吞酸,胸腹胀满,疼痛拒按,便秘或泻下酸臭,唇红苔黄腻,脉滑数,指纹紫滞。

证候分析:乳食积滞,脾伤不运,郁久化热,夜属阴,脾为至阴,外主四肢,故暮夜而热甚,手足心热;食滞中脘,气机不通,脾不升清,胃不降浊,故脘腹胀满,食欲不振;热扰心神,故夜卧不安,啼闹不眠;因食积而出现大便酸臭等。

治法:消积导滞,清泻积热。

处方:清胃经,清大肠,清肺经,揉板门,运内八卦,水底捞月,清天河水,揉中脘,揉天枢,摩腹。

方义:清肺经、清胃经,能清肺胃实热;清大肠、揉天枢,可调理大肠、通腑泄热;清天河水、水底捞月,能清热除烦;揉板门、运内八卦、揉中脘、摩腹,可理气消食。

加减:若大便干燥难以排出者,加顺时针摩腹、掐揉膊阳池、按弦搓摩、推下七节骨;夜寐不安者,加掐揉小天心、掐揉五指节。

3. 惊恐发热

证候:发热不甚,昼轻夜重,伴有面色青黄,心悸不宁,睡梦虚惊,甚则睡卧手足掣动,惊啼,舌红,苔黄,脉弦数,指纹青紫。

证候分析:小儿体禀纯阳,心肝有余,暴受惊恐,可致心气不宁,心火上炎,引动肝风,风火相煽,故可出现发热;心藏神,肾藏志,惊则伤心,恐则伤肾,暴受惊吓,可致神志不藏,故可见心悸不宁,夜啼,睡梦虚惊;肝风内动,可见睡梦虚惊,睡卧手足掣动;舌红,苔黄,脉弦数,指纹青紫,为心肝火盛之征。

治法:镇惊清热。

处方:清肝经,清心经,补肾经,掐揉五指节,推三关,清天河水,摩囟门。

方义:清天河水、清心经,以清心火,可安神志、退惊热;清肝经、补肾经,可清肝泻火,益肾精,安神定志;摩囟门、掐揉五指节,可安神定惊;推三关,使惊热外散。

加减:惊悸者加捣小天心,大便色绿者加揉外劳宫。

4. 阴虚发热

证候:午后夜间发热,手足心热,盗汗,形体瘦削,食欲减退,心烦少寐,苔少或无苔,脉细数,指纹淡紫。

证候分析:夜属阴,阳气由外入内而附于阴,阴虚不能制阳,虚火内蒸,故见午后、夜间潮热;手足心为阴经所过,阴虚火旺,则手足心热,两颧潮红;阴虚阳亢,迫津外泄故盗汗;舌红少苔,脉细数,指纹淡紫均为阴虚内热之象。

治法:滋阴清热。

处方:补脾经,补肺经,补肾经,运内劳宫,揉二马,清天河水,推擦涌泉,按揉足三里。

方义:补肾经、补肺经、揉二马,以滋阴补肾养肺;清天河水、运内劳宫,以退虚热;补脾经、按揉足三里,以健脾和胃;推擦涌泉,以滋阴清热,引火归元。

加减:自汗盗汗者,加揉肾顶,捏脊;烦躁不安者,加清肝经、清心经、开天门、揉百会、掐揉五指节。

【其他疗法】

中成药

(1)九味双解口服液　用于外感风热之发热。

(2)小儿热速清口服液　用于外感风热之发热。

(3)小儿化食丸　用于胃肠积热所致的发热。

【预防与护理】

①注意休息,观察体温、脉象、呼吸、神志、大小便、出汗等情况的变化。

②保持室内空气新鲜及良好的通风,避免冷风冷气直接吹袭,并及时擦干汗液,松解衣裤以利散热。

③饮食宜清淡,忌食肥甘厚味及生冷之品,注意多饮开水,供给充足的热量和水分。

④保持大便通畅,观察排泄物性状,注意留取标本,并及时送检。

⑤积极治疗原发病。

第三节　咳　嗽

凡是外感或脏腑功能失调,影响肺正常宣降,造成肺气上逆,咯吐痰涎者,称咳嗽。

咳嗽是儿科常见的肺系疾病。以有声无痰为咳，有痰无声为嗽，有声有痰谓之咳嗽。本病一年四季均可发病，而以冬、春季节多见。3岁以下婴幼儿多发，多数预后良好，部分可反复发作，经久不愈。

【病因病机】咳嗽的病因分外感与内伤，常见病因有外邪犯肺、痰浊内生、脏腑亏虚等。小儿因肺脏娇嫩，卫外不固，易为外邪所侵，故以外感咳嗽为多见。本病病位在肺，常涉及脾，病机为肺脏受邪，失于宣降，肺气上逆。

1. 外邪犯肺　肺为娇脏，外合皮毛，小儿形气未充，肌肤柔弱，卫外不固，外邪侵袭，首当犯肺。若风寒或风热之邪外侵，邪客肌表，肺气郁闭不宣，肺失清肃；或燥邪外袭，伤津灼肺，痰涎黏结，阻塞气道，肺气上逆，均可引起咳嗽。

2. 痰浊内生　小儿脾常不足，若饮食喂养不当，致脾失健运，水湿内停，酿生痰湿，上贮于肺，肺失宣肃而为咳嗽。此即"脾为生痰之源，肺为贮痰之器"。加之外邪犯肺，肺津失布，聚而为痰；若其他脏腑功能失常，也可导致咳嗽的发生，如肝火亢盛或木火刑金，则煎液为痰，蕴结于肺而发为咳嗽。

3. 脏腑亏虚　小儿脏腑娇嫩，若遇外感咳嗽，日久不愈，正气亏耗，或正虚邪恋，肺气不足，肺失宣肃，气逆于上，发为气虚咳嗽，咳嗽持续，咳声无力；肺热伤津，燥热耗液，肺阴受损，致阴虚咳嗽。

咳嗽一症虽为肺脏所主，但与其他脏腑功能失调也有密切联系，故《素问·咳论》云："五脏六腑皆令人咳，非独肺也。"

总之，咳嗽的病因虽有外感与内伤之别，但其基本病机，均为肺失宣降，肺气上逆。

【诊断要点】

1. 病史　好发于冬、春二季，常因气候变化而发病，病前多有感冒病史。

2. 临床表现　以咳嗽、咯痰为主症。肺部听诊两肺呼吸音粗糙，可闻及干啰音或不固定的粗湿啰音。

3. 辅助检查

（1）X线检查　多正常或出现片状阴影。

（2）肺部听诊　肺部听诊可闻及不固定的干性或细湿啰音。啰音多变，可随体位改变，或咳嗽后减少。

（3）实验室检查　轻症病例，白细胞数正常或稍增高；重症病例或继发性细菌感染者，白细胞总数常明显增高及核左移，或有中毒性颗粒。

【鉴别诊断】

1. 百日咳　本病亦表现为咳嗽。临床以阵发性、痉挛性咳嗽，咳毕有特殊的吸气性吼声，最后吐出痰沫而止为特征。

2. 肺炎喘嗽　本病亦有咳嗽，但临床常伴发热、喘急、鼻煽等症状。胸部X线检查，可见小片状、斑片状阴影，或见不均匀的大片阴影。

3. 肺结核　临床亦以咳嗽为主症，但多伴有咯血、潮热、盗汗及身体逐渐消瘦等症状。结核菌素试验或痰涂片多呈阳性。X线摄片可见肺部结核病灶。

【辨证论治】本病辨证，根据病程的长短和表证的有无辨外感、内伤；并结合咳嗽的声音、咳痰性状辨寒热、虚实。起病急，病程短，伴发热、鼻塞流涕等表证者为外感咳嗽；起病缓，病程较长，伴不同程度的脏腑功能失调者为内伤咳嗽。咳声洪亮有力，多为实证；咳而声低气怯，多为虚证。

1. 外感咳嗽

(1) 风寒咳嗽

证候：咳嗽频作，咽痒声重，痰白清稀，鼻塞流清涕，恶寒无汗，发热头痛，全身酸痛，舌质淡红，舌苔薄白，脉浮紧，指纹浮红。

证候分析：本证多见于冬春季节，起病较急，病程相对较短。风寒之邪犯肺则咳嗽频作，痰白清稀，鼻流清涕，舌苔薄白，脉浮紧，指纹浮红。小儿风寒犯肺易从热化，若风寒夹热者，症见声音嘶哑，恶寒，鼻塞，咽红，口渴；若转风热证，则咳嗽痰黄，口渴咽痛，鼻流浊涕。

治法：解表散寒、宣肺止咳。

处方：开天门，推坎宫，揉太阳，揉耳后高骨，清肺经，运内八卦，掐揉二扇门，推三关，推揉膻中，揉乳旁，揉乳根，分推肩胛骨，擦风门，擦肺俞。

方义：开天门、推坎宫、揉太阳、揉耳后高骨，可疏风解表；掐揉二扇门、推三关，可解表散寒；清肺经、运内八卦、推揉膻中、分推肩胛骨、揉乳旁、揉乳根、擦风门、擦肺俞，以宣肺化痰止咳。

加减：发热者，加清天河水；发热无汗、流清涕者，加拿风池、揉迎香。

(2) 风热咳嗽

证候：咳嗽不爽，咳声高亢或声浊，痰黄黏稠，不易咯出，口渴咽痛，鼻流浊涕，或伴发热恶风，头痛，微汗出，舌质红，苔薄黄，脉浮数，指纹浮紫。

证候分析：本证可由风热犯肺所致，或由风寒犯肺转化而来。肺热重者，痰黄黏稠，不易咯出，口渴咽痛；风热表证重者，发热恶风，头痛微汗出。若风热夹燥，症见干咳频作，无痰或痰少黄稠难咯，咳剧胁痛，甚则咯痰带血，口干欲饮，舌质红干，舌苔黄，脉细数，指纹紫滞；若风热夹湿，症见咳嗽痰多，胸闷汗出，纳呆，舌质红，苔黄腻，脉濡数，指纹紫滞。

治法：疏风清热，宣肺止咳。

处方：开天门，推坎宫，揉太阳，揉耳后高骨，清肺经，运内八卦，清天河水，揉掌小横纹，按揉天突，推揉膻中，揉乳旁，揉乳根，揉肺俞，分推肩胛骨。

方义：开天门、推坎宫、揉太阳、揉耳后高骨，以解表清热；清肺经、清天河水，以宣肺清热，疏风解表，化痰止咳；揉掌小横纹、按揉天突、推揉膻中、揉乳旁、揉乳根，以宽胸理气，止咳化痰；揉肺俞、分推肩胛骨、运内八卦，以宣肺化痰止咳。

加减：高热者，加推脊；痰多喘咳者，加揉丰隆；肺部有干、湿性啰音者，分别加推小横纹。

2. 内伤咳嗽

(1)痰湿咳嗽

证候:咳嗽重浊,痰多壅盛,色白而稀,喉间痰声辘辘,胸闷纳呆,神疲困倦,形体虚胖,舌淡红,苔白腻,脉滑,指纹沉滞。

证候分析:本证多见于素体脾虚湿盛患儿,由脾虚湿盛,聚生痰液,壅阻气道而致。以咳嗽痰塞,色白而稀为特征。湿盛者胸闷纳呆,舌苔白腻;脾虚者神疲困倦,形体虚胖,纳食呆滞。

治法:健脾除湿,化痰止咳。

处方:补脾经,清肺经,揉板门,运内八卦,揉掌小横纹,按揉天突,推揉膻中,揉乳旁,揉乳根,摩中脘,按揉足三里,按揉阴陵泉,揉肺俞,揉脾俞,分推肩胛骨。

方义:补脾经、揉板门、揉脾俞、摩中脘、按揉足三里、按揉阴陵泉,以健脾和胃,除湿化痰;清肺经、揉掌小横纹、揉肺俞,以化痰止咳;按揉天突、推揉膻中、揉乳旁、揉乳根、运内八卦、分推肩胛骨,以宽胸理气,化痰止咳。

加减:腹泻者,加补大肠,推上七节骨,揉龟尾;痰多者,加揉丰隆。

(2)气虚咳嗽

证候:咳而无力,痰白质稀,面色㿠白,气短懒言,语声低微,畏寒多汗,舌淡嫩,脉细少力。

证候分析:本证常为久咳,多由痰湿咳嗽转化而来。以咳嗽无力,痰白清稀为特征。偏肺气虚者,气短乏力,自汗畏寒;偏脾气虚者,胃纳不振,舌淡嫩,边有齿痕。

治法:补益肺气,敛肺止咳。

处方:补脾经,补肺经,补肾经,点揉天突,推揉膻中,揉乳旁,揉乳根,揉肺俞,揉脾俞,揉肾俞,推擦涌泉。

方义:补肺经、补脾经、揉肺俞、揉脾俞,可培土生金,补肺止咳;补肾经、揉肾俞、推擦涌泉,可滋肾敛肺止咳;推揉膻中、揉乳旁、揉乳根、点揉天突,可宽胸理气除胸闷,化痰散结,降逆止咳。

加减:久咳体虚者,加捏脊、按揉足三里。

(3)阴虚咳嗽

证候:干咳无痰,或痰少而黏,或痰中带血,不易咯出,口渴咽干,喉痒声嘶,午后潮热或手足心热,舌质红,舌苔少,脉细数,指纹紫。

证候分析:本证常为久咳,多由痰热壅肺转化而来。肺阴不足,金破不鸣,故干咳无痰,喉痒声嘶;热伤肺络者,咯痰带血;阴津不足,津不上承,故口渴咽干,阴虚生内热,故午后潮热,或手足心热。舌红少苔,脉细数乃阴虚之征。

治法:滋阴润肺,清热止咳。

处方:清肺经,清肝经,补肾经,水底捞月,揉二马,揉天突,推揉膻中,揉乳旁,揉乳根,揉肾俞,揉三阴交,推擦涌泉。

方义:清肺经、清肝经,可清肺平肝,降气化痰;补肾经、推擦涌泉、揉肾俞、揉二马、揉三阴交、水底捞月,可补肾滋阴退虚热,润肺止咳;点揉天突,可化痰降结,降气平肝,引气下行而止咳;推揉膻中、揉乳旁、揉乳根,可宽胸理气,化痰止咳。

加减:久咳体虚者加捏脊,按揉足三里;虚热甚者加清天河水。

【其他疗法】

中成药

(1)杏苏止咳冲剂　用于风寒咳嗽。

(2)急支糖浆　用于风热咳嗽。

(3)橘红痰咳液　用于痰湿咳嗽。

(4)六君子汤　用于气虚咳嗽。

(5)养阴清肺糖浆　用于阴虚咳嗽。

【预防与护理】

①适当到户外活动,加强体格锻炼,增加小儿抗病能力。

②注意休息,保持环境安静,保持室内空气新鲜、流通,室温以 20～24℃ 为宜,相对湿度约 60%。

③饮食宜清淡、易消化、富含营养;忌辛辣刺激、过甜过咸饮食。

④咳嗽时防止食物呛入气管引起窒息。

⑤经常变换体位及轻拍背部,有助于排出痰液。

第四节　哮　喘

哮喘是小儿时期常见的一种以反复发作,喉间痰鸣,呼吸急促,甚至张口抬肩,难以平卧为主要特征的肺系疾病。“哮”指声响言,“喘”指气息言,哮必兼喘。本病好发于春、秋季节,每因气候骤变、寒温失宜、饮食不当、接触异物等诱发,常在夜间和清晨发作、加剧。哮喘有明显的遗传倾向,初发年龄以 1～6 岁多见,多数患儿可经治疗和随着年龄增长,发育至成熟期后逐渐康复。少数失于防治,病程越长,对患儿机体的影响则越大,往往缠绵难愈。

【病因病机】哮喘的发病,内因责之于肺、脾、肾不足,痰饮内伏,以及先天禀赋遗传因素,成为哮喘之夙根;感受外邪、接触异物、饮食不慎、情志失调以及劳倦过度等,是哮喘的诱发因素。

1. 内在因素

(1)正虚痰伏　痰饮的产生与肺、脾、肾三脏功能失常有关。小儿时期,若素体肺气不足，津液不能正常宣散敷布，通调水道失职，酿湿成痰；脾气不足，水湿不化，则聚湿生痰；肾气不足，不能化气行水，水湿停聚，积久成痰。因此，素体肺、脾、肾不足，导致津液调节失常，水湿停聚，则聚湿生痰，痰饮内伏，形成哮喘反复发作的夙根。

（2）禀赋因素　小儿哮喘多与先天禀赋相关，既往常有奶癣、瘾疹等病史，常有家族史。

2. 诱发因素

（1）外感六淫　气候突变，感受外邪，肺卫失宣，肺气上逆，触动伏痰，痰气交阻于气道，则发为哮喘。小儿时期感受六淫之邪是引起哮喘发作的主要原因。

（2）接触异物　如吸入花粉、螨、灰尘、烟尘、煤气、油漆、异味，以及动物毛屑、杀虫粉等。这些异物可由气道或肌肤而入，侵犯于肺，触动伏痰，阻于气道，影响肺气的宣降，导致肺气上逆，发生哮喘。

（3）饮食不慎　如过食生冷酸咸常使肺脾受损，即“形寒饮冷则伤肺”；如过食肥甘，也常积热成痰，使肺气壅塞不利，每能诱发哮喘。

（4）劳倦所伤　哮喘每于过劳或游玩过度而发。劳倦过度耗伤正气，或汗出当风，触冒外邪，引动伏痰，肺气不利而发为哮喘。

（5）情志失调　小儿暴受惊恐，情绪紧张，过度悲伤，所欲不遂，气郁不舒，则气机不畅，升降失常，气逆于上，引动伏痰，发为哮喘。

以上各种诱因可单独引发哮喘，亦可几种因素相合致病。

3. 发病机制

本病发病机制是外因诱发，触动伏痰，痰随气升，气因痰阻，相互搏结，阻塞气道，宣肃失常，气逆而上，出现咳嗽、气喘哮鸣，呼吸困难。正如《证治汇补·哮病》曰：“哮即痰喘之久而常发者，因内有壅塞之气，外有非时之感，膈有胶固之痰，三者相合，闭拒气道，搏击有声，发为哮病。”

因外感风寒，或内伤生冷，或素体阳虚、寒痰内伏者，发为寒性哮喘；因外感风热，或风寒化热，或素体阴虚、痰热内伏者，发为热性哮喘。若是外寒未解，内热已起，可见外寒内热之证；若风痰未消，气逆未平，肺脾肾亏虚之证已显，又成虚实夹杂之证。哮喘患儿，本为禀赋异常、肺脾肾三脏不足之体质，反复发作，常导致肺之气阴耗伤、脾之气阳受损、肾之阴阳亏虚，因而形成缓解期痰饮留伏，表现为肺脾气虚、脾肾阳虚、肺肾阴虚的不同证候。发作期以邪实为主，迁延期邪实正虚，缓解期以正虚为主，形成三期邪正虚实演变转化的复杂证候。

【诊断要点】

1. 病史　多有婴儿期湿疹等过敏性疾病史，家族哮喘史。有反复发作的病史。发作多与某些诱发因素有关，如气候骤变、受凉受热、接触或进食某些过敏物质等。

2. 临床表现　常突然发作，发作之前，多有喷嚏、咳嗽等先兆症状。发作时喘促，气急，哮鸣，咳嗽，甚者不能平卧、烦躁不安、口唇青紫。查体可见桶状胸、三凹征，发作时两肺闻及哮鸣音，以呼气时显著，呼气延长。支气管哮喘如有继发感染，可闻及中细湿啰音。

3. 辅助检查

（1）血常规　白细胞一般正常，继发感染时增高；嗜酸性粒细胞常在6%以上，最高可至30%。

（2）X线检查　肺过度充气，透明度增高，肺纹理可能增多。

【鉴别诊断】

1. 肺炎　本病亦可出现哮喘，但多伴有发热、咳嗽等症状，无突发、突止、反复发作的特点，肺部听诊以湿性啰音为主。

2. 支气管淋巴结结核　支气管穿孔时，可引起哮喘。但本病常伴有不规则低热、盗汗、食欲不振、疲乏、消瘦等慢性结核中毒症状。结核菌素试验（PPD试验）阳性。

3. 支气管异物　可见哮喘，但有异物吸入史，起病突然，无喉间痰鸣，X线片可提示诊断。

【辨证论治】哮喘临床分发作期与缓解期，辨证主要从寒、热、虚、实和肺、脾、肾三脏入手。发作期以邪实为主，进一步辨寒热：咳喘痰黄，身热面赤，口干舌红为热性哮喘；咳喘畏寒，痰多清稀，舌苔白滑为寒性哮喘。缓解期以正虚为主，辨其肺、脾、肾三脏不足，进一步辨其气血阴阳：气短多汗，宜感冒，多为气虚；形寒肢冷面白，动则心悸为阳虚；消瘦盗汗，面赤潮红为阴虚。

1. 发作期

（1）寒性哮喘

证候：咳嗽气喘，不能平卧，喉间哮鸣，痰稀色白，多泡沫，形寒肢冷，鼻塞，流清涕，面色淡白，唇青，恶寒无汗，舌质淡红，舌苔白滑或薄白，脉浮紧，指纹红。

证候分析：风寒犯肺，引动伏痰，痰气交阻，阻塞气道，故见喉间痰鸣，呼吸急促，痰白清稀；风寒犯肺，肺气失宣，则见鼻流清涕，形寒无汗，舌质淡红，苔白，脉浮紧。

治法：温肺散寒，涤痰定喘。

处方：清肺经，运内八卦，掐揉二扇门，揉外劳宫，推三关，推揉膻中，按弦搓摩，揉肺俞，拿肩井。

方义：清肺经、拿肩井、揉肺俞可清肃肺金，宣散外邪，降气平喘；按弦搓摩、推揉膻中、运内八卦可通调全身气机，宽胸理气，化痰平喘；揉外劳宫、掐揉二扇门、推三关可温肺散寒，解肌发表，托邪外出，化痰定喘。

加减：形寒无汗者加揉小天心、揉风池；痰多者加揉天突、揉丰隆。

（2）热性哮喘

证候：咳嗽喘息，声高息涌，喉间哮吼痰鸣，痰稠黄难咯，胸膈满闷，身热，面赤，鼻塞稠涕，口干，咽红，尿黄，便秘，舌质红，舌苔黄，脉滑数，指纹紫。

证候分析：本证多为外感风热，或风寒化热，引动伏痰，痰热相结，阻于气道而咳喘哮鸣，痰黄黏稠，胸膈满闷，鼻塞流黄稠涕。痰热壅盛是本证的关键，外感风热之象，可轻可重。

治法：清肺化痰，止咳平喘。

处方：清肺经，清肝经，运内八卦，掐揉二扇门，按弦搓摩，推天柱骨，揉肺俞，拿肩井。

方义：清肝经、清肺经，可清泻肝火，肃降肺气；拿肩井、揉肺俞，可宣散外邪，降气平喘；按弦搓摩、运内八卦可开积聚，除胸闷，顺气化痰平喘。掐揉二扇门、推天柱骨，二者配合能清能降，达清热泻火，降气平喘。

加减：咳痰黄稠，面赤烦躁，便秘尿赤者，加掐总筋、清大肠、退六腑、推脊；可清热、凉血、解毒、平喘。

(3)外寒内热

证候：喘促气急，咳嗽痰鸣，咯痰黏稠色黄，胸闷，鼻塞喷嚏，流清涕，或恶寒无汗发热，面赤口渴，夜卧不安，大便干结，小便黄赤，舌质红，舌苔薄白或黄，脉滑数或浮紧，指浮红或沉紫。

证候分析：有风寒束表，内有痰热内蕴，亦有素体痰热内蕴，外寒引动体内伏痰，痰气搏结，故见喘促气急，咳嗽哮鸣，恶寒无汗，鼻塞清涕的外寒之征；里有痰热则咯痰黏稠色黄，口渴，小便黄赤，大便干结。

治法：解表清里，定喘止咳。

处方：清肺经，运内八卦，掐揉二扇门，按弦搓摩，揉膻中，揉肺俞，拿风池，拿肩井。

方义：拿风池、拿肩井、掐揉二扇门可宣散解表，透热外出，退热平喘；清肺经、揉肺俞、揉膻中可开宣肺气，畅通气机，化痰逐饮；运内八卦、按弦搓摩可开积除闷，顺气化痰，止咳平喘。

加减：发热重者，加清天河水，挤捏大椎；便秘尿赤者加清大肠，退六腑；痰多者加揉丰隆、揉脾俞。

2. 缓解期

(1)肺脾气虚

证候：咳嗽无力，反复感冒，气短自汗，神疲懒言，形瘦纳差，面白少华或萎黄，便溏，舌质淡胖，舌苔薄白，脉细软，指纹淡。

证候分析：肺主表，卫表不固，故多汗、易感冒；肺主气，肺虚则气短，咳嗽无力；脾主运化，脾气虚运化失健故纳差，便溏，失于充养则形瘦。

治法：健脾益气，补肺固表。

处方：开天门，推坎宫，揉太阳，揉耳后高骨，补肺经，补脾经，补肾经，揉掌小横纹，推三关，揉脾俞。

方义：开天门、推坎宫、揉太阳、揉耳后高骨，可调和阴阳，开宣肺气；推三关，可温阳散寒；补肺经、补脾经、补肾经可补肺气固卫表，补脾气健运化，补肾气壮元阳，提高机体免疫力；揉脾俞可补土生金，化痰止咳；揉掌小横纹可消痰逐饮，止咳平喘。

加减：纳差者，加揉中脘，揉天枢；气短懒言者，加揉肺俞，揉气海；反复感冒者，加揉大椎、按揉足三里。

（2）脾肾阳虚

证候：动则喘促，咳嗽无力，气短心悸，面色苍白，形寒肢冷，脚软无力，腹胀纳差，大便溏泄，夜尿多，发育迟缓，舌质淡，舌苔薄白，脉细弱，指纹淡。

证候分析：肾阳虚，摄纳无权，故动则喘促咳嗽，面色苍白，形寒肢冷，脚软无力；脾阳虚，运化失司，则腹胀纳差，大便溏薄。较大儿童可有腰酸膝软，畏寒，四肢欠温，夜尿多等表现。

治法：健脾温肾，固摄纳气。

处方：补肺经，补脾经，补肾经，运土入水，运水入土，推三关，摩丹田，揉脾俞，揉肾俞，推上七节骨。

方义：补肺经、补脾经、补肾经可补肺，健脾，滋肾，固涩，平喘；运土入水、运水入土可协调水土关系；推三关、推上七节骨可温补脾肾，升提气机；揉脾俞、揉肾俞、摩丹田可温肾散寒，益肾利水，纳气平喘。

加减：水肿者加横擦八髎，点揉腰阳关；痰多者加揉掌小横纹、揉丰隆。

（3）肺肾阴虚

证候：喘促乏力，咳嗽时作，干咳或咳痰不爽，面色潮红，形体消瘦，潮热盗汗，口咽干燥，手足心热，便秘，舌红少津，舌苔花剥，脉细数，指纹淡红。

证候分析：素体阴虚，或热性哮喘日久不愈，或用药过于温燥，伤及肺肾之阴，肺阴虚则干咳少痰；肾阴虚则喘促乏力；面色潮红，手足心热，形体消瘦，夜间盗汗，舌质红，苔花剥，脉细数均为阴虚内热之象。

治法：养阴清热，补益肺肾。

处方：补肺经，补脾经，补肾经，揉二马，推箕门，拿百虫，揉肺俞，揉脾俞，揉肾俞，推下七节骨。

方义：补肺经、补脾经、补肾经、揉肺俞、揉脾俞、揉肾俞可补益肺肾，纳气平喘；揉二马、推下七节骨，可滋阴补肾，清虚热，通大便，治淋浊；推箕门可滋阴清热；拿百虫可凉血养血，滋补肺肾，润肺平喘。

加减：痰中带血者加揉孔最。

【其他疗法】

中成药

（1）三拗片　用于寒性哮喘。

（2）哮喘宁颗粒　用于热性哮喘。

(3)小儿宣肺止咳颗粒　用于外寒内热哮喘。

(4)玉屏风口服液　用于肺脾气虚哮喘。

(5)金匮肾气丸　用于脾肾阳虚哮喘。

(6)麦味地黄丸　用于肺肾阴虚哮喘。

【预防与调护】

①积极治疗和清除感染病灶，避免各种诱发因素如海鲜等发物，冰冷饮料，咸、甜等食物及尘螨、花粉、烟雾、漆味等。

②注意气候变化，做好防寒保暖工作，冬季外出防止受寒。尤其气候转变、换季或流感流行时，要预防外感诱发哮喘。

③发病季节避免活动过度和情绪激动，以防诱发哮喘。

④普及防治知识，加强自我管理教育，调动患儿及家长的抗病积极性，鼓励患儿参加日常活动和体育锻炼以增强体质。

⑤居室宜空气流通，阳光充足。冬季要保暖，夏季要凉爽通风。避免接触特殊气味。

⑥食宜清淡而富有营养，忌进生冷油腻、辛辣酸甜以及海鲜鱼虾等可能引起过敏的食物。

⑦哮喘发作期注意呼吸、心率等变化，及时发现病情变化，给予相应处置。推拿只适用于哮喘缓解期和发作期的辅助治疗，对于哮喘持续状态，应以药物治疗为主，推拿治疗为辅。

第五节　肺炎喘嗽

肺炎喘嗽是小儿时期常见的肺系疾病之一，以发热、咳嗽、气促、痰鸣为主要临床特征，俗称“马脾风”。

本病一年四季均可发生，但多见于冬、春季节；年龄越小，发病率越高，病情越重。本病若治疗及时得当，一般预后良好，若发生变证者则病情危重。

【病因病机】肺炎喘嗽的病因包括外因和内因两方面。外因责之于感受风邪，或由其他疾病传变而来；内因责之于小儿形气未充，肺脏娇嫩，卫外不固。病位在肺，常累及于脾，重者可内窜心肝。病机关键为肺气郁闭。

1. 风寒闭肺　风寒之邪外侵，寒邪束肺，肺气郁闭，失于宣降，肺气上逆，则致呛咳气急；卫阳为寒邪所遏，阳气不得敷布全身，则见恶寒发热而无汗；肺气郁闭，水液输化无权，凝而为痰，则见痰涎色白而清稀。

2. 风热闭肺　风热之邪外侵，热邪闭肺，肺气郁阻，失于宣肃，则致发热，咳嗽；热邪闭肺，水液输化无权，凝聚为痰，加之温热之邪，灼津炼液为痰，痰阻气道，壅盛于肺，则见咳嗽剧烈，喉间痰鸣，气急鼻煽。

3. 肺脾气虚　体质虚弱儿或伴有其他疾病者，感受外邪后易累及于脾，导致病情迁延不愈。若病程中肺气耗伤太过，正虚未复，余邪留恋，则发热起伏不定；肺虚气无所主，则致咳嗽无力；肺气虚弱，营卫失和，卫表失固，则动辄汗出；脾虚运化不健，痰湿内生，则致喉中痰鸣，食欲不振，大便溏；肺脾气虚，气血生化无源，则见面色无华，神疲乏力，舌淡苔薄，脉细无力。

【诊断要点】

1. 病史　患儿病前常有感冒、咳嗽，或有麻疹、水痘等病史。

2. 临床表现

①起病较急，常见发热、咳嗽、气急、鼻煽、痰鸣等症。

②新生儿常以不乳、精神萎靡、口吐白沫等症状为主，而无上述典型表现。

③病情严重时，可见高热不退、喘促不安、烦躁不宁、面色苍白、四肢不温、口唇青紫发绀、脉微细数，甚至昏迷、抽搐等症。

④肺部听诊可闻及较固定的湿啰音，常伴干性啰音，如病灶融合，可闻及管状呼吸音。

3. 辅助检查　根据病情需要还可选择胸部X线、胸部CT、血白细胞检查、细菌培养等相关检查。

【鉴别诊断】

1. 咳嗽(急性气管支气管炎)　咳嗽频繁，但无气喘、鼻煽，可见发热，肺部听诊可闻及干湿啰音或不固定的粗湿啰音。

2. 哮喘　以咳嗽气喘、喉间痰鸣、呼气延长、反复发作为主症，常不发热。肺部听诊以哮鸣音为主。

【辨证论治】本病辨证，首辨轻重，次辨风寒、风热、痰热。肺炎喘嗽轻证表现为发热、咳嗽、气急；如兼见鼻翼翕动、高热稽留不退、喘憋为本脏重证。若病情进一步进展，出现面色苍白、口唇青紫、四肢厥冷，或神昏谵语、四肢抽搐、口噤项强为危重症，他脏变证。肺炎喘嗽初起，应分清风寒及风热。感受风寒者多表现为恶寒无汗，咳声不扬，痰多清稀，舌不红苔薄白，脉浮紧；感受风热者多表现为发热微汗，咳声响亮，痰黄黏稠，咽红疼痛，舌红苔薄黄，脉浮数。

1. 风寒闭肺

证候：恶寒发热，无汗，呛咳气急，痰白而稀，口不渴，咽不红，舌质不红，舌苔薄白或白腻，脉浮紧，指纹浮红。

证候分析：风寒之邪外袭，由皮毛而入，首先犯肺，肺失肃降，其气上逆，则呛咳气急；卫阳为寒邪所遏，阳气不能敷布周身，故恶寒发热、无汗；肺气闭塞，水液输化无权，凝而为痰，故痰白而稀；舌质不红，舌苔薄白或白腻，脉浮紧，指纹浮红，均为风寒犯肺，邪在表分之象。

治法：辛温宣肺，化痰降逆。

处方：开天门，推坎宫，揉太阳，清肺经，揉外劳宫，推三关，分推膻中，揉丰隆，揉擦肺俞。

方义：开天门、推坎宫、揉太阳，发汗解表；推三关、揉外劳宫，温阳散寒；清肺经、分推膻中，宽胸理气，宣肺止咳；揉丰隆、揉擦肺俞，温肺止咳。

2. 风热闭肺

证候：发热恶风，微有汗出，咳嗽气急，痰多，痰黏稠或黄，口渴咽红，舌红，苔薄白或黄，脉浮数，指纹浮紫或紫滞。

证候分析：风热之邪外侵，肺气郁阻，失于宣肃，则致发热咳嗽；邪闭肺络，水液输化无权，留滞肺络，凝聚为痰，故见痰多，黏稠或黄；舌红，苔薄白或黄，脉浮数均为风热犯肺，邪在表分之象。

治法：辛凉宣肺，降逆化痰。

处方：开天门，推坎宫，揉太阳，清肺经，分阴阳，水底捞月，清天河水，退六腑，分推膻中，揉肺俞，揉丰隆。

方义：开天门、推坎宫、揉太阳，发汗解表；分阴阳、清肺经、分推膻中、按揉肺俞、揉丰隆，宣肺止咳化痰，清热利咽；清天河水、退六腑，清热解表；水底捞月，加强清热作用。

3. 肺脾气虚

证候：咳嗽无力，喉中痰鸣，低热起伏不定，面白少华，动辄汗出，食欲不振，大便溏，舌质偏淡，舌苔薄白，脉细无力，指纹淡。

证候分析：本证多出现于体质虚弱，或肺炎喘嗽的后期，病情迁延不愈，则面色无华；肺为气之主，肺虚则气无所主，故咳嗽无力，喉中痰鸣；脾主运化，脾虚则运化不健，痰涎内生，故纳食呆滞，大便溏薄；肺气虚弱，卫外不固，故低热起伏，容易汗出；舌淡苔白滑，脉细无力，为肺脾气虚之象。

治法：益气健脾，化痰止咳。

处方：补脾经，推肺经，运内八卦，揉板门，揉肾顶，揉二马，揉中脘，分腹阴阳，按揉足三里。

方义：补脾经、运内八卦、揉板门、推肺经，健脾利湿，培土生金；揉中脘、分腹阴阳、按揉足三里，健脾助运；揉二马、揉肾顶，滋阴补肾，固表止汗。

【其他疗法】

中成药

(1)通宣理肺口服液　用于风寒闭肺症。

(2)小儿咳喘灵泡腾片　用于风热闭肺症。

(3)玉屏风散颗粒　用于肺脾气虚证。

【预防与调护】

①积极锻炼身体，预防急性呼吸道感染。

②加强营养，防止佝偻病及营养不良是预防重症肺炎的关键。

③保持室内空气流通，室温以 18～20℃为宜，相对湿度 60%。

④呼吸急促时，应保持气道通畅，随时吸痰。

⑤咳嗽剧烈时可抱起小儿轻拍其背部，伴呕吐时应防止呕吐物吸入气管。

复习思考题

1. 小儿感冒为何容易出现夹痰、夹滞、夹惊？
2. 试述感冒各型的主要证候、治则。
3. 简述感冒与急喉音的鉴别。
4. 简述发热的病因病机。
5. 试述食积发热的临床表现、治法及推拿处方。
6. 简述发热与夏季热的鉴别。
7. 何谓咳嗽？试述咳嗽的病因病机。
8. 简述咳嗽与肺结核的鉴别。
9. 何谓哮喘？试述肺脾气虚型哮喘的临床表现、治法、处方。
10. 何谓肺炎喘嗽？试述肺炎喘嗽的病因病机。
11. 简述哮喘与肺炎喘嗽的鉴别。

第八章 脾胃系病证

第一节 泄 泻

泄泻是以大便次数增多,粪质稀薄或如水样为特征的小儿常见病。以三岁以下的婴幼儿更为多见,年龄愈小,发病率愈高。

本病四季皆可发生,但以夏秋季节较多。不同季节发生的泄泻,证候表现有所不同。本病轻症治疗得当预后良好;重症预后较差,可出现气阴两伤,甚至阴竭阳脱;久泻迁延不愈,则易转为慢惊风或疳证。

西医学称为腹泻,病因分为感染性和非感染性两类。感染性腹泻主要由病毒和细菌引起;非感染性腹泻常由饮食因素及消化功能紊乱等引起。

【病因病机】引起小儿泄泻的原因,以感受外邪,内伤乳食和脾胃虚弱等为多见。其病位主要在于脾胃。病机关键在于脾困湿盛,升降失司,水反为湿,谷反为滞,清浊合而下降,形成泄泻。

因胃主腐熟水谷,脾主运化精微,如脾胃受病,则饮食入胃,水谷不化,精微不布,合污而下,致成泄泻。故《景岳全书·泄泻》说:“一泄泻之本,无不由于脾胃。盖胃为水谷之海,而脾主运化,使脾健胃和,则水谷腐熟,而化气化血以行营卫,若饮食失节,起居不时,以致脾胃受伤,则水反为湿,谷反为滞,精华之气不能输化,乃致合污下降,而泻痢作矣。”可见病变部位主要在脾胃。常见的病因以感受外邪、内伤乳食和脾胃虚弱等为多见。

1. 感受外邪　小儿脏腑娇嫩,肌肤薄弱,若调护失宜,易受外邪侵袭。外感风、寒、暑、热等邪皆能与湿邪相合引起泄泻。由于时令季节不同,风寒致泻四季均有,但泄泻以夏秋季多见,长夏多湿,故前人有“无湿不成泻”之说。脾喜燥恶湿,湿困脾阳,运化失职,使消化、吸收发生障碍而致泄泻。临床以湿热泻多见。

2. 内伤乳食　小儿脾常不足,饮食不知自节,如果喂养不当,饥饱无度,或突然改变食物性质,或恣食油腻、生冷,或饮食不洁,均可损伤脾胃,使水反为湿,谷反为滞,而成泄泻。正如《素问·痹论》中说："饮食自倍，肠胃乃伤。"

3. 脾胃虚弱　小儿素体脾虚，但生机蓬勃，对水谷精微需求相对较多，使脾胃负担加重，一旦调护失宜，乳哺不当，饮食失节等，皆能损伤脾胃，脾虚则运化失职，胃弱则腐熟无能，不能化生精微，水反为湿，谷反为滞，清浊不分，合污而下，成为脾虚泻。也有泄泻实证，因失治或治疗不当，迁延日久导致脾胃虚弱，转为脾虚泻者。

【诊断要点】

1. 病史　有乳食不节、饮食不洁或感受外邪等病史。

2. 临床表现

①大便次数明显增多，严重者达每日 10 次以上。大便呈淡黄色或清水样；或夹奶块、不消化物，如蛋花汤状；或黄绿稀溏；或色褐而臭，夹少量黏液。同时可伴有恶心、呕吐、纳减、腹痛、发热、口渴等症。

②重症泄泻，可见小便短少，精神烦躁或萎靡，皮肤干瘪，眼窝、囟门凹陷，啼哭无泪等脱水症状，以及口唇樱红，呼吸深长，腹部胀满，四肢逆冷等症。

3. 辅助检查

①大便常规检查。可有脂肪球或少量白细胞、红细胞。

②大便病原学检查。可有轮状病毒等病毒检测阳性，或致病性大肠杆菌等细菌培养阳性。

【鉴别诊断】细菌性痢疾急性起病，便次频多，大便有黏液脓血，腹痛明显，里急后重。大便常规检查可见多量脓细胞、红细胞，可找到吞噬细胞；大便培养痢疾杆菌阳性。

【辨证论治】本病辨证时，要分清寒热虚实。大便清稀如水，臭味不甚者属于寒；大便黄褐而臭秽者属于热；暴泻起病急，病程短，泻下急迫，夹有不消化物，纳呆，腹胀或痛，泻后痛减，邪气盛，属于实证；久泻病程迁延反复不愈，食后亦泻，大便澄澈清冷，完谷不化，属于虚或虚中夹实。

1. 风寒泻

证候：大便清稀多沫，色淡不臭，肠鸣腹痛，面色淡白，口不渴，小便清长，或伴有恶寒发热，鼻流清涕，咳嗽，舌苔白腻，脉濡，指纹色红。

证候分析：腹受风寒，客于肠胃，水湿不运，故泄泻清稀，粪多泡沫，臭气不甚；外感风寒，寒邪郁阻，则恶寒发热，咳嗽流涕，肠鸣腹痛。

治法：疏风散寒，温中止泻。

处方：补脾经，补大肠，推三关，揉外劳宫，揉一窝风，摩腹，揉脐，推上七节骨，揉龟尾。

方义：推三关、揉外劳宫、揉一窝风温阳散寒；补脾经、摩腹、揉脐能健脾化湿，温中散寒；补大肠、推上七节骨、揉龟尾涩肠止泻。

若表证明显者加开天门、推坎宫、揉太阳、揉耳后高骨；若体虚者加捏脊、按揉足三里;惊惕不安加摩囟门、清肝经、掐揉五指节。

2. 湿热泻

证候:泻下稀薄或如水注,或如蛋花汤样,泻下急迫,量多次频,气味秽臭,或见少许黏液,腹部时感疼痛,恶心呕吐,或发热烦躁,口渴,小便短赤,舌红苔黄腻,脉滑数,指纹色紫。

证候分析:湿热之邪,蕴结脾胃,下注大肠,故见泻下稀薄或如水注,或泻下急迫,量多次频;湿性黏腻,湿热交蒸,壅结肠道,故见泻下气味秽臭,或见少许黏液,腹痛恶心呕吐;若热重于湿者,则见口渴,舌红苔黄;湿热在下,故见小便短黄;指纹色紫为湿热之象。

治法:清热利湿,调中止泻。

处方:推脾经,清胃经,清大肠,清小肠,清天河水,退六腑,摩腹,揉脐,揉龟尾,推七节骨。

方义:推脾经、清胃经,能清中焦湿热;清大肠、摩腹、揉脐清利肠腑,泻热导滞;退六腑、清小肠、清天河水清热利尿除湿,配揉龟尾、推七节骨以理肠止泻。

3. 伤食泻

证候:腹胀,腹痛,痛则欲泻,泻后痛减,粪便酸臭,或臭如败卵,不思乳食,呕吐酸馊,夜卧不安,舌苔厚腻或微黄,脉滑数,指纹紫红而滞。

证候分析:乳食入胃,停积不化,壅滞肠胃,气机不畅,故见脘腹胀满;不通则痛,故时见腹痛,痛则欲泻,泻后气机得畅,故泻后痛减;乳食内腐,气秽上冲,故呕吐酸馊;苔厚腻或微黄,指纹紫红皆是乳食积滞之证。

治法:消食导滞,和胃助运。

处方:补脾经,清大肠,揉板门,运内八卦,揉中脘,揉天枢,分腹阴阳,揉脐,揉龟尾,推七节骨。

方义:补脾经、揉中脘、运内八卦、揉板门、分腹阴阳,健脾和胃,行滞消食;清大肠、揉天枢,揉脐清利肠腑积滞;揉龟尾、推七节骨理肠止泻。

4. 脾虚泻

证候:久泻不愈,或经常发作,大便稀溏,食后作泻,色淡不臭,时轻时重,面色萎黄,神疲倦怠,食欲不振,形体消瘦,舌淡苔白,脉缓弱,指纹色淡。

证候分析:脾胃虚弱,清阳不升,运化失职,故大便稀溏,色淡不臭,时轻时重;脾胃虚则运纳无权,故见食后作泻;脾虚不运,精微不布,生化无源,故见面色萎黄,神疲倦怠,形体消瘦;舌淡苔白,指纹色淡均为脾虚之象。

治法:健脾益气,温阳止泻。

处方:补脾经,补大肠,推三关,摩腹,揉脐,按揉足三里,推上七节骨,揉龟尾,捏脊。

方义:补脾经、补大肠健脾益气,温中止泻;推三关、摩腹、揉脐、捏脊、按揉足三里健脾和胃,温中补虚;推上七节骨、揉龟尾温阳止泻。

【其他疗法】

中成药

(1)保和丸　用于伤食泻。

(2)七味白术散　用于脾虚泻。

(3)小儿肠胃康颗粒　用于湿热泻。

(4)藿香正气口服液　用于风寒泻和湿热泻。

【预防与护理】

①注意饮食卫生,饮食宜定时定量,不宜过食肥厚油腻之品。

②合理喂养。添加辅食时,品种不宜过多,变换不宜过频,要使婴儿逐渐适应新的食品后,才渐次增加其他食品。

③避免腹部受凉。

④发病期间,控制饮食。

⑤保持皮肤清洁干燥。每次大便后,宜用温水清洗臀部,并扑上滑石粉,防止发生红臀。

第二节　痢　疾

痢疾是以腹痛,里急后重,下痢赤白脓血为主证的一种肠道传染病。古称“肠澼”“滞下”“下痢”等。本病多见于夏、秋二季,以 2 ~ 7 岁的儿童发病率较高。

【病因病机】痢疾因暑热、寒湿、疫毒等外邪侵犯肠胃而致。饮食生冷不洁,外邪随之入侵,是导致发病的主要途径。前人根据病因将其分为湿热痢、寒湿痢、疫毒痢等,本节主要讨论湿热痢和寒湿痢。

1. 感受外邪　夏秋季节,感受暑湿,湿热之邪,入于肠胃,热结于内,与气血相搏,阻滞气机,伤及肠襞、脉络,肠胃功能失调而致;或感风冷寒湿之邪,凝结肠胃,以致气机不畅,肠道传化失司,形成本病。

2. 内伤饮食　由于饮食积滞,或进食生冷不洁之物等。《医宗金鉴・幼科心法》说:“痢之为证,多因外受暑湿,内伤生冷而成……寒痢者,寒冷伤胃,久痢不已,或脏气本虚,复为风冷所乘……热痢者,皆因湿热凝结于肠胃”。

因此,本病的病机主要是饮食不洁,湿热,疫毒随不洁之食物从口入胃肠,与肠内气血相搏,湿郁热蒸,气机壅阻,蒸腐气血而致。

【诊断要点】

1. 病史　多有饮食不洁史。

2. 临床表现

①腹痛,里急后重,便次增多。大便常有脓血黏冻。

②急性痢疾发病骤急，可伴有恶寒发热；慢性痢疾则反复发作，迁延不愈。

3. 辅助检查

①急性菌痢，血白细胞总数及中性粒细胞增高。

②大便常规检查，可见白细胞及红细胞并有巨噬细胞；大便培养有痢疾杆菌生长。

③必要时做X线钡剂造影及直肠、结肠镜检查，有助于鉴别诊断。

【鉴别诊断】

1. 阿米巴痢疾　起病一般缓慢，少有毒血症症状，里急后重感较轻，大便次数亦较少，腹痛多在右侧，典型者粪便呈果酱样，有腐臭，镜检仅见少许白细胞，红细胞凝集成团，常有夏科－莱登结晶体，可找到阿米巴滋养体，乙状结肠镜检查，见黏膜大多正常，有散在溃疡，本病易并发肝脓肿。

2. 流行性乙型脑炎　本病表现和流行季节与菌痢（重型或中毒型）相似，后者发病更急，进展迅猛，且易并发休克，可以温盐水灌肠并做镜检及细菌培养。此外，本病尚应与沙门菌感染、副溶血弧菌食物中毒、大肠杆菌腹泻、空肠弯曲菌肠炎、病毒性肠炎等相鉴别，慢性菌痢应与慢性血吸虫病、直肠癌、非特异性溃疡性结肠炎等鉴别。

【辨证论治】本病辨证时要辨寒热虚实。一般说来，起病急骤，病程短，腹痛胀满，痛而拒按，痛时窘迫欲便，便后里急后重暂时减轻，脉滑实有力者属实；起病缓慢，病程长，腹痛绵绵，痛而喜按，便后里急后重不减，坠胀甚，脉虚弱无力者属虚。痢下脓血鲜红，或赤多白少黏稠臭秽，身热面赤，口渴喜饮者属热；痢下白色黏冻涕状，或赤少白多，清稀而不甚臭秽，面白肢冷形寒，口不渴者属寒。

1. 湿热痢

证候：腹痛剧烈，便下赤白，里急后重，便时哭闹不安，肛门灼热，壮热烦渴，小便短赤，舌红唇干，苔黄腻，指纹紫红。

证候分析：因外感内伤，与肠内气血相搏，湿热郁蒸，熏灼脉络，气血凝滞，气滞则腹痛，里急后重；血瘀则生化脓血，湿热下迫大肠，故见肛门灼热；热重于湿，邪偏血分，则痢下赤多白少；壮热烦渴，舌红唇干等均为湿热之象。

治法：清热化湿，理气通滞。

处方：分阴阳，清大肠，清小肠，退六腑，清天河水，运内八卦，揉板门，揉天枢，推下七节骨。

方义：清大肠、揉天枢配合清天河水清理肠胃湿热，通滞调中；退六腑、清小肠清热除湿；揉板门、运内八卦、分阴阳能平衡阴阳，理气消食，助运化；推下七节骨清泻肠胃湿热，通便导滞。

2. 寒湿痢

证候：腹痛隐隐，便下白色黏冻，白多红少，食少神疲，畏寒腹胀，苔白腻，指纹色红。

证候分析：风冷寒湿之邪搏结肠间，气机受阻，气血凝滞，故腹痛隐隐；邪偏气分，故痢下白色黏冻,或白多红少;胃气受损,故少食神疲,畏寒腹胀;苔白腻,指纹红均为寒湿之象。

治法:温中散寒,健脾化湿。

处方:分阴阳,补脾经,清胃经,推大肠,揉外劳宫,推三关,摩腹,摩脐,按揉足三里。

方义:补脾经、补大肠能健脾理中,温中除湿;揉外劳宫、推三关加强温中散寒的作用;分阴阳以重分阳,以治其寒,并有调理气血的作用;摩腹、摩脐、按揉足三里能健脾和胃,温中散寒。

【其他疗法】

中成药

(1)止痢宁片　用于湿热痢。

(2)不换金正气散　用于寒湿痢。

【预防与护理】

①调理饮食,加强营养。

②在夏秋季注意避暑湿、湿热及疫毒之邪。

③注意饮食卫生,避免接触痢疾患者,病室应每天进行消毒。

第三节　便　秘

便秘是指大便秘结不通,排便次数减少,或次数不减少,但粪质干结,排出艰难,或粪质不硬虽有便意但排出不畅的病证。便秘是儿科临床中常见的一个证候,可单独出现,亦可继发于其他疾病的过程中。

本病一年四季均可发生,可见于任何年龄的小儿。经过合理治疗,一般预后良好,但容易造成肛裂,日久迁延不愈者,可引起脱肛、痔疮等疾病。

西医学将便秘分为器质性便秘和功能性便秘两类,功能性便秘是指未发生明显器质性病变,而是以功能性改变为特征的排便障碍。本节主要讨论功能性便秘,其他类型的便秘应明确病因诊断,并在采取相应治疗的基础上,参考本节内容进行辨证论治。

【病因病机】便秘可由多种原因引起,乳食积滞,传导失常;或因燥热内结,津液干涸;或因血虚,肠失濡润;或因气虚传送无力等均可导致便秘。主要病位在大肠,与脾、肝、肾三脏相关,病机关键是大肠传导功能失常。

1. 实秘　乳食不节,喂养不当,或过食辛辣厚味香燥之品,致肠胃积热;或过用辛温药物,耗伤津液;或热病后余邪留恋,燥热内结肠道,津液不足,肠道干涩,传导失常,故大便干结。

2. 虚秘　禀赋不足或后天失调,或久病脾虚运化失职,气血生化无源,导致气血两亏,气虚则温煦无权,阳气不足,以致阴气凝结,大肠传导无力而大便艰涩难下;血虚则真阴亏，火旺劫伤津液，津少不能滋润肠道，使大便排出困难。

【诊断要点】

1. 病史　患儿可有喂养不当、挑食、偏食、外感时邪、情志不畅、脏腑虚损等病史。

2. 临床表现

①不同程度的大便干燥，轻者仅大便前部干硬，重者大便坚硬，状如羊屎。

②排便次数减少，间隔时间延长，常 2～3 日排便 1 次，甚者可达 6～7 日 1 次。或虽排便间隔时间如常，但排便艰涩或时间延长，或便意频频，难以排出或排净。

③伴有腹胀、腹痛、食欲不振、排便哭闹等。可因便秘而发生肛裂、便血、痔疮。部分患儿左下腹部可触及粪块。

3. 辅助检查　单纯性便秘实验室与其他检查多无异常。

【鉴别诊断】

1. 先天性巨结肠　主要表现为顽固性便秘，新生儿有胎便排出延迟，小儿便秘症状进行性加重，伴有严重腹胀、消瘦、生长发育落后等。钡剂灌肠检查显示近直肠乙状结肠处狭窄，上段结肠异常扩大。

2. 机械性肠梗阻　主要表现为急性便秘，伴阵发性剧烈腹痛腹胀、恶心呕吐、肠鸣音亢进，腹部 X 线检查显示多个扩张肠袢及较宽液平面，结肠远端及直肠无气。

【辨证论治】本病辨证时要分清虚实寒热。一般病程短，粪质多干燥坚硬，腹胀拒按者为实证；病程较长，病情顽固，大便虽不甚干硬，但多欲便不出或便出艰难，腹胀喜按者为虚证；伴随身热面赤，口渴尿黄，喜凉恶热者属于热证；伴随面白肢冷，小便清长，喜热恶凉者属于寒证。

1. 实秘

证候：大便干结，排出困难，烦热口臭，纳食减少，腹部胀满，面赤身热，口干唇燥，小便黄少，苔厚腻或黄燥，脉弦滑，指纹色紫。

证候分析：肠胃结热，津液耗伤，故大便干结，排出困难；气滞郁结于腹，故腹部胀满，纳食减少，腑气不通，燥热秽浊熏蒸于上，故口干唇燥，口臭；阳明积热，则身热面赤；热移膀胱则小便黄少；苔黄燥，指纹色紫均为燥热内结之象。

治法：理气行滞，泻热通便。

处方：清大肠，退六腑，运内八卦，按揉膊阳池，摩腹，揉天枢，按揉足三里，推下七节骨，按弦搓摩。

方义：清大肠、揉天枢以荡涤大肠之邪热积滞；运内八卦、摩腹、按揉足三里健脾和胃，行滞消食；推下七节骨、退六腑以泻热通便；按揉膊阳池善治便秘；按弦搓摩可疏肝理气行滞。

2. 虚秘

证候：大便并不干硬，但努责乏力难下，伴面色无华，形瘦气怯，神疲乏力，舌淡苔薄，脉细，或细涩，指纹色淡。

证候分析：素体虚弱，气虚则大肠传送无力，故大便不硬，但努责乏力难下；血虚则面色无华；因气血虚弱，则形瘦气怯，神疲乏力；脾虚运化失职，气血生化无源，故舌淡脉细，或细涩，指纹色淡。

治法：益气养血，润肠通便。

处方：补脾经，补肾经，揉二马，清大肠，按揉膊阳池，揉天枢，推下七节骨，捏脊，按揉足三里，推揉涌泉。

方义：补肾经补虚润肠通便；补脾经、捏脊、按揉足三里以健脾和胃，益气养血；清大肠、揉天枢、推下七节骨理气行滞以通便；按揉膊阳池，配揉二马、推揉涌泉补肾滋阴，以润肠通便。

【其他疗法】

中成药

(1)麻仁丸　用于实秘。

(2)补中益气丸　用于虚秘。

【预防与护理】

①饮食调理，多食新鲜蔬菜和水果。

②养成按时排便的习惯。

③加强体育锻炼，增强体质。

第四节　积　滞

积滞是指小儿内伤乳食，停聚中焦，积而不化，气滞不行所形成的一种胃肠疾患。以不思乳食，食而不化，腹部胀满或疼痛，嗳气酸腐或呕吐，大便溏薄或酸臭秘结为临床特征。《诸病源候论·小儿杂病诸候》所记载的“宿食不消候”“伤饱候”篇，都是论述有关饮食不节所引起的胃肠疾病。

若积久不消，迁延失治，可转化成疳证，故应积极治疗。

本病相当于西医学的功能性消化不良。

【病因病机】积滞的主要病因为喂养不当、乳食不节，损伤脾胃，致脾胃功能失调，或脾胃虚弱，腐熟运化不及，乳食停滞不化。病位在脾胃，基本病机为乳食停聚不消，积而不化，气滞不行。

1. 乳食不化　小儿“脾常不足”，肠胃嫩弱，乳食不知自节。若调护失宜，喂养不当，易伤乳食，或过食厚味生冷之品，或添加辅食过多过快，均可损伤脾胃，以致受纳运化失职，升降失调，乳食停滞，积而不消而成积滞。

2. 脾虚夹积　若禀赋不足，脾胃素虚；或病后失于调理，脾气亏虚；或过用寒凉攻伐之品,致脾胃虚寒,腐熟运化不及,乳食稍有增加,即停滞不化,而成积滞。

【诊断要点】

1. 病史　有伤乳、伤食史。

2. 临床表现　以不思乳食,食而不化,脘腹胀满,大便溏薄,酸臭或臭如败卵,或便秘为特征。可伴有烦躁不安,夜间哭闹或呕吐等症。

3. 辅助检查　大便常规可见不消化食物残渣、脂肪滴。

【鉴别诊断】长期食欲不振、厌恶进食为主症。一般无脘腹胀满、大便酸臭等症。

【辨证论治】本病辨证时要辨清虚实。若见不思乳食,脘腹胀满或疼痛,面赤唇红,烦躁多啼,呕吐酸馊乳食,大便酸臭,舌红苔腻者属于实热证;若素体脾虚,腐熟运化不及,乳食停留不消,日久形成积滞者为虚中夹实证。

1. 乳食不化

证候:不思乳食,烦躁多啼,夜卧不安,食欲不振,或呕吐酸馊乳食,脘腹胀满或疼痛,大便酸臭,手足心热,舌红苔腻,指纹紫滞。

证候分析:乳食内积,气机郁结,故脘腹部胀满而痛。胃不和,则卧不安,故夜卧不安,烦躁多啼。胃气上逆,则呕吐酸馊乳食。食滞中焦,故食欲不振;食而不化,化热化湿,则大便酸臭;舌红苔腻,指纹紫滞均为乳食积滞的表现。

治法:消积导滞,调理脾胃。

处方:补脾经,揉板门,清胃经,清大肠,掐揉四横纹,运内八卦,分腹阴阳,揉中脘,揉天枢,按揉足三里,掐捣小天心。

方义:补脾经、揉板门、分腹阴阳、揉中脘、按揉足三里能调理胃腑,健脾和中;运内八卦、掐揉四横纹消积理气;清胃经清胃中积食;清大肠、揉天枢能清利肠腑并导滞;掐捣小天心清热安神。

2. 脾虚夹积

证候:面色萎黄,形体消瘦,困倦无力,不思乳食,食则饱胀,腹满喜按,呕吐酸馊乳食,大便溏薄,唇舌色淡,舌苔白腻,指纹淡红。

证候分析:脾胃虚弱,中气不运,不能化生精微,气血俱虚,故面色萎黄,形体消瘦,唇舌色淡,困倦无力;脾不运化,乳食停滞,气机失畅,故不思乳食,食则饱胀;呕吐酸馊乳食,大便溏薄,舌苔白腻,指纹淡红均为脾胃虚弱,乳食积滞所致的虚实夹杂证。

治法:健脾助运,消积导滞。

处方:补脾经,揉板门,掐揉四横纹,揉小横纹,揉外劳宫,推三关,揉中脘,摩腹,按揉足三里,捏脊。

方义:补脾经、揉中脘、按揉足三里健脾和胃,消食助运化。掐揉四横纹、揉小横纹调中消胀,行气消积;揉外劳宫、推三关温阳化湿;摩腹、捏脊、健脾胃,调气血。

【其他疗法】

中成药

(1)保和丸　用于乳食不化证。

(2)小儿香橘丸　用于脾虚夹积证。

【预防与护理】

①乳食宜定时定量,合理喂养,不宜过饥过饱。食物宜新鲜清洁,不宜过食生冷,肥腻之品。

②随着婴儿年龄的增长,逐渐增加辅食,但不宜杂食、偏食。

③积滞患儿应暂时控制乳食,给予适当调理或治疗,积滞消除后,逐渐恢复正常饮食。

第五节　疳　证

疳证是由于喂养不当,或多种疾病的影响,导致脾胃受损,气液耗伤,不能濡养脏腑、经脉、筋骨、肌肤而形成的一种慢性消耗性疾病。

"疳"之含义有二:其一曰"疳者甘也",言其病因,是指小儿恣食肥甘厚腻,损伤脾胃,形成疳证;其二曰"疳者干也",言其病机、主证,是指气液干涸、形体羸瘦。

本病发病无明显季节性,各年龄段均可患病,临床多见于5岁以下小儿。因其起病缓慢,病程越长,病情亦随之加重,严重影响小儿的正常生长发育,所以前人把本病列为小儿痧、痘、惊、疳四大要证之一。不过现在随着人民生活水平的提高和医疗条件的改善,本病的发病率明显下降。本病经过合理治疗,绝大多数患儿均可痊愈,仅少数重症或有严重兼证者,预后较差。

本病包括西医学的蛋白质营养不良、维生素营养障碍、微量元素缺乏等疾病。

【病因病机】引起疳证的病因较多,临床以饮食不节,喂养不当,营养失调,疾病影响以及先天禀赋不足为常见,其病变部位主要在脾胃,亦可涉及五脏。病机关键是脾胃亏损,津液耗伤。

1. 饮食不节,脾胃受损　乳幼儿时期脾胃功能薄弱,若小儿饮食无度,乳食不节,或恣食肥甘生冷、壅聚中焦,脾胃运化失常,形成积滞,积久不消,纳运无权,以致水谷精微不能吸收,脏腑百骸失于滋养,渐致形体羸瘦,气液亏耗,而成疳证。

2. 喂养不当,营养失调　因母乳不足,或过早断乳,未能及时添加辅食,由于营养不足,或不适应小儿机体的需求,导致脾胃生化乏源,从而产生营养失调,不能濡养脏腑、肌肉、四肢百骸,而形成疳证。

3. 其他因素,转化成疳　多见长期吐泻或慢性腹泻,以及病后失调,伤及脾胃之气,气血失养而产生疳证。

综上所述,疳证的病因虽然有所不同,但其病变部位在于脾胃,故有“诸疳皆脾胃病”之说。

【诊断要点】

1. 病史 有喂养不当,或病后饮食失调及长期消瘦史。

2. 临床表现

①形体消瘦,体重比正常同年龄儿童平均值低15%以上,面色不华,毛发稀疏枯黄;严重者干枯羸瘦,体重可比正常平均值低40%以上。

②饮食异常,大便干稀不调,或脘腹胀满等明显脾胃功能失调症状。

③兼有精神萎靡不振,或好发脾气,烦躁易怒,或喜揉眉擦眼,或吮指磨牙等症。

3. 辅助检查 贫血者,血红蛋白及红细胞减少。出现肢体浮肿,属于疳肿胀(营养性水肿)者,血清总蛋白大多在45克/升以下,人血白蛋白约在20克/升以下。

【鉴别诊断】

1. 厌食 本病由喂养不当,脾胃运化功能失调所致,以长期食欲不振,厌恶进食为主症,无明显消瘦,精神尚好,病在脾胃,很少涉及他脏,一般预后良好。

2. 积滞 本病以不思乳食,食而不化,脘腹胀满,大便酸臭为特征,与疳证形体消瘦、毛发干枯、精神萎靡或烦躁易怒、饮食异常的特征有明显区别。但两者也有密切联系,若积久不消,损伤脾胃,水谷精微化生不足,致形体日渐消瘦,可转化为疳证。

【辨证论治】本病为虚实夹杂的病证,辨明虚实是推拿立法的根本,可以从病程的长短以辨虚实,初期大多偏实,中期虚实互见,晚期属虚,而在治疗上,务必处处以顾护脾胃为本。

1. 疳气

证候:形体略瘦,面色萎黄少华,毛发略稀,厌食,或食欲不振,精神欠佳,大便或溏或秘,苔薄或微黄。

证候分析:此证多由乳食不节,杂食乱投,饥饱失常,损伤脾胃引起;脾主运化,以运为健,胃主受纳,以消为和;若脾胃失健,则饮食水谷不能化生气血精微以滋养全身,而致形体略瘦,食欲不振;大便不调,为饮食失调所致。

治法:健脾助运,消补兼施。

处方:补脾经,补肾经,揉板门,掐揉四横纹,揉小天心,揉中脘,摩腹,按揉足三里,捏脊。

方义:补脾经、揉板门、掐揉四横纹、捏脊调和脏腑,调畅气机,健脾和中,以消积消疳;揉小天心能调阴阳,和五脏,以安心养神;揉中脘、摩腹、按揉足三里、补肾经有健脾胃,助运化,养气血,补先天、后天之功效。

2. 疳积

证候:疳积为疳之较重者,形体明显消瘦,肚腹膨胀,甚则青筋暴露,面色萎黄无华,毛发稀黄发如穗结，精神不振，烦躁易怒，睡眠不宁，食欲不振等。

证候分析：此证多为疳气发展而成，积滞内停，壅滞气机，阻滞肠胃，导致脾胃为病。故毛发枯黄如穗结，形体消瘦，病久则脾胃虚甚，气血生化无源，心肝之火内扰，烦躁易怒，睡眠不宁；积滞停中，络脉瘀阻，则腹膨如鼓，青筋暴露。

治法：健脾理气，消积导滞。

处方：补脾经，清胃经，清心经，清肝经，推大肠，揉板门，揉小天心，掐揉四横纹，捏脊。

方义：补脾经、揉板门、捏脊健脾理气，助运补虚；清心经、清肝经、推大肠清热除烦，导积滞；揉小天心，宁心安神；掐揉四横纹消积除疳。

3. 干疳

证候：干疳为疳之重候，亦称“疳极”。患儿极度消瘦，面呈老头貌，皮肤干瘪起皱，大肉已脱，毛发干枯，腹凹如舟，精神萎靡，便溏或便秘，口唇干燥，苔光，舌质多淡嫩。

证候分析：此证为疳证晚期，皆因津液干涸，气液耗伤脾胃虚败，气血虚而形成此证，故临床见极度消瘦，外貌呈老头样等。

治法：健脾和胃，补益气血。

处方：补脾经，补肾经，揉板门，掐揉四横纹，推三关，分阴阳，摩腹，揉中脘，捏脊。

方义：补脾经、补肾经健脾滋肾；揉板门、推三关温中健脾，补益气血；掐揉四横纹消积除疳；摩腹、揉中脘、捏脊健脾和胃，补益气血；分阴阳平衡阴阳，调和气血。

【其他疗法】

中成药

(1)健儿素颗粒　用于疳气证。

(2)疳积散　用于疳积证。

(3)十全大补丸　用于干疳。

【预防与护理】

本病的预防与护理较治疗更为重要，能降低发病率，有助于早日康复。

①乳幼儿尽可能给予母乳喂养。

②小儿喂养，应定质、定量、定时，要掌握先稀后干、先素后荤的原则。

③不要过早断乳，断乳后给予易消化而富有营养的食物。

④多做户外活动，增强体质。

第六节　腹　痛

腹痛指发生在腹部胃脘以下，脐的两旁及耻骨以上部位的疼痛，为小儿常见的临床证候。

本病可见于任何年龄任何季节。因婴幼儿不能述说或表述不清,故小儿腹痛常表现为啼哭,因此,临证必须详细检查,以免贻误病情。

腹痛涉及的疾病范围甚广,许多内、外科疾病均可出现腹痛的症状。本节所讨论的内容主要是以感受寒邪,食积,脏气虚冷,气滞血瘀为发病因素。至于外科急腹症等所致的腹痛,则不包括于内。

【病因病机】引起小儿腹痛的原因较多,主要与腹部中寒,乳食积滞,感染蛔虫,胃肠热结,脾胃虚寒和瘀血内阻等有关。病位主要在脾胃、大肠,也与肝有关。病机关键是脾胃肠腑气滞,不通则痛。

1. 腹部中寒　由于护理不当,衣被单薄,腹部为风冷寒气所侵,客于肠胃,寒主收引,寒凝则气滞,以致经络不通,气血壅阻不行,而突发腹痛。

2. 乳食积滞　小儿由于乳食不节,或暴饮暴食,或恣食生冷瓜果,停滞中焦,损伤脾胃,传化失职,气机受阻,而致腹痛。

3. 感染蛔虫　由于感染蛔虫,扰动肠中,或窜行胆道,或虫多而扭结成团,气机阻滞而致气滞作痛。

4. 脾胃虚寒　素体阳虚,或病后体弱,脏腑虚冷,中阳不振,脾不运化,以致寒湿内停,气机失畅,血脉凝滞而作痛。

【诊断要点】

1. 病史　患儿可有外感寒邪、伤于乳食、脾胃虚寒、情志不畅等病史或诱因。

2. 临床表现

①表现在胃脘部、脐周部位、小腹两侧或一侧部位、下腹部正中部位疼痛。

②腹痛时作时止、时轻时重,常有反复发作,发作后自行缓解的特点。

③疼痛的性质可有隐痛、钝痛、胀痛、刺痛、掣痛。

④伴随腹痛出现的症状不多,可有啼哭不宁、腹胀等。

3. 辅助检查　血、尿、便检查、腹部X线检查、超声波检查等有助于临床诊断及鉴别诊断。腹腔穿刺、胃镜、腹腔镜、CT等检查可根据病情及临床需要选择。

【鉴别诊断】外科急性腹痛,起病急骤,多无前驱症状;腹痛由轻到重、由局限到弥漫;多先有腹痛,后见全身症状;多伴有腹膜刺激征,体征多局限于腹部,可有放射痛。

【辨证论治】本病辨证时,若脐周疼痛多与虫、积有关;胃脘及脐周以上疼痛多属于乳食积滞;脐下腹痛多见于脾胃虚寒。素体阳虚,或感受寒邪,或过食生冷而腹痛者,得温痛减,遇寒加重属于寒性腹痛;过食香辣厚味,热结阳明而腹痛者,腹满拒按,口渴喜饮属于热性腹痛。腹痛隐隐作痛,痛无定处,喜按喜揉属于虚证;疼痛剧烈,痛有定处,腹胀拒按属于实证。

1. 腹部中寒

证候:腹部疼痛,阵阵发作,得温较舒,面色苍白,痛甚则额冷汗出,甚则唇色紫暗,手足欠温，大便溏薄，小便清长，舌苔薄白，指纹色红或隐伏不见。

证候分析：寒为阴邪，主收引凝滞，腹部中寒，凝滞气机，不通则痛，故腹部疼痛；得温则寒凝稍解，气机稍通，故腹痛稍缓；气血运行不畅，故面色苍白，甚则唇色紫暗；寒邪内盛，阳气不伸，卫气不行，故痛甚则额冷汗出；手足欠温，指纹色红等均为里寒之象。

治法：温中散寒，行气止痛。

处方：补脾经，运内八卦，揉外劳宫，推三关，掐揉一窝风，摩腹，按揉中脘，拿肚角。

方义：补脾经、摩腹、揉中脘、运内八卦，温中散寒，健脾和胃；配推三关，揉外劳宫温阳行气，散寒止痛；掐揉一窝风、拿肚角理气止腹痛。

2. 食积腹痛

证候：腹部胀满疼痛，按之痛甚，嗳腐吞酸，口气酸臭，不思乳食，矢气频作，腹痛欲泻，泻后痛减，恶心，呕吐，夜卧不安，苔厚腻，指纹淡滞。

证候分析：乳食乃有形之物，停滞中焦，气机阻滞，故见腹部胀疼痛；食滞中焦，胃气不和，故伴呕吐，夜卧不安；其气下泄，则矢气频作；舌苔厚腻，指纹淡滞为积滞不化之候。

治法：消食导滞，理气止痛。

处方：补脾经，揉板门，清大肠，运内八卦，揉中脘，揉天枢，分腹阴阳，拿肚角。

方义：补脾经、揉板门、分腹阴阳健脾和胃，消食导滞，理气止痛；清大肠、揉天枢，疏调肠腑积滞；运内八卦，宽胸理气，调和气血；拿肚角止腹痛。

若呕吐加推天柱骨，横纹推向板门；发热加退六腑，清天河水。

3. 虫积腹痛

证候：腹部突然作痛，以脐周为甚，时发时止，有时可在腹部摸到蠕动之块状物，时隐时现，有便虫史，面黄肌瘦，或嗜食异物，如有蛔虫窜行胆道则痛如钻顶，伴呕吐。

证候分析：因蛔虫聚团，扰动不安，阻碍小肠气机，故脐周痛；虫体摄取精微气血，故面黄肌瘦；脾胃受损，不知五味故喜异食。

治法：温中行气，安蛔止痛。

处方：揉一窝风，揉外劳宫，推三关，摩腹，揉脐，按揉肝俞、胆俞、胆囊穴。

方义：按揉肝俞、胆俞，调理肝胆，行气止痛；揉一窝风、揉外劳宫、推三关、揉脐温中散寒，安蛔止痛；摩腹行气止痛，配胆囊穴加强安蛔止痛的作用。

4. 脾胃虚寒

证候：腹痛绵绵，时作时止，喜温喜按，面色萎黄，形体消瘦，食欲不振，易发腹泻，舌淡苔薄，指纹色淡。

证候分析：患儿素体阳虚，脾阳不振，气血虚弱，脏腑失温，故见腹痛绵绵，时作时止，喜温喜按；脾阳虚弱，运化失常，故食欲不振，易发腹泻；舌淡苔薄，指纹色淡均为虚寒之象。

治法：温中补虚，健脾止痛。

处方：补脾经，补肾经，推三关，揉外劳宫，揉中脘，摩腹，揉脐，按揉足三里。

方义：补脾经、补肾经、推三关、揉外劳宫温补脾肾，益气止痛；揉中脘、摩腹、揉脐、按揉足三里健脾和胃，温中散寒，增进食欲。

【其他疗法】

中成药

（1）藿香正气液　用于腹部中寒证。

（2）大山楂丸　用于乳食积滞证。

（3）理中丸　用于脾胃虚寒证。

【预防与护理】

①避风寒，并注意腹部保暖，以免寒邪入腹而引起腹痛。

②注意饮食卫生，"乳贵有时，食贵有节"，不宜过食生冷瓜果。

③根据病因，给予相应饮食调护。

第七节　呕　吐

呕吐是因胃失和降，气逆于上，胃中乳食上逆经口而出的一种病症。古人将有声有物谓之呕，有物无声谓之吐。因呕与吐常同时出现，故多称呕吐。

本病可发生于任何年龄、任何季节，但临床以婴幼儿多见，好发于夏秋季节。本病经积极治疗，一般预后良好；但若呕吐严重则可致津液耗伤，日久可致脾胃虚损，气血化源不足而影响生长发育。

小儿哺乳后，乳汁随口角溢出，称"溢乳"，一般不属病态。

呕吐可见于西医学多种疾病过程中，如消化功能紊乱、急慢性胃肠炎、胰腺炎、肠梗阻及肠套叠等。本节所述者，主要是消化功能紊乱所致呕吐，由其他原因所致者，应详查病因，明确诊断，积极治疗原发病，以免贻误病情。

【病因病机】小儿呕吐的病因主要有寒邪犯胃、胃中积热、乳食积滞、脾胃虚寒等。病变部位主要在胃，亦与肝脾有关。基本病机为胃失和降，气逆于上。胃为水谷之海，以降为和，小儿脾胃薄弱，凡因胃部受寒、积热、伤食等均可引起胃失和降，气逆于上而致呕吐。

1. 寒邪犯胃　乳母过食寒凉生冷，致乳汁寒薄，或小儿过食瓜果冷食，凝滞胃脘，或风冷之气客于肠胃，扰动气机，胃失和降，胃气上逆则呕。

2. 胃中积热　由于乳母喜嗜炙煿辛辣之品，乳汁蕴热，儿食母乳，以致热积于胃；或较大儿童过食辛热之品，热积胃中；或感受夏秋湿热，蕴于中焦皆可致脾胃升降失职，导致胃气上逆而发呕吐。

3. 乳食积滞　由于小儿乳食不知自节，若喂养不当，乳食过多，较大儿童恣食生冷肥腻等不消化的食物，积滞中脘，损伤脾胃，以致胃不受纳，脾失运化，气机升降失调，胃气上逆而发生呕吐。

4. 脾胃虚寒　先天禀赋不足，脾胃素虚，中阳不振；或乳母平时喜食寒凉生冷之品，儿食其乳，脾胃受寒；或小儿恣食生冷瓜果，寒积于胃；或患病后寒凉克伐太过，损伤脾胃，皆可致脾胃虚寒，中阳不运，胃气失于和降而呕吐。

【诊断要点】

1. 病史　患儿有乳食不节、饮食不洁、外邪犯胃等病史。

2. 临床表现

①乳食等从胃中上涌，经口而出。

②有嗳腐食臭、恶心纳呆、胃脘胀闷等症。

③重症呕吐者，有阴伤液竭之象，如饮食难进，形体消瘦，神萎烦渴，皮肤干瘪，囟门及目眶下陷，啼哭无泪，口唇干红，呼吸深长，甚至尿少或无尿，神昏抽搐，脉微细欲绝等。

3. 辅助检查

(1)体格检查　注意有无感染性疾病的体征，以及中枢神经系统阳性体征，并特别注意腹部切诊，检查腹部有无膨隆、胀气、腹壁紧张、压痛、肿块等。

(2)呕吐物　多为未消化的食物残渣或乳片，或有痰液，或带有少量出血，或吐出黄绿色胃液。

(3)血常规　有助于确立感染、出血倾向等情况的诊断。

(4)粪便常规　可查明有无肠道感染。

【鉴别诊断】

1. 溢乳　又称漾乳，为小婴儿哺乳后，乳汁自口角溢出，但别无所苦，纳食如常。这是由于小婴儿胃小且发育不健全，贲门括约肌松弛，如因哺乳过量、过急，吞咽过多空气所致，并非病态。给以正确的哺乳方法，或随着小儿年龄的增长，可逐渐自愈。

2. 其他疾病　小儿呕吐，可见于多种疾病，要注意排除各种急腹症、颅脑疾病、感染性疾病、药物与食物中毒等。需结合病史、临床症状、腹部体征、实验室检查等明确诊断。

【辨证论治】本病辨证，要分清虚、实、寒、热。起病缓慢，病程较长，呕而无力，时作时止，常伴精神不振，脉弱无力为虚证；起病急，病程较短，呕吐量多，脉实有力为实证；朝食暮吐，暮食朝吐，吐物清冷淡白，伴有不消化食物多为寒证；食入即吐，吐物酸馊腐败多为热证。

1. 寒邪犯胃

证候：起病急，突发呕吐，吐物清冷，胃脘不适或疼痛，伴发热恶寒，鼻塞流涕，全身不适，舌淡红，苔白，脉浮紧，指纹红。

证候分析:外感风寒之邪侵犯胃腑,胃失和降,胃气上逆,故见呕吐;畏寒伤阳,水谷不化,随胃气上逆,则吐物清冷;寒邪侵犯胃肠,凝滞气机,故胃脘不适或疼痛;风寒犯表,卫阳被遏,不能温煦肌表,故见恶寒;卫阳抗邪,阳气浮郁在表,故见发热;肺气失宣,鼻咽不利,则鼻塞流涕;风寒犯表,经气不利,故全身不适;舌淡红,苔白,脉浮紧,指纹红为外邪犯胃之象。

治法:疏风散寒,化湿和中。

处方:补脾经,推三关,横纹推向板门,推天柱骨,运内八卦,揉外劳宫,揉中脘,摩腹。

方义:补脾经能健脾和胃;推三关、揉外劳宫温阳散寒;横纹推向板门、推天柱骨降逆止呕;运内八卦能降逆止呕;揉中脘、摩腹能健脾和胃,消食和中。

2. 胃中积热

证候:食入即吐,呕吐酸臭,口渴喜饮,身热烦躁,唇干面赤,大便臭秽或便秘,小便赤黄,舌红苔黄,指纹紫滞。

证候分析:热结胃中,热则生火,所谓:“诸逆冲上,皆属于火。”故食入即吐,呕吐酸秽;热积胃中,耗伤津液,故身热烦躁,口渴喜饮,唇干面赤,大便秘结,小便赤黄。舌红苔黄,指纹色紫为内热之象。

治法:清热和胃,降逆止呕。

处方:清脾胃,清大肠,退六腑,运内八卦,横纹推向板门,分腹阴阳,揉中脘,推天柱骨,推下七节骨。

方义:清脾胃配推天柱骨清中焦积热,和胃降逆止呕;退六腑加强清热作用;运内八卦、横纹推向板门宽胸理气,和胃止呕;清大肠、推下七节骨泻热通便;分腹阴阳、揉中脘,理气降逆,助运化。

3. 乳食积滞

证候:呕吐酸馊乳块或不消化食物,口气臭秽,不思乳食,脘腹胀满,大便酸臭,或溏或秘,舌红苔厚腻,指纹色紫滞。

证候分析:乳食不节,停滞中脘,胃失和降,浊气上逆,故见呕吐不消化食物。胃不腐熟,脾失运化,宿食停积,故口气臭秽,呕吐酸馊乳食,或泻下酸臭。脾为食困,故不思乳食,舌苔厚腻。

治法:消食导滞,和胃降逆。

处方:补脾经,揉中脘,横纹推向板门,运内八卦,分腹阴阳,摩腹,揉中脘,按揉足三里。

方义:补脾经、揉板门、揉中脘、摩腹、按揉足三里健脾和胃,以助运化;运内八卦宽胸理气,消食导滞;分腹阴阳、横纹推向板门降逆止呕。

4. 脾胃虚寒

证候:起病缓慢,病程较长,食久方吐,或朝食暮吐,吐物为清稀痰水,或不消化残余乳食,不酸不臭,时作时止,面色光苍白,四肢欠温,或腹痛绵绵,大便溏薄,小便清长,舌淡苔白,指纹色红。

证候分析:脾胃素弱,体虚中寒则脾阳失展,运化失职,以致乳食停积,痰水潴留,久而上逆,发为呕吐,故食久方吐,吐多痰水和不消化乳食。腹痛绵绵,乃寒邪内着,客于肠胃,气机凝滞不通之候。脾虚不健,则大便溏薄;舌淡苔白,指纹色红均为胃寒之象。

治法:温中散寒,和胃降逆。

处方:补脾经,运内八卦,揉板门,横纹推向板门,揉外劳宫,推三关,推天柱骨,揉中脘。

方义:推天柱骨和胃降逆,祛寒止呕,配横纹推向板门、运内八卦善止一切呕吐;补脾经、揉板门、揉中脘健脾和胃,温中散寒,降逆止呕;推三关、揉外劳宫温阳散寒以加强温中作用。

【其他疗法】

中成药

(1)玉枢丹　用于外感呕吐。

(2)藿香正气水　用于暑湿呕吐。

(3)香砂养胃丸　用于脾胃虚寒证呕吐。

【预防与护理】

①调节饮食,宜定时定量,不宜过饱。不宜过食炙煿和肥腻不易消化食物。

②哺乳不宜过急,以防吞进空气。

③呕吐较轻者,可进易消化的流质或半流质食物,宜少量多次进食。呕吐较严重者应暂予禁食。

④呕吐时宜令患儿侧卧,以防呕吐物呛入气管。

第八节　厌　食

厌食是指小儿较长时间厌恶进食、食量减少,甚至拒食的一种小儿常见病证。中医古代文献中无小儿厌食的病名,但文献所载"不思食""不嗜食""不饥不纳""恶食"等病证表现与本病相似。

本病可发生于任何季节,但夏季暑湿当令之时,可使症状加重。各年龄段儿童均可发病,以1~6岁小儿为多见。患儿除了食欲不振外,一般无其他明显不适,预后良好,但长期不愈者精神疲惫,体重减轻,抗病力弱,病程长者对小儿的生长发育有一定的影响,故应及时治疗。

【病因病机】本病的病因有先天因素和后天因素,病变部位主要在脾胃,病机关键是脾胃失健,纳化失和。小儿生机蓬勃,发育迅速,但脏腑娇嫩,脾常不足,若先天禀赋不足，或后天调护失宜，喂养不当，以及长期偏食等情况，都可影响脾胃的正常纳化功能，致脾胃不和，纳化失健，而成厌食。

1. 喂养不当 此为小儿厌食的主要原因之一。小儿“脾常不足”，饮食不能自调，食物饥饱无度，或家长片面强调给以高营养的滋补食物，或过于溺爱，杂食乱投；或偏食，生活无规律等，皆可导致脾失健运，胃不思纳而致厌食症。

2. 病后失调 久病不愈或大病初愈，或过用苦寒之药，损伤脾胃；尤其温热病后，津液耗伤，脾胃气阴俱虚，受纳运化失常而致厌食。

3. 先天不足 部分小儿由于胎禀怯弱，元气不足，五脏皆虚，脾胃尤显薄弱，出生之后即食欲不振，不思乳食。

本病虽然病因不同，但病位主要在脾胃。脾主运化，胃主受纳，若喂养不当或病后失调，必伤脾胃，胃阴伤则不思进食，脾阳伤则运化失职而致厌食。故临床可见脾失健运，胃阴不足，脾胃气虚等不同证候。

【诊断要点】

1. 病史 有喂养不当、病后失调、先天不足或情志失调史。

2. 临床表现

①长期食欲不振，厌恶进食，食量明显少于同龄正常儿童。

②面色少华，形体偏瘦，但精神尚好，活动如常。

③排除其他外感、内伤慢性疾病。

3. 辅助检查 血生化检查锌、铜、铁等多种微量元素偏低。

【鉴别诊断】积滞有伤乳伤食史，除不思乳食外，应有脘腹胀满、嗳吐酸腐、大便酸臭等乳食停聚、积而不消、气滞不行之症。

【辨证论治】厌食症虽病在脾胃，但辨证时应首先与其他疾病引起的食欲不振相鉴别。同时要辨别由于脾失健运，胃阴不足以及脾胃气虚产生厌食的临床证候，三者均以厌食、拒食为主证。在治疗上，必须掌握各种不同证候，采用“运脾”“养胃”“健脾”三个法则分别论治。

1. 脾失健运

证候：食欲不振，或食物无味，拒进饮食，面色少华，形体偏瘦，而精神状态一般，大小便均基本正常，舌苔白或薄腻，脉尚有力。

证候分析：脾开窍于口，脾不和则口不知五味；脾为后天之本，脾之健运输布精微以生血。若长期拒食，或进食不多，则气血生化不足，不荣于面，故见面色少华，形体偏瘦；病由脾失健运而无其他病理变化，故精神状态尚可，舌苔白或薄腻为脾气不振之证。

治法：健脾助运。

处方：补脾经，揉板门，运内八卦，掐揉四横纹，揉中脘，按揉脾俞、胃俞，捏脊。

方义:补脾经、揉中脘、揉板门健脾和胃;运内八卦配揉脾俞、胃俞和中消食;掐揉四横纹、捏脊以增强健脾理气、消食的作用。

2. 胃阴不足

证候:口干多饮而不喜进食,皮肤干燥,缺乏润泽,大便干结,舌红少津,苔少或花剥,脉细。

证候分析:本证多由患儿素体阴虚,或热病伤阴,胃阴不足则水谷少入,津液无由化生。阴伤则液乏,致舌质偏红而干,苔少或见花剥;胃阴不足则大便干结;胃不游溢精气,脾气无由散精,故皮肤干燥,缺乏润泽,形体较瘦。

治法:养胃育阴。

处方:分阴阳(重分阴),补脾经,推胃经,揉二马,揉板门,运内八卦,揉中脘,捏脊。

方义:分阴阳、揉板门、推胃经养胃生津;补脾经、揉中脘、运内八卦、捏脊健脾助运化;揉二马滋阴润燥。

3. 脾胃气虚

证候:精神较差,面色萎黄,厌食、拒食,若稍进饮食,大便中夹有不消化残渣,或便溏,容易出汗,舌质淡,苔薄白,脉无力。

证候分析:胃主受纳,脾主运化,胃气不和,则纳谷不香,厌食、拒食;脾虚失运,则饮食不化;长期进食不多,气血生化乏源,故见精神较差,面色萎黄;脾不健运,则消化、吸收传送功能失常,故大便中常夹有残渣;脾虚湿盛则大便溏薄。

治法:健脾益气。

处方:补脾经,推大肠,补肾经,掐揉四横纹,摩腹,揉脐,推上七节骨,捏脊。

方义:补脾经、摩腹和胃益气生血;推大肠、推上七节骨、揉脐温中健脾,固肠止泻;补肾经温补下元;捏脊、掐揉四横纹健脾和胃,增进食欲。

【其他疗法】

中成药

(1)保和丸　用于脾失健运证。

(2)醒脾养儿颗粒　用于脾胃气虚证。

(3)逍遥颗粒　用于肝脾不和证。

【预防与护理】

①调节饮食,纠正偏食习惯。

②禁吃零食和糖果,生活要有规律。

③发现小儿食欲不振,应及时查找原因和治疗。

复习思考题

1. 小儿泄泻的病因病机要点是什么?
2. 小儿风寒泻、湿热泻、伤食泻、脾虚泻如何辨证论治?
3. 试述推拿治疗小儿泄泻的基本手法。
4. 试述推拿治疗厌食的基本手法。
5. 湿热痢和寒湿痢临床如何辨证论治?
6. 试述推拿治疗小儿痢疾的基本手法。
7. 小儿虚秘和实秘临床如何辨证论治?
8. 试述推拿治疗小儿便秘的基本手法。
9. 试述积滞与疳证的关系。
10. 试述推拿治疗小儿便秘的基本手法。
11. 导致疳证发生的病因有哪些?
12. 试述小儿厌食、积滞与疳证的关系。
13. 试述推拿治疗小儿疳证的基本手法。
14. 小儿腹痛的病因病机要点是什么?
15. 小儿腹痛各型有何特点?
16. 小儿腹痛如何辨证论治? 推拿治疗小儿腹痛的基本手法有哪些?
17. 小儿呕吐的辨证分型有哪些?
18. 小儿呕吐各型有何特点?
19. 小儿厌食常见的发病原因有哪些?
20. 小儿厌食临床如何辨证论治?

第九章　心系病证

第一节　夜　啼

夜啼是指婴儿入夜啼哭不安，时哭时止，或每夜定时啼哭，甚则通宵达旦，但白天如常的一种病证。多见于新生儿及婴儿。民间俗称“夜哭郎”。患病后持续时间少则数日，多则数月。

啼哭是新生儿及婴儿的一种正常生理活动，是表达要求或痛苦的方式。如果因为饥饿、惊恐、尿布潮湿、衣被过热或过冷等引起啼哭，喂以乳食、安抚亲昵、更换潮湿尿布、调节冷暖后，啼哭即可停止，不属于病态。

本节主要论述婴儿夜间不明原因的反复啼哭。由于发热、口疮、腹痛或其他疾病引起的啼哭，不属于本病范围。

【病因病机】本病病因有先天因素和后天因素两个方面。先天因素责之于孕母素体虚寒或孕母性情急躁，遗患于胎儿；后天因素包括腹部受寒、体内积热、暴受惊恐。病位主要在心、脾。病机为脾寒，寒则痛而啼；心热，热则烦而啼；惊恐，惊则神不安而啼。寒、热、惊为本病之主要病因病机。

1. 脾寒　常因孕妇素体虚寒，胎儿出生后禀赋不足；或因小儿脾常不足，若护理失宜，寒邪内侵，至夜阴盛，脾为阴中之至阴，阴盛脾寒愈盛，寒邪凝滞，气机不通，不通则痛，故入夜腹痛而啼。

2. 心热　孕母脾气急躁，或平素恣食香燥炙煿之物，或过服温热药物，火伏热郁，内居心经，蕴蓄之热遗于胎儿；出生后护养过温，受火热之气熏灼，均令体内积热，心火上炎，积热上扰，则心神不安，故烦躁而啼。

3. 惊恐　小儿神气怯弱，智慧未充，若见异常之物，或闻及特异声响，常致惊恐，惊则伤神，恐则伤志，致使心神不宁，神志不安，故在睡眠中发生惊啼。

总之，本病因寒、因热、因惊所致，病证属性有虚有实，而以实证居多。

【诊断要点】

1. 病史　有腹部受寒、护养过温、暴受惊恐等病史。

2. 临床表现

①多见于新生儿或婴儿，入夜啼哭，不得安睡，时哭时止，或每夜定时啼哭，甚则通宵达旦，而白天如常。

②全身一般情况良好，排除因外感发热、口疮、肠套叠、寒疝等疾病引起的啼哭。

3. 辅助检查　各项检查无异常发现。

【鉴别诊断】

1. 生理性啼哭　小儿哭时声调一致，余无其他临床症状，在经过详细检查后未发现病理状态，此时应考虑为生理性哭闹。大多因喂养不当、奶水不足或护理不当引起。

2. 病理性啼哭　因疾病引起患儿不适，日夜均可啼哭。如新生儿中枢神经系统感染或颅内出血，常有音调高、哭声急的“脑性尖叫”声；急腹症时（如肠套叠）可引起阵发性哭闹不安，伴面色苍白、出汗等；佝偻病及手足搐搦症患儿常烦闹不安、易哭。

【辨证论治】本病的辨证要分清虚、实、寒、热。虚、实、寒、热要以哭声的强弱、持续时间的长短、兼症的属性来辨别。哭声响亮而长为实，哭声低弱而短为虚；哭声绵长、时缓时急为寒，哭声清扬、延续不休为热；哭声惊惕、骤然发作为惊。婴儿夜啼以实证为多，虚证较少。

1. 脾寒

证候：啼哭时哭声低弱，睡喜蜷曲，面色青白，四肢欠温，得热则舒，不思乳食，大便溏薄，小便清长，舌质淡，苔薄白，指纹淡红。

证候分析：脾为至阴，入夜则阴盛阳衰，脾寒愈盛，寒邪凝滞，气机不利，故腹中作痛而啼；脾阳不足，故哭声低弱，四肢欠温；脾脏虚寒，运化失司，故不思乳食，大便溏薄；虚寒内盛，故睡喜蜷曲，面色青白，小便清长；舌质淡，苔薄白，指纹淡红均为虚寒之象。

治法：温中健脾，养心安神。

处方：补脾经，揉五指节，揉外劳宫，揉一窝风，推三关，揉中脘，摩腹。

方义：补脾经、推三关、摩腹、揉中脘温中健脾；揉外劳宫、揉一窝风温中散寒，止腹痛；揉五指节镇惊安神。

2. 心热

证候：哭声较响，见灯火则哭声更剧，面赤唇红，烦躁不安，睡喜仰卧，大便秘结，小便短赤，舌尖红，苔薄黄，指纹紫滞。

证候分析：心主火，热伏于内，扰动神明，故入夜心烦而啼；心属火而忌热，见灯则烦热内生，两阳相搏，火热更甚，心神被扰，故哭声较响，见灯尤甚，烦躁不安；心火内蕴，则面赤唇红，大便秘结，小便短赤；舌尖红，苔薄黄，指纹紫滞均为热象。

治法：清心降火，宁心安神。

处方：清心经，清肝经，揉内劳宫，掐揉小天心，掐揉总筋，掐揉五指节，清天河水。

方义：清心经、清天河水，清心降火除烦；清肝经、掐揉小天心、掐揉五指节，清心泻火，安神除烦；揉内劳宫、掐揉总筋，清心经之热。

3. 惊恐

证候：睡中时作惊惕，突然啼哭，哭声尖锐，紧偎母怀，面色青灰，舌多无异常变化，指纹色青。

证候分析：小儿神气怯弱，若胎禀不足，或暴受惊恐，心神受惊，故睡中惊惕而突然啼哭，哭声尖锐；暴受惊恐则神志不安，心虚胆怯，故紧偎母怀，面色青灰，指纹色青。

治法：镇惊安神，补气养心。

处方：补脾经，清肝经，运内八卦，掐捣小天心，掐揉五指节，摩囟门。

方义：摩囟门、掐捣小天心、掐揉五指节镇惊安神；清肝经安魂定魄；补脾经、运内八卦，补益气血，养心安神。

【其他疗法】

中成药

(1)宝宝乐　用于脾寒证。

(2)保赤丹　用于心热证。

(3)琥珀抱龙丸　用于惊恐证。

【预防与护理】

①保持住室安静，调节室温，避免受惊。

②乳母注意保养，饮食少吃寒凉辛辣厚味之品。

③脾寒者要注意保暖，心热者慎勿过暖，惊恐者宜保持安静。

第二节　汗　证

小儿汗证是指小儿在安静状态下，全身或局部无故出汗过多的病证。小儿汗证有自汗和盗汗之分，睡时汗出，醒后即止者称“盗汗”；不分寤寐，无故汗出者称“自汗”。临床上自汗、盗汗常常并见，故统称为“汗证”。本病多见于婴幼儿和学龄前儿童，尤其是素体虚弱者，亦可见于较大儿童。

小儿汗证，应与生理性汗多和外界因素引起的汗多两种情况相区别。生理性汗多是指小儿入睡时常有微汗出，尤其是头额部位汗出较多，小儿别无所苦，睡眠饮食正常，精神活泼，视为常态。外界因素引起的汗多，是指因天气炎热，衣被过暖，乳食过急，剧烈活动，恐惧惊吓等，均可导致汗出，亦不属病态。

【病因病机】

1. 表虚不固　小儿脏腑娇嫩，形气未充，腠理不密，容易出汗。若小儿先天禀赋不足，或病后失调，或发散太过等，致使表气虚弱，卫外不固，故时时汗出。

2. 营卫失调　营卫为水谷精气化生，营行脉中，以滋阴血；卫行脉外，以固阳气。阳气固，则腠理密，不令汗出。若四时外感或发散太过，或先天不足，后天失养，均可导致营失所藏，卫失外护，营卫不和，腠理开合失常，津液外泄，而为汗证。

3. 气阴两虚　小儿气血未充，若先天不足，后天失养，或大病久病，或病后失调，均可导致气血虚弱。气虚则不能敛阴，血虚则心失所养，心液失藏，汗自外泄。

【诊断要点】

1. 病史　先天禀赋不足，后天调护失宜。患儿素体虚弱；或在热性病后，或有久病病史，或长期使用易致汗的药物。

2. 临床表现

①小儿在正常环境和安静状态下，以全身或局部汗出异常为主要表现。寐则汗出，醒时汗止者为盗汗；不分寐寤而时时汗出者为自汗。多汗常湿衣或湿枕。

②排除护理不当、气候变化等客观因素及其他疾病因素所引起的出汗。

3. 辅助检查　应进行血常规、血沉、抗链球菌溶血素O试验、血清钙磷测定、结核菌素试验、X线胸片及腕骨片等，以排除其他疾病。

【鉴别诊断】

1. 脱汗　发生于病情危笃之时，出现大汗淋漓，或汗出如油，伴有肢冷、脉微、呼吸微弱，甚至神志不清等。

2. 战汗　在恶寒发热时全身战栗，随之汗出淋漓，或但热不寒，或汗出身凉，常出现在热病病程中。

3. 黄汗　汗色发黄，染衣着色如黄柏色，多见于黄疸及湿热内盛者。

此外，还应与药物和中毒因素、急性感染性疾病、佝偻病活动期、营养不良，或因风湿热、结核病等传染病引起的出汗相鉴别。

【辨证论治】本病多属于虚证，一般自汗以气虚、阳虚为主，盗汗以阴虚、血虚为主。小儿自汗、盗汗可同时并存，辨证时主要从汗出时间、性质、部位、颜色，以及伴随症状等方面辨虚实。

1. 表虚不固

证候：以自汗为主或伴盗汗，遍身汗出，或以头额、肩背部明显，动则益甚。面色少华，四肢不温，身倦乏力，舌质淡，苔薄嫩，脉象细弱。

证候分析：本证主要见于素体虚的小儿。阳主卫外而固密，卫阳不足，卫外不固，津液外泄，故汗出；表虚卫弱动则气耗，津液随气泄，故汗出更甚；头为诸阳之会，肩背属阳，故汗出以头额、肩背明显；精气不能上荣于面，则面色少华。气虚不能温达四肢，故四肢不温，身倦乏力；色质淡，苔薄嫩，脉细弱均为阳气不足之象。

治法：益气固表敛汗。

处方：补脾经，补肺经，揉肾顶，揉二马，揉外劳宫，推三关，揉中脘，按揉足三里。

方义：补肺经、推三关、揉外劳宫补益肺气，固表止汗；补脾经、揉中脘、按揉足三里健脾和胃，以滋气血生化之源；揉二马、揉肾顶敛阴、止汗。

2. 营卫不和

证候：自汗为主，遍身汗出或半身汗出，微恶风寒，神倦乏力，胃纳不振，舌质淡红，苔薄白，脉缓。

证候分析：久病体虚，或病后失调，致使营卫失和，卫气不能外固，营阴不能内守，津液无以固敛，故遍身汗出，微恶风寒；肺脾受损，故神倦乏力，胃纳不振；舌质淡红，苔薄白，脉缓均为营卫失和之象。

治法：调和营卫。

处方：补脾经，补肺经，揉板门，补肾经，揉肾顶，分阴阳，摩腹，捏脊。

方义：补脾经、补肺经、分阴阳补益肺气、调和营卫；揉板门、摩腹、捏脊健脾和胃，补益气血；补肾经、揉肾顶补肾滋阴、敛汗。

3. 气阴两虚

证候：以盗汗为主，也常兼自汗，汗出较多，形体消瘦，神萎不振。心烦少寐，口干，手足心热，舌质淡，苔少，脉细数。

证候分析：多见于久病、重病之后，失于调养，或素体气阴两虚者，故形体消瘦；气虚不能敛阴，营阴难以自守，阴虚易生内热，迫津外泄，故汗出较多；汗为心液，汗出则心血暗耗，血虚则心神不宁，故神萎不振，心烦少寐；阴虚生内热，虚热伤津，故口干，手足心热；舌质淡，苔少，脉细数均为阴亏之象。

治法：益气养阴。

处方：补脾经，补肾经，推肺经，揉二马，揉小天心，揉肾顶，水底捞月，清天河水，捏脊，推涌泉。

方义：补脾经、捏脊健脾益气；推肺经补益肺气；补肾经、揉二马、揉肾顶补肾滋阴、止汗；揉小天心、水底捞月、清天河水、捏脊、推涌泉清心宁神，退虚热。

【其他疗法】

中成药

(1)玉屏风口服液　用于表虚不固证。

(2)生脉饮口服液　用于气阴两亏证。

【预防与调护】

①加强体格锻炼，增强小儿抵抗力。

②汗出时谨防风邪，拭汗时勿用湿冷毛巾，以免受凉感冒。

③积极治疗各种急慢性疾病，注意病后调理。

④注意饮食调节，合理喂养，避免不良饮食习惯。

⑤减少活动，勤换衣被，注意个人卫生，保持皮肤干燥。

第三节　鹅口疮

鹅口疮是以小儿口腔内生出白屑苔状物为特征的疾病。因苔状物色白如雪，状如鹅口，故以“鹅口疮”“雪口”命名。白屑可发生于口腔内任何部位，以舌、颊、软腭、口底等处多见。本病无明显季节性，1 岁内好发，尤以早产儿及久病、久泻、体虚、营养不良以及过度使用抗生素的乳儿更为常见。一般预后良好。

【病因病机】本病可由先天胎热内留、体质虚弱、久病久泻、调护不当、口腔不洁、感染秽毒之邪所致。其主要病变部位在心、脾、肾，病机关键是火热之邪循经上炎，熏灼口舌。鹅口疮是由心脾积热所致，但是因患儿体质的差异和病因的不同，可出现心脾积热和虚火上浮等证。

1. 心脾积热　因孕妇平时喜食辛热炙煿之品，使体内蕴积热毒遗于胎儿，或出生后不注意口腔清洁，为秽毒之邪所侵而致。脾脉络于舌，心脾积热，循经上炎，熏灼口舌，故而发病。

2. 虚火上浮　因婴儿先天禀赋不足，或因后天乳食调护失宜，或久病、久泻之后肾阴亏损，以致阴虚阳亢，水不制火，虚火上浮，白屑积于口舌而发病。

若邪盛正虚，病情发展蔓延，火热之邪可致上下壅塞，肺气闭塞，引起呼吸不利，吞咽困难等危重证候。

【诊断要点】

1. 病史　多见于新生儿，或久病体虚、久泻儿，或有长期使用广谱抗生素或肾上腺糖皮质激素或免疫抑制剂史者。

2. 临床表现　口腔黏膜上出现乳白色斑膜，形似奶块。常见于颊黏膜、舌、齿龈、上腭及唇内黏膜，可蔓延至咽部。初起呈点状和小片状，逐渐融合成大片状，擦去斑膜后，可见红色创面。婴幼儿常表现为拒食，吮乳时啼哭。本病常累及食管、肠道、喉、气管、肺等，可出现呕吐、吞咽困难、声音嘶哑、呼吸困难而危及生命。

3. 辅助检查　取白屑少许涂片，加 10% 氢氧化钠溶液，于显微镜下镜检，可见白色念珠菌芽孢及菌丝。

【鉴别诊断】

1. 白喉　由白喉杆菌引起的急性传染病。假膜多起于扁桃体，渐次蔓延于咽或鼻腔等处，其色灰白，坚韧，不易擦去，若强力剥离则易出血。多伴有发热、喉痛、进行性喉梗阻、呼吸困难、疲乏等症状，病情严重。

2. 口疮　以口腔溃疡为特点，也可以先为疱疹，破溃后形成溃疡，溃疡黄白色，周围红赤，不能拭去，拭去后出血，局部灼热疼痛。

3. 残留奶块　其状与鹅口疮相似，但以棉签蘸温开水轻拭，即可除去奶块，易于鉴别。

【辨证论治】

本病初起，先在口腔舌上或两颊内侧出现白屑，渐次蔓延于牙龈、口唇、软硬腭等处。白屑周围绕有微赤色的红晕，互相粘连，状如凝固的乳块，随拭随生，不易清除。

1. 心脾积热

证候：口腔舌面满布白屑，面赤唇红，烦躁不宁，叫扰啼哭，口干或渴，大便干结，小便短黄，舌质红，指纹紫滞。

证候分析：胎热内盛，或感受秽毒之邪，或久病余热未清，蕴积心脾，热毒循经上行，熏灼口舌，故出现白屑堆聚，状如鹅口；火热炎上，故面赤唇红；心火内炽，故烦躁多啼；火盛伤津，故口干或渴，大便干结；心热移于小肠，故小便短黄；舌质红，指纹紫滞均为积热之象。

治法：清泻心脾积热。

处方：清心经，清脾经，清小肠，揉板门，揉小天心，掐揉小横纹、四横纹，揉总筋，清天河水，退六腑，推下七节骨。

方义：清心经、揉小天心、揉总筋清心经积热，宁心安神；清脾经、揉板门、掐揉小横纹及四横纹清脾胃积热；清天河水、退六腑助其清泻心脾积热之力；推下七节骨泻热通便；清小肠清心经热而利小便。

2. 虚火上浮

证候：口舌白屑稀散，周围红晕不著，或口舌糜烂，形体怯弱，面白颧红，神气困乏，口干不渴，或大便溏，舌嫩红，指纹淡紫。

证候分析：先天禀赋不足，后天调护失宜，或久病久泻，以致肾气亏损，水不制火，虚火上浮，故面白颧红，口干不渴，或口舌糜烂，白屑稀散，红晕不著；真元不足，虚火无根，故神疲困乏，或大便稀溏；舌嫩红，指纹淡紫为虚热之象。

治法：滋阴潜阳，引火归元。

处方：补肾经，揉二马，分阴阳，掐揉小横纹，水底捞月，清天河水，推涌泉。

方义：补肾经、揉二马滋补肾阴；清天河水、水底捞月清肾经能清虚热；掐揉小横纹，清热散结；分阴阳能平衡阴阳，调和气血；推涌泉退虚热，引火归元。

【其他疗法】

中成药

(1)导赤丸　用于心脾积热证。

(2)知柏地黄丸　用于虚火上浮证。

【预防与护理】

①注意饮食卫生，食物宜新鲜、清洁，餐具亦应煮沸消毒，避免感染。

②乳母不宜过食辛热炙煿及酸辣刺激之品。

③保持口腔清洁,防止损伤口腔黏膜。

复习思考题

1. 小儿夜啼常见的病因病机有哪些?
2. 试述小儿夜啼各型的证候、治法、处方。
3. 小儿汗证常见的病因病机有哪些?
4. 试述小儿汗证的辨证论治。
5. 小儿鹅口疮的病因病机有哪些?
6. 试述鹅口疮的辨证论治要点。

第十章　肝胆系病证

第一节　惊　风

惊风是小儿时期常见的一种证候，临床以抽搐伴神昏为特征，又称“惊厥”，俗名“抽风”。其证候可概括为“四证八候”，“四证”即痰、热、惊、风；“八候”指搐、搦、掣、颤、反、引、窜、视。惊风发作时，四证常混同出现，难以截然分开；八候的出现表示惊风已发作，但惊风发作时，不一定八候全都出现。

本病任何季节都可发生，夏日为多，高烧时多。一般以1～5岁的小儿为多见，年龄越小，发病率越高。其症情往往比较凶险，变化迅速，威胁小儿生命，为儿科危重证候之一。

临床上根据发病缓急，症情的虚实寒热，将惊风分为两大类，凡起病急暴，属热属实者，统称“急惊风”；病势缓慢，属虚属寒者，统称“慢惊风”。

【病因病机】痰、热、惊、风为急惊风的四大病机；虚、痰（瘀）、惊、风为慢惊风的基本病机，区别在虚实。急惊风病在心肝，抽搐有力；慢惊风病在肝脾肾，抽搐无力。

热可因外感，尤以风邪、暑邪和瘟疫常见，亦可内生。火热炽盛，深入营血，内陷心包，引动肝风，致高热惊厥。痰可因热灼炼液，也可因饮食失节，脾失健运。伏痰暴发，痰气交阻，经络不通、心窍蒙蔽，神志无主，昏厥抽搐。惊因小儿神气怯弱，元气未充，不耐刺激，复加目触异物，耳闻巨声，不慎跌仆等。猝受惊恐，心动神摇，不能自持，惊叫惊跳，抽搐神昏。

慢惊风多发于大病久病之后，如暴吐暴泻、久吐久泻、长期低烧、颅脑外伤、急惊失治等。因五脏受损，气血不足，营阴暗耗，筋脉失养，水不涵木，虚风而动。

惊风无论急慢，均以抽搐为特征，抽搐乃动，乃风之特征。

【诊断要点】

1. 病史　患儿常有感受风热、疫毒之邪或暴受惊恐，或颅脑外伤疾病，或高热，或反复呕吐、久泻、解颅、初生不啼等病史。

2. 临床表现

①3 岁以下婴幼儿多见,5 岁以上逐渐减少。

②急惊风以四肢抽搐、颈项强直、角弓反张、两目上视,神志昏迷为特征,多伴有高热。慢惊风起病缓慢,病程长,反复发作,以嗜睡无神,抽搐无力,时作时止为特征。

③可有原发性疾病的特征表现。

3. 辅助检查　必要时可做血常规、大便常规、大便培养、脑脊液、脑电图、脑 CT 等检查协助诊断。

【鉴别诊断】

1. 痫证　典型的症状为神昏、抽搐,与急惊风相似,但尚有口吐白沫,喉中异声特征表现,发作时无发热,具有突发突止、醒后如常、反复发作的特点,脑电图可见棘波、尖波、棘—慢波等痫性放电。

2. 脐风　脐风以唇青口撮,牙关紧闭,苦笑面容,四肢抽搐,角弓反张为主症,多发生于出生后 4 ~7 天,因断脐不慎感染邪毒所致。

3. 厥证　厥证以突然昏倒,不省人事,四肢逆冷为特征。厥证昏迷,多四肢厥冷,而无肢体抽搐或强直等惊风症状。

【辨证论治】本病首先分清是急惊风还是慢惊风。凡起病急暴,八候表现极速强劲,病性属实属阳属热者为急惊风;起病缓,病久中虚,八候表现迟缓无力,病性属虚属阴属寒者,为慢惊风。

1. 急惊风

证候:发作之前常有发热、呕吐、摇头弄舌、时发惊啼等先兆症状,但为时短暂。发病时主要特点为高热,痰涎壅盛,四肢抽搐,项背强直,目睛上视,牙关紧闭,唇口焦干,神志昏迷,常痰、热、惊、风四证并出。

证候分析:风热之邪郁于肌表,故发热,郁热炽盛,故高热;阳明热盛,胃失和降,故呕吐;热甚动风则神昏惊厥;热盛伤津,筋脉失养,则肝风内动,故四肢抽搐,神志昏迷。

治法:清热豁痰,熄风镇惊。

处方(1):掐人中,掐老龙,掐十宣,掐端正,按揉曲池、百虫,拿委中,按揉承山。

方义:掐人中、掐老龙、掐十宣、掐端正,开窍醒神;按揉曲池、百虫、承山,拿委中熄风镇惊。

处方(2):补脾经,补肾经,清肝经,清心经,清肺经,清天河水,推揉膻中,揉中脘,摩腹,揉丰隆,推下七节骨。

方义:清肝经、清心经、清肺经、清天河水清热除烦;推揉膻中、揉丰隆化痰止痉;补脾经、补肾经、揉中脘健脾和胃,培补元气;摩腹、推下七节骨消食导滞,泻热通便。

2. 慢惊风

证候:起病缓慢,时抽时止,有时仅表现摇头或面部肌肉抽动。面色苍白,精神疲倦,嗜睡或昏迷,甚则四肢发冷。

证候分析:久泻伤阳,脾阳伤则精神疲倦,面色苍白;土虚则木乘,故时作抽搐;阳气不运则四肢厥冷,嗜睡昏迷。

治法:温中健脾,培补元气,熄风止痉。

处方:补脾经,补肾经,揉五指节,清肝经,推三关,揉中脘,按揉足三里,捏脊,拿委中。

方义:补脾经、补肾经、推三关、揉中脘、健脾和胃,培补元气;配按揉足三里、捏脊加强健脾补虚的作用;清肝经、揉五指节、拿委中平肝熄风,镇惊安神。

【其他疗法】

中成药

(1)儿童回春颗粒　用于急惊外感风热者。

(2)牛黄镇惊丸　用于急惊风感受疫毒所致者。

(3)小儿惊风散　用于急惊风暴受惊恐者。

【预防与护理】

①加强锻炼,提高抗病能力。

②注意饮食卫生,避免惊恐,减少疾病,防止惊风发生。

③如已发生疾患,应及时治疗,防止发生惊搐。

④患儿抽搐时,切勿强制牵引,以免扭伤筋骨。

⑤随时吸出咽喉分泌物及痰涎,保持呼吸道畅通,防止窒息。

⑥在惊风发作时,应使患儿侧卧,并用纱布包裹的压舌板放在上下牙齿之间,以免咬伤舌头。

第二节　痫　证

痫证又称癫痫,是小儿常见的一种发作性神志异常的疾病。其特征为发作性精神恍惚,意识障碍,甚则突然仆倒,昏不知人,口吐涎沫,两目上视,四肢抽搐,惊掣啼叫,喉中发出异声,片刻即醒,醒后如常人。休止期可无异常,发作时常伴有口吐涎沫,口中如作羊叫声,故通常又称“羊癫风”。

本病多见于4～5岁以后的儿童,70%的患儿经正规抗痫治疗可获得完全控制,约30%患儿对抗痫药无效,为难治性癫痫。癫痫常伴心理、行为、精神、认知等功能障碍,严重影响患儿生活质量。

【病因病机】小儿痫证的病因很多,既有先天性因素,也有后天性因素;既有内因,也有外因。

1.先天因素　小儿痫证与遗传有关,特别强调孕期受惊,气血逆乱,故使其出生后发痫。因孕母受情志、精神等因素的影响，会损伤胎元，致成痫证。此外，先天元阴不足，肝邪克土伤心，故小儿出生后2～3月，即可发生痫证。

2. 顽痰阻窍　痰之所生，常因小儿脾常不足，乳食失调，内伤积滞，脾失健运，痰浊内生，上逆阻塞窍道，脏腑气机升降失调，阴阳不相顺接，一时清阳蒙蔽，因而作痫。

3. 血滞心窍　产时手术损伤，或者不慎惊恐跌仆脑部受伤，血络受损，瘀血停积，血滞心窍，则孔窍不通，以致神明失守，昏乱不省人事，筋脉失养，一时抽搐顿作，发为痫证。

4. 惊后成痫　小儿肺脏娇嫩，易受外邪侵袭，加上小儿神气怯弱，经脉未盛，感邪以后，最易导致高热惊厥，发为惊风。若惊风反复发作，常由风邪与痰浊内伏，阻塞心窍，横窜经络，因而时发时止，形成痫证。

【诊断要点】

1. 病史　患儿可有宫内窘迫、早产难产、产伤、缺氧窒息等脑损伤病史；少数有中枢神经系统感染、热性惊厥、脑外伤、脑肿瘤、遗传代谢病、精神运动发育迟滞等病史；亦有热性惊厥、癫痫、偏头痛等家族史。

2. 临床表现

①突然仆倒，不省人事；四肢抽搐，项背强直；口吐涎沫，牙关紧闭；目睛上视，瞳孔散大，对光反射迟钝或消失。

②具有反复性、发作性、自然缓解性特点。若一次癫痫发作持续30分钟以上，或反复发作达30分钟以上，期间意识不能恢复者，称为癫痫持续状态。

③发作前可有头晕、胸闷、惊恐、恶心、腹部不适、心神不宁等先兆症状；部分患儿可有发热、玩电子游戏、疲劳、睡眠不足、情绪刺激、饮食不当及视听觉刺激等诱因。

④多数患儿经过治疗可控制发作，部分病儿可并发健忘、痴呆等症。

3. 辅助检查　脑电图尤其长程视频脑电监测或24小时动态脑电图中出现痫性放电对诊断具有重要价值，但脑电图正常亦不能排除癫痫，必须结合临床是否有癫痫反复发作方可诊断；脑CT或脑MRI可协助明确癫痫病因；单光子发射断层扫描和正电子发射断层扫描（PET）有利于癫痫灶的定位。

【鉴别诊断】

1. 热性惊厥　6个月至5岁发病，5岁以上者少见，有显著遗传倾向。多在外感发热初起体温上升，超过38.5℃时发作，发作持续时间较短暂，一般一次发热病程中只抽搐一次，惊厥发作前后小儿情况良好，脑电图检查多正常。

2. 婴儿手足搐搦症　又名佝偻病性手足搐搦症，多见于1岁以内人工喂养儿及早产儿，由维生素D缺乏所致。一般无发热，惊厥每天发作数次至数十次，每次持续数秒至数分钟。手足搐搦如鸡爪样，手腕部屈曲，手指伸直，拇指贴近掌心，呈强直状，足趾强直弯向足心。血钙降低，血磷正常或升高。

3. 屏气发作　1～2岁最多见。表现为受到痛苦、恐惧、愤怒或挫折等刺激后高声哭叫，随即屏气、呼吸暂停、口唇发紫、四肢强直，严重时可伴短暂意识丧失及肢体阵挛。约1分钟左右全身肌肉放松，呼吸恢复，神志渐清，亦有短暂发呆或立即入睡者。脑电图检查正常。

4. 癔症性发作　多见于年长儿，有明显的精神刺激。抽搐动作杂乱无规律，常在引人注意的时间、地点发作，持续数十分钟或数小时，常伴有哭泣和叫喊，不伴意识丧失、二便失禁及撞伤，瞳孔反射正常，发作后能记忆。神经系统及脑电图检查无异常。暗示疗法可终止癔症性发作。

【辨证论治】本病辨证要充分注意昏迷与抽搐发作程度和频率，结合兼症和舌脉，确定证型与治法。一般昏迷深、发作频的病情较重。

1. 发作期

证候：突然仆倒，昏不知人，口吐涎沫，手足抽搐，面色微红或青白，喉出异声，两目紧闭或直视，兼或四肢厥冷，苔薄白或白腻，脉弦数或细数。

证候分析：风邪上泛，蒙闭心窍，上扰神明，或肝风内动，心神被蒙，故见突然仆倒，昏不知人；突受惊恐则脏气失调，神不守舍，风阳内动，故手足抽搐；苔薄白或白腻，脉弦数或细数，为风痰上壅之象。

治法：醒神开窍，熄风定痫。

处方：掐人中，掐十宣，掐老龙，拿肩井，拿曲池，拿合谷，按阳陵泉，拿太冲。（以上穴位可交替使用）

方义：掐人中、掐十宣、掐老龙醒神开窍，镇惊安神；拿肩井、拿曲池、拿合谷、按阳陵泉、拿太冲皆有平肝熄风、止抽定痫之功。

2. 休止期

(1)心肾亏虚

证候：面色淡白，短气，动则喘逆，心悸，舌淡苔白，脉细弱。

证候分析：心主血脉，肾藏精、纳气，心肾亏虚，则精血不能上荣于面，故面色淡白；肾不纳气，故短气，动则喘逆；心失所养，则心悸；舌淡苔白，脉细弱，均为心肾亏虚之征象。

治法：培补心肾，养津益气。

处方：补脾经，补肾经，补肺经，掐揉总筋，揉小天心，揉二马，揉外劳宫，推三关，揉丹田，按揉肺俞。

方义：补脾经、补肾经、补肺经、揉二马健脾益气，养心安神，滋补肝肾；揉外劳宫、推三关、揉丹田、揉肺俞培肾固本，可益气养血，温补下元，配掐揉总筋、揉小天心清心止痉，宁心安神。

(2)脾虚痰浊

证候：食欲不佳，面色无华，便溏，咳吐痰浊，舌淡，苔白腻，脉滑。

证候分析：痫证发作日久，神疲乏力，小儿脾常不足，内伤积滞，运化失常，故食欲不佳，便溏；水谷精微不能化生气血上承于面，故面色无华；脾失健运，水湿内停，凝聚为痰，痰浊上逆，阻塞窍道，故咳吐痰浊；脾阳虚不能腐熟水谷，温化湿邪，故舌淡苔白腻，脉滑。

治法：健脾益气，祛湿化痰。

处方：补脾经，补肺经，运内八卦，揉板门，推揉膻中，分腹阴阳，揉丹田，按揉足三里，按揉丰隆、三阴交，揉肺俞，捏脊。

方义：补脾经、运内八卦、揉板门、推揉膻中宽胸理气，健脾化湿；揉肺俞、按揉丰隆，加强降逆行痰、调中利湿之功；分腹阴阳、按揉足三里、捏脊健脾和胃，助消化，化水湿；揉丹田、三阴交培肾固本，提高机体的抗病能力。

（3）肝阳上亢

证候：性情急躁，多动易怒，心烦失眠，多梦，夜啼，喉中痰鸣，目赤多眵，口苦咽干，便秘，舌红，苔黄腻，脉弦、滑或数。

证候分析：小儿肝常有余，由于本病反复发作耗伤气血，致肝血不足，肝阳偏盛，则急躁易怒；肝开窍于目，肝阳炽盛，耗伤津液，故目赤多眵，口苦咽干，便秘；心失所养，故心烦，失眠，多梦；肝阳偏盛，风痰上壅，故喉间痰鸣；舌红，苔黄，脉弦数，均为肝阳上亢之征象。

治法：疏肝理气，滋阴潜阳。

处方：清肝经，补脾经，补肾经，揉二马，运内八卦，掐揉小天心，揉肝俞，按弦搓摩，推揉涌泉。

方义：清肝经、补脾经、补肾经、运内八卦调畅气机，疏肝解郁；揉二马、揉肝俞、按弦搓摩、推揉涌泉滋补肾阴，平肝潜阳；配掐揉小天心，镇惊安神。

【其他疗法】

中成药

（1）小儿抗痫胶囊　用于脾虚痰浊型痫证。

（2）琥珀抱龙丸　用于肝阳上亢型痫证。

（3）医痫丸　用于心肾亏虚型痫证。

【预防与护理】

①孕妇要注意健康和营养，避免惊恐跌仆和情志抑郁。

②产期要注意保护胎儿，避免产伤及窒息。

③及时治疗发热抽风，避免惊风多发致痫。

④平时注意儿童身心健康，减少忧思愁虑，避免恐怖和精神刺激。

⑤注意节制饮食，不可暴饮暴食，以免伤乳停滞。

⑥患儿外出有人相随，以防发作而发生意外。

⑦当患儿抽搐之时，切勿强制牵拉，以免扭伤筋骨，导致瘫痪或强直等后遗症。

⑧昏迷抽搐痰多的患儿，应使患儿侧卧位，并用纱布包裹压舌板，放在上下牙齿之

间，促使呼吸通畅，痰涎流出，以免咬伤舌头，或发生窒息。

第三节 胎 黄

胎黄以婴儿出生后皮肤、面目出现黄疸为主要特征，因产生原因与胎禀有关，故称“胎黄”或“胎疸”。

胎黄相当于西医学中的新生儿黄疸，包括新生儿生理性黄疸与病理性黄疸两大类。本节主要讨论新生儿病理性黄疸，又称为新生儿高胆红素血症。

【病因病机】引起胎黄的病因，主要是胎儿禀受孕母内蕴湿热之毒或阳虚寒湿之邪；或婴儿在胎产之时或出生之后，感受湿热或寒湿之邪。其病变脏腑在肝胆、脾胃。病机关键为胎禀湿蕴。

1. 湿热郁蒸　由于孕母素体湿盛或内蕴湿热之毒，遗于胎儿；或因胎产之时，出生之后，婴儿感受湿热邪毒，湿从热化，湿热郁蒸，肝失疏泄，胆汁外溢而致发黄。热为阳邪，故黄色鲜明如橘皮，属于阳黄。热毒炽盛，黄疸可迅速加深。若湿热化火，邪陷厥阴，则会出现神昏、抽搐之险象。若正气不足，气阳虚衰可成虚脱危证。

2. 寒湿阻滞　小儿先天禀赋不足，脾阳虚弱，湿浊内生；或生后为湿邪所侵，湿从寒化，脾阳受困，运化失司，气机不畅，肝失疏泄，胆汁外溢而致胎黄。寒为阴邪，故黄色晦暗如烟熏，属于阴黄。

3. 气滞血瘀　小儿禀赋不足，脉络阻滞，或湿热、寒湿蕴结肝经日久，气血郁阻，可致气滞血瘀而发黄。此因气机不畅，肝胆疏泄失常，脉络瘀积而致，故黄色晦暗，伴肚腹胀满，右胁下结成痞块。

此外，尚有因先天缺陷，胆道闭锁，胆汁不能从常道疏泄，横溢肌肤而发黄者。

【诊断要点】

1. 病史　孕母有内蕴湿热之毒或阳虚寒湿，或患儿胎产之时有感受湿热或寒湿病史。

2. 临床表现　以皮肤、面目、尿液皆黄为主要症状，可伴有嗜睡甚则神昏、不欲吮乳、纳呆、恶心、呕吐、抽搐、口渴、大便稀溏或呈灰白色等症。

3. 辅助检查

① 血清胆红素、黄疸指数显著增高。

②尿胆红素阳性，尿胆原试验阳性或阴性。

③母子血型测定，可检测因 ABO 或 Rh 血型不合引起的溶血性黄疸。

④肝功能可正常。

⑤肝炎综合征应做肝炎相关抗原抗体系统检查。

【鉴别诊断】

1. 生理性黄疸　足月儿大多在生后 2～3 天出现黄疸，4～5 天达高峰，5～7 天消退，最迟不超过 2 周；早产儿黄疸多在生后 3～5 天出现，5～7 天达高峰，7～9 天消退，最长可延迟到 3～4 周。在此期间，小儿一般情况良好，除有轻微食欲不振外无其他症状。

2. 母乳性黄疸　黄疸发生于以母乳喂养为主的婴儿，一般状况良好，停止母乳喂养，黄疸可自行消退。

【辨证论治】本病辨证，主要根据皮肤颜色，结合全身症状辨阴阳属性。若病程短，面目皮肤发黄，色泽鲜明，舌红苔黄腻，为阳黄；若黄疸日久不退，色泽晦暗，便溏色白，舌淡苔腻者，为阴黄。

1. 湿热郁蒸

证候：面目皮肤发黄，色泽鲜明如橘，哭声响亮，不欲吮乳，口渴唇干，或有发热，大便秘结，小便深黄，舌质红，苔黄腻，指纹滞。

证候分析：湿热蕴结脾胃，肝胆疏泄失常，胆汁外溢，故面目皮肤发黄，色泽鲜明如橘；热扰心神则哭声响亮；邪困脾胃，升降失常，故不欲吮乳；湿热蕴结，津液不布，则口渴唇干，大便秘结，小便深黄；舌质红，苔黄腻，指纹滞均为湿热之象。

治法：清热利湿退黄。

处方：清脾经，清肝经，清小肠，清大肠，清天河水，退六腑，按弦搓摩，分推肋缘下，推箕门，揉三阴交，推下七节骨。

方义：清肝经、清天河水、退六腑，清热利湿；清小肠、清脾经、清大肠，推下七节骨，通腑泻热利水；按弦搓摩、分推肋缘下，疏肝利胆退黄；推箕门、揉三阴交，能清利下焦湿热，利小便而退黄疸。

2. 寒湿阻滞

证型：面目皮肤发黄，色泽晦暗，精神萎靡，四肢欠温，纳呆，大便溏薄色灰白，小便短少，舌质淡，苔白腻，指纹淡红。

证候分析：寒湿内阻，肝胆疏泄失常，则面目皮肤发黄；湿从寒化，寒为阴邪，则面目皮肤色泽晦暗；脾肾阳虚，运化、温煦失职则精神萎靡，四肢欠温，纳呆，大便溏薄色灰白，小便短少；舌质淡，苔白腻，指纹淡红，均属寒湿之象。

治法：温中化湿退黄。

处方：推脾经，清肝经，揉板门，清小肠，揉一窝风，按弦搓摩，分推肋缘下，摩脐、摩丹田，推箕门。

方义：推脾经、揉板门、揉一窝风，能健脾胃，助运化，温中散寒；清肝经、按弦搓摩、分推肋缘下，疏肝利胆退黄；清小肠、推箕门，泌别清浊，利湿；摩脐、摩丹田，培肾固本，健脾益气化湿。

3. 气滞血瘀

证候：面目皮肤发黄，颜色逐渐加深，晦暗无华，右胁下痞块质硬，肚腹膨胀，青筋显露，或见瘀斑、衄血，唇色暗红，舌见瘀点，舌苔黄，指纹紫滞。

证候分析：湿热内蕴，气机郁滞，血行不畅，湿瘀交阻，肝胆疏泄失常，胆汁不循常道而横溢肌肤，故面目皮肤发黄，颜色逐渐加深，晦暗无华；肝藏血，血瘀不行，故右胁下痞块质硬；气机郁滞，脉络瘀阻则见肚腹膨胀，青筋显露；瘀血内阻，血不循经则见瘀斑、衄血；唇色暗红，舌见瘀点，舌苔黄，指纹紫滞，均为瘀积之征。

治法：行气化瘀消积。

处方：补脾经，清肝经，清小肠，清大肠，推三关，按弦搓摩，分推肋缘下，摩腹，推箕门。

方义：补脾经、摩腹助运化，利水湿；清肝经、推箕门，清热利湿；清小肠、清大肠，通腑泻热利水；推三关能益气活血，培补元气；按弦搓摩、分推肋缘下，疏肝利胆退黄。

【其他疗法】

中成药

茵栀黄口服液　用于湿热郁蒸证。

【预防与护理】

①妊娠期注意饮食卫生，忌酒和辛热之品。

②有肝炎病史的妇女应在治愈后再妊娠，如妊娠后发现有肝炎应及时治疗。既往所生新生儿有重度黄疸和贫血者，产前宜测定血中抗体及其动态变化，并采取相应的预防性措施。

③避免新生儿口腔黏膜、脐部、臀部和皮肤损伤，防止感染。

④新生儿应注意保暖，尽早喂奶，促进胎粪排出。

⑤婴儿出生后密切观察皮肤颜色的变化，及时了解黄疸的出现时间及消退时间。

⑥注意观察患儿的全身证候，有无精神萎靡、嗜睡、吸吮困难、惊惕不安、两目直视、四肢强直或抽搐等症，及早发现重症患儿并及时治疗。

复习思考题

1. 小儿急惊风的主要病因病机是什么？
2. 小儿惊风临床如何辨证论治？
3. 慢惊风的病因病机要点是什么？
4. 小儿痫证的主要病因病机是什么？
5. 小儿痫证临床如何辨证论治？
6. 简述胎黄的诊断要点。
7. 简述胎黄的辨证论治。

第十一章　肾系病证

第一节　遗　尿

遗尿又称尿床，是指3周岁以上的小儿在睡眠中小便自遗，醒后方觉的一种病证。婴幼儿时期，由于生理上经脉未盛，气血未充，脏腑未坚，智力未全，对排尿的自控能力尚未完善，因而易发生遗尿。学龄儿童也常因白日游玩过度，精神过于疲劳，或睡前多饮等原因，亦可偶然发生遗尿，这些均不属病态。3岁以上，特别是5岁以上的小儿，睡眠中经常遗尿，甚至夜夜如此，则为病态。

本病多见于10岁以下儿童，男孩多于女孩，部分有遗传倾向。发病有轻有重，轻者数夜一次，重者每夜必遗，甚或一夜数次。有的为一时性，有的持续数月后消失，而后又反复，有的可持续到成年才消失。若经久不愈，往往影响小儿的身心健康及生长发育，故应引起重视。

【病因病机】遗尿的病因责之先天禀赋不足；后天久病失调；肺、脾、肾功能不足；心肾失交、肝经湿热下注。尤以肾气不固、下元虚寒所致遗尿最为多见。遗尿的病位在膀胱，与肾、脾、肺密切相关。病机为三焦气化失司，膀胱约束不利。

1. 肾气不足　肾为先天之本，主水，开窍于前后二阴，司二便，与膀胱相表里，膀胱为津液之腑，小便乃津液之余。若先天禀赋不足，素体虚弱，以至肾气不足，下元虚冷，不能温养膀胱，膀胱气化功能失调，闭藏失职，水道失约，而为遗尿。

2. 脾肺气虚　饮食失调或大病久病之后失于调养，致使脾肺气虚。肺主一身之气，有通调水道、下输膀胱的作用；脾喜燥恶湿而能制水，若脾肺气虚，上虚不能制下，下虚不能上承，致使无权约束水道，则小便自遗。

3. 心肾失交　心属火，主神明，肾属水，司二便，水火既济，则心有所主，肾有所藏。若外感热病或情志郁结化火或食积化热，心火独亢，或先天禀赋不足或久病失调伤及肾水，或食积痰火壅滞中焦，致心火不能下蛰于肾，肾水不能上济于心，则下焦虚寒，膀胱失约，而见梦中遗尿。

4. 肝经湿热　肝主疏泄，调畅气机，通利三焦，肝经环阴器抵小腹，若肝气郁结，郁而化热，疏泄失职，三焦水道通利失司，或湿热内蕴肝胆，循经下迫膀胱，则膀胱不约而致遗尿。

【诊断要点】

1. 病史　可有不良排尿习惯，及过度玩耍疲劳、精神紧张等病史。

2. 临床表现　发病年龄在 3 周岁以上，睡眠中小便自遗，醒后方觉。

3. 辅助检查　尿常规、尿细菌培养均无异常，腰骶部 X 线或核磁共振检查或见隐性脊柱裂。

【鉴别诊断】

1. 热淋（尿路感染）　常伴有尿频、尿急和尿痛等膀胱刺激症状，尿常规检查可见白细胞，尿培养阳性。

2. 糖尿病　尿多不分昼夜，多伴有多饮、消瘦、乏力等症状。尿常规检查可见葡萄糖增多，血糖检查可以确诊。

3. 尿失禁　尿液自遗，无论昼夜，不分寤寐，多为脑部病变所致。

4. 蛲虫感染　夜间遗尿，常伴肛周瘙痒。大便常规镜检可见虫卵。

【辨证论治】本病重在辨别脏腑寒热虚实，虚寒者多，实热者少。虚寒者病程长，体质弱，小便清长，兼见面白神疲，肢冷汗出，纳少便溏，反复感冒等。实热者病程短，体质壮，小便短涩，黄赤味臊，兼见面红唇赤，烦躁不安，睡眠不宁等。

1. 下元虚寒

证候：睡中经常遗尿，量多次频，神疲乏力，腰腿痿软，智力迟钝，四肢不温，喜暖畏寒，面色苍白，小便清长，舌淡，苔薄白，脉沉细。

证候分析：肾气不足，膀胱虚寒，不能制约，故睡中遗尿，量多次频；肾阳虚则命门火衰，故神疲乏力，面色苍白，四肢不温，喜暖畏寒；腰为肾府，肾虚则腰腿痿软；肾虚脑髓不足，故智力迟钝；下元虚寒故小便清长；舌淡，苔薄白，脉沉细均为虚寒之象。

治法：温补肾阳，固涩小便。

处方：补肾经，揉外劳宫，推三关，摩丹田，擦肾俞，揉擦命门，擦八髎。

方义：补肾经、摩丹田、擦肾俞、揉擦命门，温补肾气，以壮命门之火，固摄下元；揉外劳宫、推三关、擦八髎，温阳散寒，以加强补肾壮阳之力，温固下元之功。

2. 脾肺气虚

证候：睡后遗尿，量少而频，少气懒言，神疲乏力，面色少华，食欲不振，大便溏薄，自汗，舌淡，苔薄白，脉细无力。

证候分析：脾肺气虚，上虚不能制下，故遗尿；肺气虚则少气懒言，神疲乏力；脾气虚，输化无权，气血不足，不能上荣，故面色少华，食欲不振，大便溏薄；气虚不能固表，故常自汗；舌淡，苔薄白，脉细无力均为气虚之象。

治法：补中益气，培元固涩。

处方:按揉百会,补脾经,补肺经,揉外劳宫,摩丹田,按揉中极,擦肺俞,揉脾俞,按揉膀胱俞,捏脊。

方义:补脾经、补肺经、擦肺俞、揉脾俞、捏脊,能健脾益气,培土生金;摩丹田温补下元,培肾固本;按揉百会、揉外劳宫温阳散寒,升举清阳;按揉中极、膀胱俞可调膀胱气化,固涩水道。

若便溏者,加补大肠,摩脐;食欲不振者,可加用揉板门,运内八卦,分腹阴阳;自汗者加揉肾顶。

3. 心肾失交

证候:梦中遗尿,寐不安宁,多梦易惊,烦躁叫扰,记忆力差,或五心烦热,潮热,盗汗,形体消瘦,舌红少苔,脉沉细数。

证候分析:心肾失交,水火不济,肾水不能上济于心,心火独亢于上,则寐不安宁,多梦易惊,烦躁叫扰;心火不能下蛰于肾,失于温煦,膀胱失约则梦中遗尿;肾主骨生髓,肾水亏虚,脑髓失养,则记忆力差;肾阴亏虚,阴不制阳,阴虚则内热,故五心烦热,潮热,盗汗,形体消瘦;舌红少苔,脉沉细数均为水亏火亢之征。

治法:清心滋肾,安神固脬。

处方:清心经,补肾经,揉小天心,揉二马,掐揉五指节,清天河水,摩丹田,揉三阴交,擦涌泉。

方义:清心经、清天河水清心经热邪;补肾经、揉二马、摩丹田、擦涌泉,滋阴补肾,引火归元;揉小天心、掐揉五指节,镇静安神益智;揉三阴交滋阴清热。

4. 肝经湿热

证候:睡中遗尿,小便量少色黄,气味腥臊,急躁易怒,面红目赤,舌红,苔黄腻,脉滑数。

证候分析:湿热内蕴,肝失疏泄,下迫膀胱,则睡中遗尿;热灼膀胱,伤及津液,则小便量少色黄而臊;湿热郁结化火,肝火亢盛,则急躁易怒,面红目赤;舌红,苔黄腻,脉滑数均为湿热内蕴之征。

治法:清热利湿,泻肝止遗。

处方:清肝经,清小肠,补肾经,掐捣小天心,揉二马,清天河水,推箕门,揉三阴交,揉涌泉。

方义:清肝经、清小肠、清天河水能清利湿热;掐捣小天心清热安神;补肾经、揉二马、揉涌泉滋阴清热;推箕门、揉三阴交清热利尿。

【其他疗法】

中成药

(1)五子衍宗丸　用于下元虚寒证。

(2)缩泉丸　用于下元虚寒之轻证。

(3)补中益气汤　用于肺脾气虚证。

(4)龙胆泻肝丸　用于肝经湿热证。

【预防与护理】

①耐心教育,鼓励患儿消除怕羞、紧张情绪,树立战胜疾病的信心。

②每日晚饭后注意控制饮水量。

③临睡前提醒患儿排尿,睡后按时唤醒排尿1~2次,逐渐养成自行排尿的习惯。

④白天不宜游玩过度,以免疲劳贪睡。

第二节　脱　肛

脱肛又称肠脱垂。是指直肠向外翻出而脱垂于肛门外的病证。多见于1~3岁的小儿。小儿脱肛多为直肠黏膜脱垂,随年龄增长有自愈倾向,但若脱出久不复位,脱出的肠管会肿胀,充血发炎,若不及时治疗,可使脱出组织坏死。因此,对严重脱肛患儿应引起重视。

【病因病机】脱肛的病因主要为先天气血不足或后天久病体弱。病位在大肠,主要病机为气虚下陷,失于固摄;大肠热结,湿热下注。

1. 气虚下陷　小儿素体虚弱,营养不良或久泻、久痢、久咳正气耗损,气虚下陷,统摄升提无力而导致本病的发生。

2. 大肠热结　小儿过食辛辣之品,以致湿热内生,湿热下注,大便干结,排便时用力增加腹压,压力迫直肠外脱。

知识链接

小儿发育尚未完善,骶曲未形成,直肠呈脱垂位,易向下滑动;小儿直肠肌肉、提肛肌等支持组织尚未发育完善,固摄能力差。因此,久泻、久咳,腹压增加均能使肛门直肠脱垂。

【诊断要点】

1. 病史　患儿长期患有易使腹内压增高的病证,如便秘或腹泻、咳嗽等;有些患儿可有骶骨发育异常的病史等。

2. 临床表现　排便时直肠从肛门脱出,病程短者,便后能自行回复,无疼痛感。病程长者,腹部稍用力直肠即从肛门脱出,反复发作后,脱出物不能自行回复,需要用手帮助托回,常有下坠感及排便不尽感。

3. 辅助检查　实验室检查和其他检查多无异常。

【鉴别诊断】

1. 肛瘘 瘘管时愈时破,局部可有红肿、疼痛、溃破、流脓,排便时无肿块突出,用探针贯通瘘管可鉴别。

2. 肛周湿疹 肛周有红色丘疹,瘙痒,排便时无肿块突出。

【辨证论治】本病辨证主要辨别虚证和实证。虚证多为中气不足,常兼见大便带血,形体消瘦,精神萎靡等症状;实证多为大肠热结,常兼见肛门灼热,大便干燥等症状。

1. 气虚下陷

证候:肛门直肠脱出不收,肿痛不甚,兼有面色㿠白,形体消瘦,精神萎靡,舌淡苔薄,指纹色淡。

证候分析:小儿禀赋不足,肠胃薄弱,如长期腹泻、痢疾、久咳,脾胃虚寒,使气虚下陷,用力屏气则使直肠脱出;气虚则见形体消瘦,精神萎靡,面色㿠白等症;舌淡苔薄,指纹色淡均为气虚之征。

治法:补中益气,固肠止脱。

处方:按揉百会,补脾经,补肺经,补大肠,推三关,推上七节骨,揉龟尾,捏脊。

方义:补脾经、补肺经、推三关、捏脊补中益气;补大肠、推上七节骨固肠止脱;按揉百会升阳举陷;揉龟尾固肠提肛。

2. 大肠热结

证候:肛门直肠脱出,红肿刺痛瘙痒,兼有口苦,舌红苔黄,小便短赤,大便干燥,指纹色紫。

证候分析:因湿热下注,大肠热结,或因便秘日久,液燥肠干,排便时气迫于下,以致肛门外翻;因热盛则小便短赤,口苦;舌红苔黄,指纹色紫均为热盛之征。

治法:清热利湿,升阳通便。

处方:按揉百会,推脾经,清大肠,清小肠,按揉膊阳池,清天河水,退六腑,揉天枢,推下七节骨,揉龟尾。

方义:推脾经清利中焦湿热,助运化;清大肠、清天河水、退六腑、揉天枢以清利肠腑积热;清小肠清热利湿;按揉膊阳池、推下七节骨清热通便;揉龟尾固肠提肛;按揉百会升阳举陷。

【其他疗法】

中成药

补中益气丸 用于气虚下陷证。

【预防与护理】

①积极治疗久泻、久咳、便秘等疾病。

②大便后或脱肛后,应用温开水局部清洗,用纱布蘸液状石蜡或食用香油少许,轻轻将脱出的直肠托回,并嘱其仰卧位休息片刻。

③平时要注意营养调理和饮食卫生,防止腹泻和便秘等。

第三节 五迟、五软

五迟指立迟、行迟、语迟、齿迟、发迟;五软指头项软、口软、手软、足软、肌肉软。五迟、五软是小儿生长发育障碍的病证。五迟、五软各病证既可单独出现,也可同时存在。3岁以内是其主要发病年龄,6个月至1岁多见。先天禀赋不足、后天调护不当均可导致本病的发生。其预后与其病因有直接关系,若由后天调护不当引起,病情较轻,治疗及时得当,往往可以治愈;若病程较长,由先天禀赋不足所致者,则往往预后不佳。

五迟、五软包括现代医学之佝偻病、脑性瘫痪、智力低下、脑发育不全等。

【病因病机】五迟、五软的病因多为先天禀赋不足,后天调护不当也可引起本病的发生。病位主要在脾肾,可累及心肝。病机包括正虚和邪实两方面。正虚即五脏不足,气血虚弱,精髓亏虚;邪实为痰瘀阻滞心经脑络,心脑神明失主。

1. 先天因素　父母阴精气血不足,或孕期母亲饮食、起居等调摄不当,损伤胎元,或父母年老生子等导致胎禀不足,先天精气不充,脑髓不满,脏器虚弱而发本病。

2. 后天因素　分娩时难产、产伤,颅内出血;生产过程中胎盘早剥、脐带绕颈;产后护理不当,发生窒息、缺氧、中毒等;高热惊厥后脑损伤;乳食不足或不当致使气血虚弱,精髓不充,都可导致五迟、五软的发生。

五迟、五软主要涉及脾、肾、心、肝。脾主肌肉、四肢,开窍于口;肾主骨、生髓,齿为骨之余,脑为髓之会,发为血之余;肝藏血,主筋;心主神明,言为心声。若肝脾肾不足,则可导致立迟、行迟、语迟、齿迟、发迟、头项软、口软、手软、足软、肌肉软。若因产伤、外伤等因素致使脑髓损伤、瘀阻脑络或痰火瘀血郁闭清窍,则可导致智力低下。总之,其病机为正虚邪实,五脏不足,气血虚弱,精髓不充;痰瘀阻滞心经脑络,心脑神明失主。

【诊断要点】

1. 病史　有药物损害、产伤、窒息、早产或喂养不当史;或遗传代谢性疾病家族史等。

2. 临床表现　小儿2~3岁不能站立、行走(立迟,行迟);初生无发或少发,随年龄增长而头发稀疏难长(发迟);牙齿届时未出或甚少(齿迟);1~2岁还不会说话(语迟)。小儿周岁前后,头项软弱下垂为头项软;咀嚼无力,时流清涎为口软;手臂不能抓握为手软;2~3岁不能站立、行走为足软;皮宽肌肉松软无力为肌肉软。五迟、五软不一定悉具,但见一二症者,可分别做出诊断。

3. 辅助检查　可根据病史,采用X线摄片、CT、脑电图等检查方法进行检查。

【鉴别诊断】对中医学诊断的五迟、五软,临床上往往要做西医学疾病的鉴别诊断。常见的疾病包括:

1. 智力低下　智商低于正常儿童。根据不同年龄采用不同智力量表测定,智商测量结果低于70分,同时存在适应性功能缺陷或损害。

2. 脑性瘫痪　出生前到生后1个月以内各种原因所致的非进行性脑损伤,主要表现为中枢性运动障碍及姿势异常。

3. 脑白质营养不良　表现为步态不稳,语言障碍,视神经萎缩等。但1~2岁前运动功能正常,病情呈进行性加重。

4. 婴儿型脊髓性肌萎缩症　出生时一般情况尚可,3~6个月出现,肢体活动减少。上下肢对称性无力,进行性加重。腱反射减弱,肌张力低下。肌肉萎缩,智力正常。

【辨证论治】本病辨证,应首分轻重,继辨脏腑。五迟、五软仅见一二症,智力基本正常为轻;病程长,五迟、五软同时并见,且见肢体瘫痪、步态不稳、智能低下、失语为重。五迟、五软以脾、肾病变为主,心、肝次之。

1. 肝肾不足

证候:筋骨痿弱,发育迟缓,坐、站、立、行走、生齿等明显迟于正常同龄小儿,头项痿软,头形方大,目无神采(面色不华,神倦无力),反应迟钝,囟宽易惊,夜卧不安,舌淡苔少,脉沉细无力,指纹色淡。

证候分析:肾主骨、生髓,齿为骨之余,脑为髓之会;肝藏血,主筋;肝肾不足,不能荣养筋骨,则筋骨牙齿不能按期生长发育,见运动功能迟缓,头形方大,囟门宽大。

治法:补肾填髓,养肝强筋。

处方:按揉百会,补脾经,补肾经,揉二马,掐揉五指节,拿百虫,按揉肾俞、委中、承山、涌泉。

方义:补脾经、补肾经、按揉肾俞能补益肝肾,强筋健骨;揉二马、按揉涌泉补肾滋阴;按揉百会益智醒脑开窍;掐揉五指节安神;拿百虫,按揉委中、承山疏经活络。

2. 心脾两虚

证候:语言发育迟缓,智力低下,精神呆滞,头发生长迟缓,发稀萎黄,口角流涎,吮吸咀嚼无力,或见弄舌,四肢痿软,肌肉松弛,食欲欠佳,肌肤不华,大便秘结,舌质淡红或淡胖,舌苔少或无苔,脉细缓,指纹色淡。

证候分析:心主神明,言为心声,心气虚弱,故语言迟钝,精神呆滞,智力低下;心主血,脾生血,发为血之余,心脾俱虚,血不荣发,故头发生长缓慢,发稀萎黄;脾虚生化乏源,故四肢痿软,手足失用,肌肉松弛无力;弄舌乃心虚、智力不聪之征。

治法:健脾养心,补益气血。

处方:按揉百会,补脾经,补肾经,揉外劳宫,运水入土,推三关,按揉中脘,按揉足三里,捏脊。

方义:补脾经、补肾经、运水入土、按揉中脘、按揉足三里能健运脾胃,补益气血;捏脊调整脏腑,调和气血;按揉百会益智醒脑开窍;推三关、揉外劳宫、补脾经温补心脾,补益气血。

3. 痰瘀阻滞

证候:失聪失语,反应迟钝,意识不清,动作不由自主,或吞咽困难,口流痰涎,喉间痰鸣,或关节强硬,肌肉软弱,或有癫痫发作,舌体胖有瘀斑瘀点,舌苔腻,脉沉涩或滑,指纹暗滞。

证候分析:若见于脑病后遗症及先天性脑缺陷,因痰湿内盛,蒙蔽清窍,而见智力低下,喉间痰鸣诸症;若有颅脑产伤及外伤史者,初期症状不著,日久离经之血滞而不化,则见躁动尖叫、失聪、呕吐等症,此为痰瘀交阻脑腑,气血运行不畅,脑失所养;舌上瘀点瘀斑,脉沉涩,皆为痰瘀阻滞之象。

治法:涤痰开窍,活血通络。

处方:按揉百会,补脾经,拿肩井,揉膻中,按揉中脘、天枢,按揉足三里、丰隆、三阴交,捏脊。

方义:按揉百会益智,醒脑开窍;补脾经、揉膻中、按揉中脘、按揉足三里、按揉丰隆健脾化痰;按揉天枢、拿肩井、捏脊、按揉三阴交,通经活络,活血化瘀。

【其他疗法】

中成药

(1)杞菊地黄丸　用于肝肾不足证。

(2)孔圣枕中丸　用于肝肾不足证。

(3)归脾丸　用于心脾两虚证。

(4)十全大补颗粒　用于心脾两虚证。

【预防与护理】

①大力宣传优生优育知识,禁止近亲结婚,婚前进行健康检查,以避免发生遗传性疾病。

②孕妇注意养胎、护胎,加强营养,慎用对胎儿有害的药物。

③婴儿应合理喂养,注意防治各种急慢性疾病。

④重视功能锻炼,加强智力训练教育。

⑤加强营养,科学调养。

⑥坚持按摩痿软肢体,防止肌肉萎缩。

附　小儿脑性瘫痪

小儿脑性瘫痪,是指患儿在母亲妊娠期到新生儿期,由多种原因引起脑部损伤的疾病。以非进行性、非一过性运动功能障碍及姿势异常为主要表现,可伴有智力低下、惊厥、错齿流涎、视听或语言功能障碍等。严重者影响患儿的生长发育及长大后的生活与工作能力,给患儿及家庭带来很大痛苦,对社会造成沉重负担。

本病在中医学中属小儿杂病范畴,类似五迟、五软等证候。

【病因病机】

多由先天不足和后天失养两个方面而致,且互为影响。主要病机为髓海不满,脑发育障碍。

1.肝肾不足　先天胎禀不足,精气未充,肝肾亏损,故立迟、行迟、齿迟。因肾者主骨,藏精,精生髓,故为生长之本。齿为骨之余,髓之所养。肝主筋,筋束骨而运动枢利,肝藏血,手得血而能握,足得血而能步。由于肝肾不足,则筋骨失养,故见出牙较迟,行立均迟。

2.脾肾两亏　肾藏精,主骨,生髓,为生长之本。肾亏则精乏,骨弱,髓不充,故出现五迟证候;脾为后天之本,生化之源,主肌肉、四肢,开窍于口,其华在唇。脾肾两亏故出现五软证候。

3.气血虚弱　后天失养,气血虚弱则血脉筋骨肌肉失养,甚者血不养神,而引起神情呆滞,反应迟钝,智力低下。

知识链接

现代医学认为,妊娠高血压综合征,脐带绕颈所致的窒息,或难产,产钳牵拉所致的产伤,或颅内出血及缺氧,外伤等因素,均可导致小儿脑性瘫痪。

【辨证论治】本病辨证主要辨别虚证与实证。虚证主要表现为肝、脾、肾脏腑及气血不足,实证主要为痰瘀阻滞。

1.肝肾不足

证候:筋骨痿弱,发育迟缓,智力迟钝,坐起,站立,行走,生齿等均明显迟于正常同年龄小儿,甚至4~5岁尚不能行走,亦有10岁左右行而不稳,平素活动甚少,容易疲倦,故喜多卧,面色不华,神倦无力,舌苔薄白,舌质淡,指纹色淡。

证候分析:肝肾精血不足,则骨软筋疲,故立迟,行迟,齿迟;不能生髓充脑,故智力迟钝;肝血不足,不能上荣于面,故面色无华;肾精不足故神倦乏力,疲惫多卧;舌质淡苔白,指纹色淡均为肝肾不足、气血虚弱之象。

治法:补肾养肝。

处方:补脾经,补肾经,揉小天心,运内八卦,掐揉五指节,揉二马,揉外劳宫,推三关,捏脊,同时配合基本手法进行治疗。

方义:补肾经、补脾经、揉二马滋补肝肾;推三关、运内八卦、揉外劳宫、捏脊温中健脾,补益气血;揉小天心、掐揉五指节安神益智。

2. 脾肾两亏

证候：头项软弱倾斜，不能抬举，口软唇弛，咀嚼乏力，常有流涎，手软下垂，不能抬举，足软弛缓，不能站立，肌肉松弛，活动无力，唇淡苔少，指纹色淡。

证候分析：头为诸阳之会，骨为肾所主，肾中元阳精气不能营注，故头项软弱；唇口属脾，脾开窍于口，脾虚则口唇软薄，而咀嚼无力；脾主四肢、肌肉，脾虚则四肢肌肉痿软，手不能举，足不能立；唇淡苔少，指纹色淡为脾肾两亏之象。

治法：健脾补肾。

处方：补脾经，补肾经，揉板门，推揉四横纹，掐揉掌小横纹，揉二马，捏脊，同时配合基本手法进行治疗。

方义：补脾经、揉板门、推揉四横纹、捏脊健脾益气，温阳补中；补肾经、揉二马补肾滋阴；掐揉掌小横纹化痰止涎。

3. 气血虚弱

证候：肢体软弱，四肢关节柔软，神情呆滞，智力迟钝，面色苍白，四肢不温，口开不合，舌伸口外，食少不化，唇白苔光，指纹色淡。

证候分析：脾虚则气血不足，不能充养四肢，则肢体软弱；不能充养脑髓，则神情呆滞，智力迟钝；气血虚弱不能上荣于面，则面色苍白；气虚不能温煦四末，则四肢不温；脾气虚弱，不能收摄津液，故口开不合，舌伸口外而流涎；脾虚不能运化则食少不化；唇白苔光，指纹淡为气血虚弱之征。

治法：益气养血。

处方：分推大横纹，补脾经，补肾经，推心经，运内八卦，推揉四横纹，推三关，摩腹，揉中脘，揉足三里，揉心俞，捏脊，和基本手法配合使用。

方义：分推大横纹平衡阴阳，调和气血；补脾经、补肾经、推心经、推三关温中健脾，补益气血；运内八卦、推揉四横纹、摩腹、揉中脘、揉足三里调脾胃，和气血；揉心俞、捏脊健脾和胃，养心安神，强筋壮骨。

【基本手法】

仰卧位：

①推揉膻中，按揉中脘，摩腹10分钟（缓），按揉足三里。

②掌揉、多指拿揉、掌根交替压、滚患侧上、下肢各肌群。肌张力高的患者可先做轻柔的推法、理筋法，若伴有手足畸形者，应调节有关肌群的张力（矫正畸形）。

③拿肩井，按揉曲池、手三里、血海、阳陵泉等穴。

俯卧位：

①推脊，从第7胸椎以下华佗夹脊穴到骶椎两侧（从至阳穴—命门），用指端沿脊柱做连续点压、按揉法，反复施术7～9遍，侧指叩击以上路线；捏脊5～7遍，鱼际按揉、拇指按压膀胱经内侧线5～10遍。

②拿揉下肢后侧肌群，若患儿肌张力过高，先做推法、理筋法等轻柔的手法使肌肉放松，再搓腓肠肌；点按环跳、承扶、殷门、委中、承山，擦揉涌泉穴；若肌肉痿软者，则先用拨筋法，再点按上述诸穴。

坐位：

医者右手食指、中指及无名指屈曲并拢，沿督脉循行路线由第1胸椎至第7胸椎做叩法，使患者出现麻胀感、发热感、传导感为宜。揉百会，按揉头部督脉循行路线，拿揉头顶部两侧，在脑运动区、语言区做扫散法；拿风池，按揉风府、哑门、天柱、脑户、络却、后顶、强间穴。

关节被动活动类手法：

由于本病患儿多数均有不同程度的关节强直、屈伸不利等，在治疗过程中，适当地活动强直的关节，有利于关节功能的恢复。

(1)屈膝屈髋动腰法　患儿仰卧位，医者一手托扶患儿双脚，另一只手扶患儿膝部，将膝、髋关节屈、伸数次，而后双手协同内、外旋转腰部及髋关节。

(2)屈膝屈踝活动法　患儿仰卧位，医者将患儿膝关节屈曲与大腿呈90°，左手握拿患儿双足，使其足背屈，右手同时扶住膝部，双手配合，反复做屈伸膝关节及背屈踝关节数次，然后将下肢抬起至70°左右，力量逐渐加大，同时多指揉腓肠肌及跟腱3～5遍。此法对腓肠肌痉挛及踝关节跖屈者有较好的效果。

(3)过伸旋转活动法　患儿俯卧位，以左侧为例，医者右手握拿患儿左侧踝关节，将患肢屈曲，使其足跟向其臀部贴近，然后左手握拿足背部，右手将股骨远端托起，并做过伸动作，或内、外旋转数次，最后多指拿揉股四头肌及缝匠肌。此法对股四头肌亢进者，可起调节作用。

(4)托胸扳腰活动法　患儿俯卧位，医者一手托患儿胸部，另一手按住患儿腰骶部，双手同时用力，边抬边放，弧度逐渐加大，反复5～8遍。然后多指拿揉骶棘肌及腰骶部。此法可恢复腰部和腹部的肌力。

(5)扩胸伸展活动法　患儿坐位或侧卧位，以右侧为例，医者左手按于患儿右肩，右手握拿患儿前臂远端，使上肢抬举并向后方按压，力量由小到大，反复7～9遍。

纠正足内翻和足外翻手法：

(1)足内翻　仰卧位，以左侧足内翻为例，医者左手从膝关节内侧推至内踝，右手自踝关节外侧推至膝关节外侧，双手配合同时做推法，然后分别用多指揉、拇指弹拨下肢内外侧7～9遍，拇指拨踝关节周围数次，而后，右手托拿足跟部，左手握足前部，双手协同用力，在牵引下背伸、跖屈、内外旋转踝关节。

(2)足外翻　取仰卧位，在小腿前外侧从膝至足做掌根推、揉，拇指揉、拨等手法。拇指拨踝关节周围，而后再做旋转、跖屈运动。取俯卧位，在足掌面从足趾到足跟做拇指揉、拨法，拇指揉、多指揉、理足内侧、小腿内侧至膝关节内侧5～8遍。

【其他疗法】

中成药

(1)六味地黄丸　用于肝肾不足证。

(2)五子衍宗丸　用于肝肾不足证。

(3)小儿智力糖浆　用于肝肾不足证。

(4)静灵口服液　用于肝肾不足证。

(5)龙牡壮骨颗粒　用于脾肾两亏证。

(6)归脾丸　用于气血虚弱证。

(7)十全大补颗粒　用于气血虚弱证。

【预防与护理】

①早期发现,及时治疗。

②家长帮助患儿进行功能锻炼。

③加强婴幼儿自主活动及语言训练。

复习思考题

1. 遗尿的主要病因病机是什么?
2. 试述遗尿各证型的主证、治法、处方。
3. 脱肛的主要病因病机是什么?
4. 试述脱肛的辨证分型及推拿治疗。
5. 何谓五迟、五软?
6. 五迟、五软的主要病因病机是什么?
7. 简述五迟、五软的辨证分型及推拿治疗。

第十二章　时行病证

第一节　顿　咳

顿咳，即百日咳，是由百日咳时邪（百日咳杆菌）引起的急性时行病。临床以阵发性、痉挛性咳嗽，咳毕有特殊的鸡鸣样吸气性吼声为主要特征。

本病主要通过飞沫经呼吸道传播，一年四季均可发生，冬、春季节尤为多见。5 岁以下小儿多见，年龄愈小则病情愈重，病程较长，可持续 2 个月以上。

西医学认为本病的病原为百日咳杆菌，自广泛接种百白破疫苗以来，发病率已明显下降。

【病因病机】本病由外感时行疠气侵入肺系，夹痰交结气道，使肺失肃降所致。

1. 邪犯肺卫，肺失宣肃　小儿肺脏娇嫩，本病初起，时行邪气从口鼻而入，侵袭肺卫，肺气失宣，表卫失和，则见咳嗽、流涕等肺卫表证。

2. 邪壅气道，肺气上逆　若邪在肺卫不解，则郁而化热，炼液为痰，痰热互结，阻塞气道，气逆上冲，则咳嗽阵作，甚则连咳数十声；痰随气升，痰涎吐出后，气道通畅，咳嗽暂时缓解。顿咳病位虽在肺，久病必殃及他脏，犯胃则胃失和降而见呕吐；若邪热稽留，引动心肝之火，可见咯血、衄血等。

3. 气阴耗伤，肺脾两虚　病至后期，邪气渐退，气阴耗伤，可见肺脾气虚或肺阴亏损，可出现咳声无力或低热盗汗等症。

【诊断要点】

1. 病史　近期有百日咳接触史，患者常未接种百白破疫苗。潜伏期一般 7 ~ 14 天，最长达 21 天。

2. 临床表现

(1) 初咳期　自发病至出现阵发性、痉挛性咳嗽，一般为 7 ~ 10 天。最初有上呼吸道感染的症状，如咳嗽、喷嚏、发热等，2 ~ 3 天后，咳嗽为突出表现，且日渐加重，常日轻夜重。

(2) 痉咳期　阵发性痉咳为本期特征，一般持续 2 ~ 6 周，亦可长达 2 个月以上。痉咳特点为成串的、连接不断的痉挛性咳后，伴一次深长吸气，发出特殊的高音调鸡鸣样吸气性吼声。痉咳可反复多次出现，直至咳出大量黏稠痰液，有时伴呕吐。间歇期无特殊表现。咳嗽虽重，但无并发症者，肺部无明显阳性体征。年幼体弱儿，常无典型痉咳，缺乏鸡鸣样吼声，表现为阵发性憋气、青紫，甚则窒息、惊厥。

(3)恢复期　痉咳消失，咳嗽减少，病程为2～3周。并发肺炎、肺不张等其他病症者，可迁延不愈，持续数月。

3. 辅助检查

(1)血常规　早期白细胞总数升高，淋巴细胞数增多。

(2)细菌培养　咽拭子细菌培养早期培养阳性率高，在疾病第一周阳性率高达90%，以后降低。

【鉴别诊断】

1. 感冒　无明显逐日加重及日轻夜重的咳嗽症状，病程较短，易于康复。

2. 支气管炎、肺炎　无鸡鸣样吸气性吼声，常伴发热，肺部听诊有干性或湿性啰音，胸部X线检查有炎症改变。

3. 气管、支气管异物　有异物吸入史，起病突然，无鸡鸣样吸气性吼声。

【辨证论治】本病辨证主要辨轻重。痉咳不甚，发作次数较少，痉咳时痛苦表现较轻，持续时间较短，易于恢复者，为轻证；痉咳剧烈，痉咳时痛苦万状，常伴有咯血、衄血、目睛出血，面肋胀痛，舌下生疮，二便失禁，发生变证或难于恢复者，为重证。

1. 邪犯肺卫(初咳期)

证候：本病初起咳嗽，喷嚏，流涕，或有发热、咽红，2～3天后，咳嗽日渐加剧，日轻夜重，痰稀色白或痰稠不易咯出；舌质红，舌苔薄白或薄黄，脉浮有力，指纹浮红或浮紫。

证候分析：鼻通于肺，邪气由口鼻入侵，首犯肺卫，肺卫失宣，故本病初起即见喷嚏、咳嗽、流涕、发热等肺卫症状；肺失宣肃，引动伏痰，故2～3天后咳嗽逐渐加剧；若时行疫邪夹有风寒者，则舌苔薄白，痰稀色白；若因风热者，则痰稠，咽红，苔黄等。

治法：疏风解表，宣肺化痰。

处方：开天门，推坎宫，揉太阳，揉耳后高骨，揉风池，清肺经，补脾经，揉掌小横纹，运内八卦，揉外劳宫，分推膻中，擦肺俞。

方义：开天门、推坎宫、揉太阳、揉耳后高骨疏风解表；揉风池、揉外劳宫温阳散寒；补脾经、清肺经，健脾助运，宣肺止咳；运内八卦、分推膻中，宽胸理气；揉掌小横纹为治顿咳的效穴，配擦肺俞，加强化痰止咳的作用。

2. 痰火阻肺(痉咳期)

证候：一般从发病的第二周开始，病程长短不一，阵发性痉咳，日轻夜重，咳剧时伴有深吸气样的鸡鸣声，吐出痰涎及食物后，痉咳可暂时缓解，但不久又反复发作，重症痉咳每日可多达十次以上，轻症痉咳只有5～6次。一般痉咳的第三周达高峰，同时可见目睛出血，舌质红，苔薄黄或黄腻，脉滑数，指纹紫滞。婴幼儿还可引起窒息和抽搐。

证候分析：邪毒郁于肺经，痰火互结，阻塞气道，气逆上冲，则发痉咳。咳后骤然吸气，发出鸡鸣样吼声；待吐出痰液，呕吐乳食，气道通畅，暂时缓解；肺火及肝，故见结膜下出血，痰中带血等症。

治法：清热泻肺，镇咳化痰。

处方：清肺经，清胃经，清肝经，揉板门，运内劳宫，运内八卦，揉掌小横纹，清天河水，退六腑，揉丰隆，分推肺俞。

方义：清肺经、运内八卦、揉掌小横纹，肃肺降逆，止咳化痰；清胃经，清肝经、清天河水，退六腑，能清热泻肺平肝；运内劳宫清热凉血；运内八卦、揉板门，健脾助运，宁心安神；分推肺俞、揉丰隆化痰镇咳。

3. 气阴耗伤（恢复期）

证候：顿咳缓解，鸡鸣样吼声消失。可见咳而无力，痰白清稀或干咳无痰，神疲乏力，气短懒言，声音嘶哑，纳呆食少，自汗或盗汗，舌质淡，苔少或无苔，脉细，指纹淡滞。

证候分析：顿咳后期，耗伤气阴，故咳而无力，神疲乏力，气短懒言，自汗；肺阴亏则干咳无痰，声音嘶哑，盗汗，苔少或无苔，脉细。

治法：益气养阴，润肺健脾。

处方：补脾经，补肺经，补肾经，运内八卦，分推大横纹，揉二马，推三关，摩腹，揉中脘，揉足三里，捏脊。

方义：分推大横纹，以调和阴阳；补脾经、推三关、运内八卦、摩腹、捏脊能健脾和胃，补益气血；揉二马、补肾经，能滋阴补肾；补肺经，清热润肺。

【其他疗法】

中成药

（1）百咳静糖浆　用于初咳期邪犯肺卫证。

（2）小儿百部止咳糖浆　用于痉咳期痰火阻肺证。

（31）二冬膏　用于恢复期肺阴不足者。

【预防与护理】

①发现顿咳患儿及时隔离 4 ~ 7 周。

②保护易感儿，出生后，即按期接种百日咳疫苗。

③患儿注意休息。

④室内空气清新，阳光充足，避免异味刺激。

⑤在阵咳时要抱起患儿轻拍背部，不要紧抱，以防引起窒息。

第二节 痄腮

痄腮是由腮腺炎时邪(腮腺炎病毒)引起的一种急性传染病,临床以发热、耳下腮部肿胀疼痛为主要特征。现代医学称本病为“流行性腮腺炎”。

本病四季均可发生,以冬、春两季易于流行。任何年龄均可发病,多发于3岁以上儿童。本病一般预后良好,感染本病后可获终生免疫。

【病因病机】痄腮为外感时邪所致,初期邪犯卫表,表卫失和;邪毒由表入里,则壅阻少阳经脉;若热毒炽盛,热极生风,易生变证,凝滞腮部。

1. 温毒在表　外感风温邪毒,从口鼻而入,壅阻少阳经脉,以致表卫失和,开合失司,则见恶寒发热等卫表症状。足少阳之经脉起于目外眦,上行至头角,下耳后,绕耳而行,邪入少阳,则经脉壅滞,气血运行不畅,故耳下腮颊漫肿疼痛。

2. 热毒蕴结　风温邪毒由表入里,热毒炽盛,壅阻少阳之脉,则伴高热烦躁等实热证;若热毒炽盛,热极生风,内窜心肝,扰乱神明,则出现高热、昏迷、痉厥等变证。足厥阴之经脉循小腹,绕阴器,若受邪较重,较大儿童可并发少腹痛,睾丸肿痛。

【诊断要点】

1. 病史　好发于冬春季,发病前2~3周有流行性腮腺炎接触史。

2. 临床表现　病初可有发热、头痛、呕吐等症状。腮腺肿胀常先起于一侧,2~3天后对侧亦肿大,其肿胀范围以耳垂为中心,向前、后、下扩展,边缘不清。表皮不红,触之有弹性及压痛感。腮腺管口可见红肿,可有颌下腺、舌下腺肿大。可并发脑膜脑炎、睾丸炎、卵巢炎、胰腺炎等。

3. 辅助检查

(1)血常规　白细胞总数正常或偏低,淋巴细胞相对较高。继发细菌感染者白细胞总数及中性粒细胞可增高。

(2)血清和尿淀粉酶　发病早期血清及尿淀粉酶增高,2周左右恢复至正常。

(3)病原学　从患儿唾液、脑脊液、尿或血中可分离出腮腺炎病毒。检测抗V和抗S两种抗体,S抗体在疾病早期的阳性率为75%,可作为近期感染的证据,6~12个月逐渐下降、消失,病后2年达最低水平并持续存在。

【鉴别诊断】

1. 发颐　西医学的化脓性腮腺炎,腮腺肿胀多为一侧;表皮泛红,疼痛剧烈,拒按;按压腮部可见腮腺管口有脓液溢出;血常规检查白细胞总数及中性粒细胞增高。

2. 其他病毒性腮腺炎　流感病毒、副流感病毒、巨细胞病毒、艾滋病病毒等都可引起腮腺肿大,可依据病毒学检测加以鉴别。

【辨证论治】本病有痄腮接触史。在发生腮肿前可有轻度发热、头痛、呕吐等症状。

腮部肿胀，一侧或两侧均可发生，其特点以耳垂下为中心漫肿，边缘不清楚，外表皮肤不红，触之有压痛，张口不利，咀嚼疼痛，腮腺管口可见红肿。腮肿持续 4 ~5 天后开始消退，整个病程 1 ~2 周。

1. 温毒在表

证候：轻微发热恶寒，一侧或两侧耳下腮部漫肿疼痛，咀嚼不便，或有咽红，舌苔薄白或淡黄，质红，脉浮数，指纹紫红。

证候分析：感受温毒，病邪在表，故有发热恶寒，咽红、苔薄白或淡黄，脉浮数等症。邪蕴少阳经络，腮颌乃少阳经络所循之处，故腮肿疼痛，咀嚼困难。

治法：疏风清热，散结消肿。

处方：清肺经，揉二扇门，分推大横纹，清天河水，退六腑，揉牙关，揉翳风，揉耳后高骨，拿风池。

方义：清天河水、清肺经、拿风池疏风清热并解表；配退六腑加强清热作用；揉二扇门解表清热；分推大横纹平衡阴阳；揉牙关、揉翳风、揉耳后高骨疏经活络，消肿散结。

2. 热毒蕴结

证候：壮热烦躁，头痛，口渴引饮，食欲不振，或伴呕吐，腮部漫肿、胀痛、坚硬拒按，咀嚼困难，咽红肿痛，舌红苔黄，脉滑数。

证候分析：热邪入里，毒热亢盛，故壮热烦躁，舌红苔黄，热毒蕴结少阳，致腮部肿痛，咀嚼困难。热毒内蕴阳明，故头痛、呕吐，热灼津伤则口渴饮水。

治法：清热解毒，软坚散结。

处方：补肾经，清胃经，揉二马，水底捞月，清天河水，退六腑，推脊柱，推涌泉。

方义：清天河水、退六腑、水底捞月，清热、凉血、解毒、散结；补肾经、揉二马、推涌泉，滋阴补肾，引热下行；推脊柱清热退烧。

【其他疗法】

1. 中成药

①腮腺炎片　用于温毒外袭证。

②赛金化毒散　用于热毒蕴结证。

2. 外治法

新鲜仙人掌适量，去刺，洗净捣烂，滴适量麻油，贴敷于患处，每日 1 ~2 次。

【预防与护理】

①流行期间，易感儿勿去公共场所，应经常检查儿童腮部，做到早发现、早隔离、早治疗。

②发病期间应隔离治疗，至腮肿完全消退，患儿的衣被、用具等物品均应煮沸消毒。

③有接触史的儿童，可用板蓝根 15 ~30 克煎服，连服 3 ~5 天。

④患儿发热期间应卧床休息，饮食宜清淡，以流质或半流质为主，禁食肥腻、酸、硬、

辣等刺激食物。

⑤18～24月龄时接种1剂麻腮风疫苗。

第三节 麻 疹

麻疹是感受麻疹时邪(麻疹病毒)引起的急性出疹性时行疾病。临床以发热、咳嗽、鼻塞流涕、眼泪汪汪、口腔两颊黏膜可见麻疹黏膜斑、满身布发红疹为特征,因疹点状若麻粒,故称“麻疹”,也称“麻子”。

本病虽四季都可发生,但多流行于冬春季节,传染性强,好发于儿童,尤以6个月以上、5岁以下的儿童为多见。病愈后,一般终身不再发病。

【病因病机】麻疹的发病原因,主要是感受麻疹时邪,病机为邪犯肺脾,肺脾热炽,外发肌肤。

1. 麻毒犯肺　麻疹时邪,从口鼻而入,侵犯肺卫。肺主皮毛,开窍于鼻,司呼吸,麻毒犯肺,早期主要表现为肺卫症状,如发热、咳嗽、流涕等类似伤风感冒,此为初热期。

2. 麻毒及脾　脾主肌肉四肢,麻毒由肺及脾,由卫分进入气分,正气驱邪外泄,皮疹出现,布发全身并达于四末,疹点出齐,此为见形期。

3. 邪退正复　疹透之后,邪随疹泄,麻疹逐渐收没,热去津伤,可见低热、舌红少津等症,此为恢复期(即收没期)。

麻疹发病有初热、见形、恢复三个阶段,是麻疹发病的一般规律。

【诊断要点】

1. 病史　易感儿童,未接种麻疹疫苗,在流行季节,有麻疹接触史。潜伏期大多6～18天。

2. 临床表现　典型麻疹临床分三期。

(1)初热期　为2～4天,表现为发热,咳嗽,喷嚏,鼻塞流涕,泪水汪汪,畏光羞明,口腔内两颊黏膜近臼齿处可见多个0.5～1毫米大小白色斑点,周围有红晕,为麻疹黏膜斑,同时可伴有腹泻、呕吐等症。

(2)见形期　3～5天,表现为热盛疹出,皮疹按序透发,一般多起于耳后发际,沿头面颈项、躯干四肢、手足心、鼻准部透发,3～4天出齐;皮疹初为淡红色斑丘疹,后转为暗红色,疹间皮肤颜色正常。邪毒深重者,皮疹稠密,融合成片,疹色紫暗;邪毒内陷者,可见皮疹骤没,或疹稀色淡。

(3)收没期　为3～5天,皮疹透齐后身热渐平,皮疹渐退,皮肤留下糠麸样脱屑和棕色色素沉着斑。

病情严重者可在病程中合并邪毒闭肺、邪毒攻喉、邪陷心肝等逆证。

3. 辅助检查

(1) 血常规　麻疹早期白细胞总数正常或减少。

(2) 血清抗体检测　早期检测 IgM 抗体为阳性，恢复期 IgG 抗体滴定度大于 4 倍增长有诊断价值。

【鉴别诊断】

1. 幼儿急疹(奶麻)　突然高热，持续 3 ~ 5 天，身热始退或热退稍后即出现玫瑰红色皮疹，以躯干、腰部、臀部为主，面部及肘、膝关节等处较少。全身症状轻微，皮疹出现 1 ~ 2 天即消退，疹退后无脱屑及色素沉着斑。

2. 风疹(风痧)　发热 1 天左右，皮肤出现淡红色斑丘疹，可伴耳后枕部淋巴结肿大。皮疹初见于头面部，迅速向下蔓延，1 天内布满躯干和四肢。出疹 2 ~ 3 天，发热渐退，皮疹逐渐隐没，皮疹消退后，可有皮肤脱屑，但无色素沉着。无畏光、泪水汪汪和麻疹黏膜斑。

3. 猩红热(丹痧)　起病急骤，发热数小时至 1 天皮肤猩红，伴细小红色丘疹，自颈、胸、腋下、腹股沟处开始，2 ~ 3 天遍布全身，疹退有脱屑而无色素沉着。在出疹时可伴见口周苍白圈、皮肤线状疹、草莓舌等典型症状。

【辨证论治】麻疹发病的特征可分顺证和逆证。顺证即出疹顺利，收没如期，顺证占本病的大多数，预后良好。逆证指出疹不顺利，或暴出暴收，往往出现合并症。

(一) 顺证

1. 邪犯肺卫(初热期)

证候：发热，微恶风寒，鼻塞流涕，喷嚏，咳嗽，眼睑红赤，眼泪汪汪。倦怠嗜睡，发热，2 ~ 3 天后口腔两颊黏膜红赤，贴近臼齿处可见麻疹黏膜斑，小便短黄或大便稀溏，舌苔薄白或微黄。本期从开始发热至疹点出现，为期约 3 天。

证候分析：麻毒初侵，首犯肺卫，肺失清宣，故见发热，微恶风寒，咳嗽，喷嚏，流清涕等症状。热毒内侵，则见面红目赤，眼泪汪汪，倦怠嗜睡，两颊黏膜红赤，小便短黄，舌苔黄等为有热之象。

治法：辛凉解表，宣肺透疹。

处方：开天门，推坎宫，揉太阳，揉耳后高骨，清肺经，推脾经，分推大横纹，揉二扇门，掐揉小天心，退六腑。

方义：开天门、推坎宫、揉太阳、揉耳后高骨疏风解表；清肺经、推脾经、揉二扇门益肺解表，透疹散邪；掐揉小天心清热透疹；分推大横纹、退六腑清热解表，发散外邪。

2. 邪炽肺脾(见形期)

证候：发热，3 ~ 4 天于耳后、发际、颈项、头面、胸腹、四肢顺序出现红色斑丘疹，稠密、紫红，伴壮热、烦躁、咽红肿痛，咳嗽加重，目赤眵多，纳差，口渴欲饮，大便秘结，小便短赤，舌质红绛，苔黄腻，脉洪数，指纹紫。

证候分析:麻毒热邪在肺卫不解,热毒炽盛,邪蕴肺脾,正邪交争,毒泻肌肤,故见高热不退,烦躁口渴,皮疹透发,始见于耳后、发际,继而头面、颈部、胸腹、四肢,最后手心、足底、鼻准部见疹即为麻疹透齐;肺热清肃失职,则咳嗽加剧;皮疹尿赤便秘,舌红苔黄,脉洪数或指纹紫滞,均为热毒炽盛之象。

治法:清热解毒,发表透疹。

处方:补脾经,清肺经,清肝经,清胃经,揉小横纹,掐揉小天心、二扇门,清天河水,推脊柱。

方义:清肺经、清肝经,宣肺清热,平肝泻火,透疹达邪;清天河水、清胃经、补脾经、推脊柱,清热解毒、透达表邪;掐揉二扇门,发汗解表、透疹外出;掐揉小天心、揉小横纹,能清热除烦,宁心安神。

3. 肺胃阴伤(收没期)

证候:疹点出齐后,发热渐退,咳嗽渐减,声音稍哑,疹点依次渐回,皮肤呈糠麸状脱屑,并有色素沉着,胃纳增加,精神好转,舌苔薄白,质红少津,指纹淡红。

证候分析:此期麻毒已透,故疹点依次回没,发热渐退,胃纳渐佳,精神渐复,均为邪退正复的表现;因邪热伤阴者,则音哑,舌苔薄白,质红少津等。

治法:养阴益气,清解余邪。

处方:补脾经,推肺经,补肾经,揉二马,揉板门,掐揉四横纹,分推大横纹,揉中脘,清天河水,按揉足三里,推揉涌泉。

方义:分推大横纹、补脾经、推肺经、补肾经、揉二马,健脾益气、滋阴补肾;揉板门、掐揉四横纹、揉中脘、按揉足三里,健脾和胃,增进饮食;推涌泉滋阴;清天河水清解余邪,以利康复。

(二)逆证

麻疹的逆证,在麻疹的全过程中都可出现,但最多见于出疹期。常见逆证有邪毒闭肺、热毒攻喉、邪陷心肝,本节仅论述麻毒闭肺证的推拿治疗。

邪毒闭肺

证候:壮热持续,烦躁,精神萎靡,咳嗽气喘,憋闷,鼻翼翕动,呼吸困难,喉间痰鸣,口唇发绀,面色青灰,不思饮食,皮疹融合、稠密、紫暗或见瘀斑。乍出乍没,大便秘结,小便短赤,舌质红绛,苔黄腻,脉滑数,指纹紫滞。

证候分析:邪毒闭肺,灼津炼液为痰,痰热阻肺,肺气郁闭,则壮热持续,咳喘,痰鸣,鼻煽;肺气郁闭,气滞血瘀,心血不畅,则见口唇发绀;邪毒内攻,则见疹出不畅;邪毒炽盛,则见疹稠紫暗或瘀斑,病情进一步加重,易见心阳暴脱之危候。

治法:宣肺开闭,清热解毒。

处方:分推大横纹,补脾经,清肺经,清肝经,清心经,清胃经,掐揉肾纹,推三关,清天河水。

方义：分推大横纹、补脾经、推三关，扶正祛邪，托疹外出；清肺经、清胃经、清肝经、清心经，清脾胃之郁热，宣肺开闭，清肝泻火，宁心安神；清天河水，加强清热除烦；掐揉肾纹清热散结。

【其他疗法】

1. 中成药

①双黄连口服液　用于邪犯肺卫证、邪炽肺脾证。

②小儿羚羊散　用于邪毒闭肺证。

2. 外治法

麻黄15克，芫荽15克，浮萍15克，黄酒60毫升。加水适量煮沸，让水蒸气满布室内，再用毛巾蘸取温药液，包敷头部、胸背，用于麻疹初热期、见形期、皮疹透发不畅者。

【预防和护理】

①按计划接种麻疹减毒活疫苗。在流行期间有麻疹接触史者，可及时注射丙种球蛋白以预防麻疹的发病。

②麻疹流行期间，勿带小儿去公共场所或流行区域，减少感染机会。

③保持室内空气流通，加强饮食调节，增强抗病能力。

④患儿要卧床休息，避免直接吹风受寒，保持口腔及眼鼻清洁。

⑤对于重症患儿要密切观察病情变化，早期发现合并症。

第四节　暑热症

小儿暑热症，又称夏季热，是婴幼儿在夏天发生的特有疾病。临床以长期发热、口渴多饮、多尿、少汗或汗闭为特征。

本病多见于3岁以内的婴幼儿，6个月以内或5岁以上少见。发病多集中在6～8月，气温愈高，发病愈多，病情愈重，秋凉后，症状多能自行缓解，有的患儿可连续发病数年，而发病症状一般较前一年为轻，病程亦常较短。本病在发病期间如无兼证，预后多属良好。

【病因病机】本病的发生主要与患儿的体质有关，如先天禀赋不足，或后天调护失宜，或病后体虚；外因主要是暑气熏蒸。病位主要在肺胃，可涉及脾肾。病机关键为患儿正气虚弱，不耐暑气熏蒸，气阴耗伤所致。

由于暑热伤津、伤气、夹湿，以及小儿体禀肺胃阴亏或脾肾阳虚等。因此，在疾病的发生与发展过程中，其病机转归各有不同。

1. 暑伤肺胃　疾病初期，小儿禀赋不足，肺脏娇嫩，脾胃薄弱，感受暑气，蕴于肺胃，内热炽盛，伤津伤气，而易出现肺胃气阴两伤证。

2. 上盛下虚　疾病迁延不愈，气阴耗伤，日久及阳，真阳受损，或素体肾阳虚，命门火衰，真阳独虚于下，形成热淫于上，阳虚于下的“上盛下虚”证。

【诊断要点】

1. 病史　早产儿或体质较差的小儿。

2. 临床表现

(1)发热　多数患儿表现为暑天渐起病，原来体温正常，随着气温升高体温随之上升，可在38～40℃，体温一般凌晨较低，午后升高。天气越热，体温越高；天气转凉或暴雨之后，气温下降，体温亦随之降低。发热期可达1～3个月。随着入秋天气凉爽，体温自然下降至正常。

(2)少汗或汗闭　虽有高热，但汗出不多，仅在起病时头部稍有汗出，甚或无汗。

(3)口渴　初起口渴不甚明显，随着疾病发展，天气渐热、体温升高，口渴渐加剧，饮水亦随之增多。

(4)多饮多尿　患儿口渴逐渐明显，饮水日增，24小时可饮水2 000～3 000毫升，甚至更多。小便清长，次数频繁，每日可达20～30次，或随饮随尿。

(5)其他症状　病初一般情况良好。发热持续不退时，可伴食欲下降、形体不丰、面色少华，或倦怠乏力、烦躁不安等症，但很少发生惊厥。

3. 辅助检查　除周围血象部分患儿呈淋巴细胞百分数增高外，其他检查如结核菌试验、风湿系列检查、胸部正位片、尿常规等均在正常范围。

【鉴别诊断】

1. 疰夏　多发生在长夏季节，主要表现为低热，一般无高热、汗闭、口渴多饮、多尿等症状，可伴有食欲减退、身困乏力等症状。

2. 湿温　系感受湿热时邪所致。主要发生于夏秋季节，发热持续不退，与暑热症相类似，但口渴不甚明显、尿不多，这是与夏季热的主要区别之处。

【辨证论治】本病主要发生于盛夏时节，渐起发热，持续不退，无固定热型，体温常在38～40℃，一般午后较高，早晨较低；病程一般可达2～3个月，甚则更长，但秋凉后多能自愈。

1. 暑伤肺胃

证候：时值夏令，发热持续不退，热势多午后升高，或稽留不退，天气愈热，发热愈高，口渴引饮，皮肤干燥灼热，少汗或无汗，小便频数，甚则饮一溲一，烦躁，口唇干燥，舌质红，苔薄黄，脉数。

证候分析：本证见于疾病初期或中期。患儿禀赋不足，冒受暑气，蕴于肺胃，灼伤阴津，津亏内热炽盛，故长期发热，口渴引饮，烦躁不安。气候愈热，不耐暑气，故发热愈高。暑伤肺胃，津液亏损，输化无源，津液失布，肌肤失于润泽，故皮肤干燥灼热无汗；暑伤气，则气不化水，而水液下趋膀胱，则小便频数而清长；口唇干燥，舌质红均为肺胃阴津被灼之象；舌苔薄黄，脉数亦为暑气所伤之证。

治法：清热解毒，养阴生津。

处方：补脾经，清肺经，清胃经，揉板门，掐揉二扇门，清天河水，揉中脘，按揉足三里。

方义：清肺经、清胃经、掐揉二扇门能清解肺胃之热，发汗解表，发散外邪；清天河水清解暑热，调和营卫；补脾经、揉板门、揉中脘、按揉足三里可健脾益气，助运化，补益气血，增强机体的抗病能力。

2. 上盛下虚

证候：盛夏发热日久不退，精神萎靡或虚烦不安，面色苍白，下肢清冷，食欲不振，小便清长、频数无度，大便稀薄，朝盛暮衰，口渴多饮，舌淡苔薄，脉细数无力。

证候分析：久病伤正，脾土虚亏，肾气亏损，水不济火，心火上炎，则可伴见虚烦不安等热炎于上，阳虚于下的上盛下虚证。真阳虚亏，下元虚冷，命门火衰，不能温煦脾土，故见面色苍白、精神萎靡、食欲不振、大便稀薄、下肢清冷、小便澄清如水等一系列脾肾阳气不足之象。

治法：温补肾阳，清热护阴。

处方：补脾经，补胃经，清心经，运内劳宫，揉小天心，推三关，揉中脘，摩腹，按揉足三里，推揉涌泉，捏脊。

方义：补脾经、补肾经健脾补虚，益肾固本，温养下元；清心经、运内劳宫、揉小天心能清热泻火，宁心安神；揉中脘、摩腹、按揉足三里、推三关、捏脊健脾和胃，培元固本；推揉涌泉引火归元。

【其他疗法】

中成药

(1)藿香正气滴丸　用于暑伤肺卫证，暑湿伤脾者。

(2)生脉饮口服液　用于暑伤肺卫证。

【预防与护理】

①炎暑季节，勿带小儿到烈日下玩耍，不到高温公共场所活动。

②注意防治各种疾病，特别是麻疹、泄泻、肺炎等，病后注意调理，恢复体质。

③保持居室空气流通，清洁凉爽，室温保持在 26～28℃ 为宜。

④饮食宜清淡，注意营养物质的补充，可用西瓜汁、金银花露等茶饮。

⑤高热时可适当采用物理降温，常用温水沐浴，帮助发汗降温。

复习思考题

1. 试述顿咳的定义,试述顿咳初咳期、恢复期的临床表现。
2. 试述痄腮温毒在表的证候。
3. 痄腮在哪个季节容易流行?
4. 试述麻疹的定义。
5. 试述麻疹初热期的临床表现。
6. 麻疹与幼儿急诊如何鉴别?
7. 简述暑热症的易发年龄及易发病季节。
8. 试述暑热症的定义。
9. 试述暑热症暑伤肺胃的证候。

第十三章　其他病证

第一节　佝偻病

佝偻病即维生素 D 缺乏性佝偻病，为婴幼儿时期的一种慢性营养缺乏性疾病。以多汗，夜啼，烦躁，枕秃，肌肉松弛，囟门迟闭，齿迟，甚至鸡胸、肋缘外翻，下肢弯曲等为主要临床表现，是小儿常见的疾病之一。本病与中医学的五迟、五软、汗证、夜惊、鸡胸、龟背等多种病证相关。

本病多发于冬春季节，2 岁以下的婴幼儿发病率较高，特别是 6 ~ 12 个月的婴儿，因其体格生长快，加之户外活动少，最易发病。本病轻者如治疗得当，预后良好；重者如失治、误治，可遗留骨骼畸形等症状，影响正常生长发育。此外，患佝偻病的小儿易患感冒、肺炎、咳嗽、泄泻等病证，造成病程迁延，故本病的早期诊断与治疗尤为重要。

【病因病机】本病发生的原因，主要是先天禀赋不足，后天调护失宜，或受其他因素影响，导致脾肾亏损。其病位主要在脾肾两脏，先天之本不足，后天化生无力，病变常可累及心肺肝。现代医学认为本病主要是由于缺乏维生素 D，钙、磷代谢紊乱，导致骨骼、神经、肌肉等系统异常，而以骨骼生长发育障碍最为突出。

1. 禀赋不足　本病与孕妇的健康情况有密切关系，若孕妇起居失常，户外活动少，日照不足，营养失调，或患有痼疾等，均可导致孕妇胎养失宜，使胎元禀赋失充，肾脾不足。肾为先天之本，藏精，主骨生髓，主生长发育。齿为骨之余，髓之所养；发为血之余，肾之苗。若先天肾气不足，则骨髓不充，致使小儿易出现生长发育迟缓、骨骼软弱、前囟迟闭、齿迟、发黄稀疏等症。

2. 乳食失调　母乳缺乏，人工喂养，所添加辅食不能满足小儿生长发育的需要，喂养不当，致使营养失衡，脾土为之所伤，水谷精微输布无权，气血生化乏源，脏腑亏损，全身失于濡养，筋骨肌肉不充。土不生金，肺气不足，卫气不充，营卫失调，故多汗，易罹外感。土虚木乘，肝木亢旺，可见夜惊、烦躁。

3. 调护失宜　《诸病源候论》说："小儿始生，肌肤未成……宜时见风日，若都不见风日，则令肌肤脆软，便易伤损。"若小儿户外活动少或生于寒冷地区，空气中多烟雾，或阳光被玻璃所挡，长期缺乏日光照射，可造成小儿气血虚弱，体质下降，抗病能力差，影响脾肾功能，致骨骼发育不坚，而患此病。

【诊断要点】

1. 病史　有维生素 D 缺乏史，多见于 3 个月至 2 岁户外活动少的婴幼儿。

2. 临床表现　临床上按活动程度将本病分为四期，即初期、激期、恢复期、后遗症期。初期有烦躁、夜惊、多汗等神经精神症状，或有发稀、枕秃、囟门迟闭、牙齿迟出、肌肉松弛、肌张力低下等症。病至激期除早期证候加重外，可见方颅、串珠肋、肋缘外翻、肋软骨沟、手镯、鸡胸、漏斗胸、下肢弯曲 X 形腿或 O 形腿，脊柱后突或侧弯等。恢复期是指患儿经治疗或日光照射后临床症状和体征逐渐减轻或消失。后遗症期多见于 2 岁以上患儿，常残留不同程度的骨骼畸形或运动功能障碍。

3. 辅助检查

(1)血液生化检查　血钙、血磷降低，血清碱性磷酸酶明显增高。

(2)X 线摄片检查　常摄手腕部。可见干骺端模糊，呈毛刷状或杯口状改变，并可见骨质疏松，皮质变薄。

【鉴别诊断】

1. 脑积水　中医称为解颅。发病常在出生后数月，前囟及头颅进行性增大，且前囟饱满紧张，骨缝分离，两眼下视，如“落日状”，多有神志呆钝、烦躁不安、惊厥等症。头颅 B 超、CT 检查可做出诊断。

2. 软骨营养不良　是一种遗传性软骨发育障碍，出生时即可见四肢短、头大、前额突出、腰椎前凸、臀部后凸。根据特殊的体态及骨骼 X 线做出诊断。

3. 黏多糖病　黏多糖代谢异常时，常有多器官受累，可出现头大、头型异常、脊柱畸形、胸廓扁平等多发性骨发育不全的体征。临床主要依据骨骼的 X 线变化及尿中黏多糖的测定做出诊断。

【辨证论治】本病重点辨脏腑。症见肌肉松弛，形体消瘦或虚胖，纳呆，便溏者，病在脾。以骨骼改变为主，症见囟门逾期不合，坐立、行走迟缓，鸡胸龟背，下肢弯曲者，病在肾。症见坐迟立迟，行走无力，性情急躁，时有惊惕者，病在肝。症见毛发细软，面色欠华，多汗，易患伤风感冒者，病在肺。一般初期病变脏腑以肺脾为主，激期累及心肝肾，恢复期骨骼改变虽近恢复，但仍可有肺脾等不同程度的虚证，后遗症期病变脏腑以肾脾为主。

1. 肺脾气虚

证候：多汗，睡卧不宁，形体瘦弱，面色少华，头发稀疏，甚见枕秃，纳呆，腹胀，大便不调，反复感冒，舌质淡，苔薄白，指纹色淡，脉软无力。

证候分析：脾主运化，脾气虚生化乏力，故形体瘦弱，面色少华，头发稀疏，甚见枕秃，纳呆，腹胀，睡卧不宁，大便不调；肺主皮毛，肺气虚，卫外不固，故见多汗，反复感冒；舌质淡，苔薄白，指纹色淡，脉软无力皆为脾肺气虚之征。

治法：健脾补肺，益气固表。

处方：补脾经，揉板门，补肾经，揉肾顶，推三关，摩腹，按揉足三里，捏脊。

方义：补脾经、揉板门、摩腹健脾和胃，补益气血；推三关温阳补虚；补肾经、揉肾顶补肾滋阴，固表止汗；按揉足三里、捏脊健脾胃，助消化，通经络，增强体质。

2. 脾虚肝旺

证候：面色少华，头部多汗，发稀，夜惊啼哭，神疲纳呆，囟门迟闭，坐立行走无力，舌质淡，苔薄，指纹淡，脉细弦。

证候分析：脾虚气弱，生化乏力，故面色少华，头部多汗，发稀，神疲纳呆；肝主筋，肝血不足，筋脉失养，肝木偏旺，故夜惊啼哭；脾虚及肾，故囟门迟闭，坐立行走无力；舌质淡，苔薄，指纹淡，脉细弦均属脾虚肝旺之象。

治法：健脾助运，平肝息风。

处方：补脾经，补肾经，清肝经，运内八卦，掐揉小天心，捻揉五指节，揉按三阴交，擦涌泉。

方义：补脾经、运内八卦，能健脾和胃，补益气血；补肾经、清肝经、掐揉小天心、捻揉五指节补肾滋阴，平肝息风；揉按三阴交、擦涌泉，具有补肾健脾，通经活络，引火归元的作用。

3. 脾肾亏虚

证候：面色苍白，神情淡漠、呆滞，头汗淋漓，发稀而黄，肢软无力，便溏，出牙、坐立、行走迟缓，囟门不闭，头颅方大，鸡胸，龟背，肋缘外翻，下肢弯曲，舌质淡，苔薄白，指纹淡红，脉细无力。

证候分析：肾主骨生髓，脾主运化，脾肾亏则气血虚，卫外不固而头汗淋漓；脾主肌肉，脾虚生化无源，故面色苍白，发稀而黄，肢软无力，便溏；肾虚则髓海空虚，故神情淡漠、呆滞；肾精亏损，筋骨软弱则见出牙、坐立、行走迟缓，囟门不闭，头颅方大，鸡胸，龟背，肋缘外翻，下肢弯曲，肌肉松弛无力；舌质淡，苔薄白，指纹淡红，脉细无力均为脾肾亏虚之象。

治法：补肾填精，佐以健脾。

处方：补脾经，补肾经，揉小天心，揉二马，摩丹田，揉关元，揉足三里，揉三阴交，捏脊。

方义：补肾经、揉二马补肾滋阴，填精充髓；揉关元、摩丹田温补肾阳；补脾经、捏脊健脾补虚，统摄真元，强身壮骨；按揉足三里、按揉三阴交、揉小天心健脾助运，通经活络，养心安神。

【其他疗法】

中成药

(1)龙牡壮骨颗粒　可用于各证。

(2)玉屏风颗粒　用于肺脾气虚证。

(3)小儿牛黄清心散　用于脾虚肝旺证。

(4)六味地黄丸　用于脾肾亏损证。

【预防与护理】

①加强孕期保健,孕期应有适当的户外运动,多晒太阳,增强体质。

②小儿应多晒太阳,以促进体内维生素 D 的合成。

③提倡母乳喂养,按时添加辅食,多食富含维生素 D 及钙磷丰富的食物。

第二节　湿　疹

湿疹是婴幼儿时期的一种常见皮肤病。以皮肤表面出现细粒红色丘疹、瘙痒、反复发作为特征;好发于两颊、耳郭周围、额部、眉毛及皮肤皱褶等部,常对称分布。本病可泛发或局限,患儿常有家族过敏史。任何年龄均可发生,无明显季节性,2 岁以内小儿多见,故又称为“奶癣”,一般 3 岁后逐渐减轻,大多自愈,少数可迁延不愈。

【病因病机】本病常因禀赋不足,乳食不当,脾胃受损,湿热内生,复受风湿热邪侵袭,内外邪气相搏,郁于肌肤所致。其发生与脾、肺、心、肝关系密切。

1. 胎火湿热遗留　小儿若先天禀赋不足,加之孕母喜食辛辣香燥之物,湿热内蕴,母体胎火湿热遗于小儿,蕴阻于肌肤发为湿疹。

2. 调护失宜　小儿肌肤嫩薄,易感外邪。生产时感凉受湿,居处潮湿闷热,尿粪浸渍等,可致湿邪由外而入。风为百病之长,可夹湿热而入。风湿热邪相互搏结,浸淫肌肤发为湿疹。或因调护失宜,接触过敏物质、衣物摩擦及肥皂水清洗等刺激,均可诱发湿疹。

3. 乳食不当　小儿脾常不足,若乳食不当,脾胃受损,运化失常,脾虚湿盛,外泛肌肤;或水湿停聚,郁而生热,湿热俱盛,搏结肌肤,而发为湿疹。

若迁延日久,湿郁化火,耗伤津血,致血虚风燥,肌肤失养,则反复发作,缠绵难愈。

【诊断要点】

1. 病史　患儿常有家族过敏史,或有哮喘、过敏性鼻炎等病史。

2. 临床表现　多为细粒红色丘疹。轻者浅红斑片,伴少量脱屑;重者红斑、丘疹,融合成片;亦有水疱者,溃后渗出大量浆液,或结痂脱屑。伴有瘙痒,烦躁等症。多对称分布于面颊、耳郭周围、额部、眉间及皮肤皱褶部,严重或蔓延到胸背及四肢。

3. 辅助检查　血常规检查可有嗜酸性粒细胞增多。

【鉴别诊断】

1. 接触性皮炎　是皮肤或黏膜接触外源性物质后发生的炎性反应。本病常有明显的病因,皮损多限于接触部位,形态单一,边界清楚,伴瘙痒或灼热感,去除病因后则较快痊愈。

2. 尿布疹　又称臀部红斑。在婴儿肛门周围及臀部、大腿等与尿布相接触的部位,多为边界清楚的红斑,或有散在丘疹或疱疹。

3. 脓疱疮　具有传染性。多发于夏季，常见于颜面、四肢等暴露部位，以发生水疱、脓疱，易破溃结脓痂为特征。

【辨证论治】本病当辨清风湿热邪，孰轻孰重。湿热俱盛者，皮疹以红斑、水疱、糜烂为主，伴便干溲赤，舌红苔黄腻，脉滑数；脾虚湿盛者，皮疹以水疱、糜烂、渗液为主，伴纳差便溏，舌淡苔白腻；瘙痒甚者，因于风邪为患。

1. 湿热俱盛

证候：发病较快，皮损常见红斑、丘疹、水疱、糜烂，黄水淋漓，浸淫成片，或有结痂，瘙痒难忍，伴烦躁不安或啼哭不宁，食欲不振，小便短赤，大便干结，舌红苔黄腻，脉滑数，指纹青紫。

证候分析：素体湿热内盛，复感风湿热之邪，两邪相搏，浸淫肌肤，则见皮肤红斑、丘疹、水疱、糜烂，黄水淋漓；热扰心神，加之风甚瘙痒，故烦躁不安，啼哭不宁；里热内蕴则小便短赤，大便干结；湿困脾胃，运化不行，故食欲不振；舌红苔黄腻，脉滑数，指纹青紫，均为湿热内盛之象。

治法：清热利湿，祛风止痒。

处方：清脾经，清肺经，清大肠，清小肠，清天河水，退六腑，掐合谷，擦膈俞。

方义：清天河水、退六腑、掐合谷，能清热解表，凉血透疹；清肺经疏风解表，清肃肺金；清脾经、清大肠、清小肠化积滞，渗湿浊；擦膈俞，和血止痒。

2. 脾虚湿盛

证候：发病缓慢，皮疹暗红不鲜，有水疱、渗液、糜烂，部分干燥结痂，瘙痒，可伴有纳差，腹胀，便溏，或吐乳，舌淡苔白腻，脉濡缓，指纹淡红。

证候分析：素体虚弱，脾虚不运，湿邪内停，外泛肌肤则皮疹暗红，以水疱、渗液、糜烂为主；湿困脾胃，阻碍气机，升降失常则纳差、腹胀、便溏、吐乳；舌淡苔白腻，脉濡缓，指纹淡红，均为脾虚湿盛之象。

治法：健脾除湿，祛风止痒。

处方：推脾经，推肺经，揉板门，清小肠，推三关，揉按脾俞，擦膈俞，按揉足三里。

方义：推脾经、揉板门、揉按脾俞、按揉足三里，能健脾胃，助运化，化湿邪；推肺经清肃肺金；清小肠渗湿浊；推三关、擦膈俞，能健脾温阳散寒化湿，养血祛风止痒。

3. 血虚风燥

证候：病程久，皮损反复发作，皮肤粗糙肥厚，皮疹干燥、脱屑，色素沉着，苔藓样改变，分布局限，瘙痒难忍，伴口干，夜寐不安，大便干结，舌淡，苔薄白，脉弦细，指纹色淡。

证候分析：湿热久蕴，或脾虚湿盛，湿邪郁而化火，耗伤津血，血虚不能濡养肌肤，则见皮肤粗糙肥厚，皮疹干燥、脱屑，苔藓样改变；血虚生风则瘙痒难忍，夜寐不安；血虚化燥则口干，大便干结；舌淡苔薄白，脉弦细，指纹淡，均为血虚风燥之象。

治法：养血润燥，祛风止痒。

处方:补脾经,补肾经,清肺经,揉二马,清天河水,拿血海,揉按三阴交,擦膈俞。

方义:补肾经、揉二马,补肾滋阴润燥;补脾经,健脾胃,补气血;清肺经能清肺之虚热;清天河水、揉按三阴交清热养阴利湿;拿血海、擦膈俞,养血祛风止痒。

【其他疗法】

中成药

(1)消风止痒颗粒　用于湿热俱盛证。

(2)防风通圣丸　用于湿热俱盛证。

【预防与调护】

①避免接触可能诱发湿疹的各种因素,如花粉、化纤衣物等。

②乳母不宜过食辛辣香燥食物;患儿忌食虾、鱼、牛、羊肉等厚味之物。

③避免不良刺激,患处忌用热水或使用肥皂及碱性刺激物。

④保持皮肤清洁,避免搔抓,防止继发感染。

⑤避免强烈日光照射,衣着不宜过厚,室内空气要流通。

第三节　近　视

近视是以视近清楚、视远模糊为特征的眼病。祖国医学称为“能近怯远”,现代医学称为“近视眼”,即眼球前后轴过长,平行光线进入眼球后,聚焦于视网膜之前,故称近视。临床上可分为假性近视和真性近视。假性近视指用眼过度,睫状肌持续紧张,不能调节晶状体屈光度所造成的视远不清,经休息后症状可以缓解或消失。真性近视指眼睛发生轴性改变,即使经过休息,症状仍不能缓解及消失。

【病因病机】本病由于先天或后天因素引起眼球前后径过长,当眼球在休息状态下,即睫状肌松弛,而不使用调节的情况下,进入眼内的平行光线,在视网膜前形成焦点,即远处物体不能在视网膜上成像,而成像于视网膜前,看远处物体不清,即为近视。一般多为后天因素引起。

1. 先天性　先天禀赋不足,如早产、父母高度近视,由先天遗传,形成近视,此类较少见。

2. 后天性　多由小儿脏腑娇嫩,形气未充,发育尚未成熟,若长期用眼不当,导致心阳虚弱,肝肾亏损而发近视。

(1)心阳虚弱　学龄儿童时期,由于阅读、写字时距离目标太近,长期凝视电子显示屏(电视、手机、电脑等),或光线太弱或过强,或长时间过度疲劳地使用目力等原因,久则伤及于心,心主血,心伤则阴血暗耗,正如《黄帝内经》所言:“五劳所伤:久视伤血,久卧伤气……是谓五劳所伤”,血少则不能养心,则目失所养;阴伤可以及阳,日久导致心阳虚,阳虚则目中视光不足,不能发越于远处,而成近视。

(2)肝肾亏损　《黄帝内经》中说:“目者,五脏六腑之精也。”“肾者,主水,受五脏六腑之精而藏之。”又曰“肝开窍于目”“肝受血而能视”“肝和则目能辨五色”。肝肾为子母之脏,肝藏血,肾藏精,血与精可以互相资生,若因久视劳倦,熬夜过度,或久病失养,导致肝肾亏损,水不涵木,精不化血,血不养肝,精血不足,不能上荣于目,目失荣养而形成近视。

(3)脾气虚弱　先天脾胃虚弱或后天失养、调护失宜致使脾气虚弱,脾失健运,气血生化失司,目窍失养而形成近视。

【诊断要点】

1. 病史　有父母近视或长期用眼不良习惯。

2. 临床表现　视远模糊,视近清晰,常移近所视目标,且眯眼视物。高度近视者,常伴有夜间视力差、飞蚊症等症状。

3. 辅助检查

(1)眼科验光　低度近视:小于3.00D;中度近视:3.00～6.00D;高度近视:6.00D以上。

(2)眼部检查　高度近视可伴有眼球突出,视盘颞侧弧形斑、豹纹状眼底等。

【鉴别诊断】

1. 假性近视　中小学生多见,病程时间短,休息或散瞳后,远视力明显提高,用检影法验光近视度数消失。

2. 真性近视　时间长,恒定,散瞳后不增加远视力,不改变近视度数。

【辨证论治】本病以视近清楚,视远模糊不清为主症。若兼见形寒肢冷,气短,自汗,脉细弱者,多属心阳虚弱;兼见头晕健忘,失眠多梦,盗汗,脉细数者,多属肝肾亏损;兼见食欲不振,手足欠温,大便稀溏,舌淡红,苔薄,脉弱,为脾气虚弱。

1. 心阳虚弱

证候:视近清楚,视远模糊不清,目中无神,常眯眼视物,眼易疲劳,视久眼部酸痛,甚则出现眼突,伴形寒肢冷,气短,自汗,舌质淡,脉细弱,指纹淡。

证候分析:心阳虚运血无力,血脉不充,不能上荣于目,目中精血不足,神光不能发越,故视近清楚,视远模糊不清,目中无神,眼易疲劳;阳虚则寒,故形寒肢冷;心气虚则气短、自汗;舌质淡,脉细弱,指纹淡皆为阳虚表现。

治法:调补气血,养心定志。

处方:按揉百会,推心经,补肾经,补脾经,推三关,揉睛明,揉攒竹,揉四白,按揉心俞,按揉肾俞。在治疗时应配合推拿基本手法(见下文)。

方义:补脾经、补肾经、推心经、推三关,配按揉心俞、按揉肾俞、按揉百会能补气血,益肾精,培补元气;揉睛明、揉攒竹、揉四白,配合推拿手法能疏通经络,解除眼肌疲劳,恢复眼的调节功能。

2. 肝肾亏损

证候:视近清楚,视远模糊不清,目中无神,常眯目视物或伴视物双影,眼胀痛,甚者出现眼球突出,伴头晕健忘,失眠多梦,盗汗,舌红少苔,脉细数,指纹红。

证候分析:肝肾亏损,精血不能上荣于目,目失濡养,故视近清楚,视远模糊不清,目中无神;常因视远模糊而眯目视物;由于眼内容物发生改变,则出现眼球突出;肝肾阴亏,不能上荣头目,故头晕健忘;阴亏则虚阳偏亢,虚火内扰,故见失眠多梦,盗汗;舌红少苔,脉细数,指纹红均属肝肾不足表现。

治法:滋补精血,养肝明目。

处方:补肾经,揉二马,揉肾顶,清肝经,掐揉小天心,揉睛明,按揉攒竹,揉四白,按揉肝俞,按揉肾俞。在治疗时应配合推拿基本手法(见下文)。

方义:补肾经、揉二马、揉肾顶,按揉肝俞、肾俞能补肾滋阴,生血填精,培补元气,固表止汗;清肝经,掐揉小天心,能清热明目、安神。配揉睛明、按揉攒竹、揉四白等眼周穴位及推拿基本手法能疏通经脉,养血明目,使之恢复眼的调节功能。

3. 脾气虚弱

证候:视近清楚,视远模糊不清,目视易疲劳,食欲不振,面色萎黄,手足欠温,大便稀溏,舌淡红,苔薄,指纹淡,脉弱。

证候分析:脾气虚弱,健运失职,气血生化乏源,目失所养,则视近清楚,视远模糊不清,目视易疲劳。脾胃虚弱,纳运不及,土虚木乘,则食欲不振,大便稀溏。脾主四肢,脾气虚弱,失于温养,则手足欠温。面色萎黄,舌淡红,苔薄,指纹淡,脉弱均为脾气虚弱的表现。

治法:健脾益气,补血明目。

处方:补脾经,推三关,按揉脾俞,按揉胃俞,按揉足三里,揉涌泉。在治疗时应配合推拿基本手法(见下文)。

方义:补脾经、推三关、按揉脾俞、按揉胃俞、按揉足三里健脾胃,助运化,益气血。揉涌泉补肾滋阴,养肝明目。配合推拿基本手法能疏通经脉,养血明目,使之恢复眼的调节功能。

【基本手法】

仰卧位:医者用双手拇指推天门,推坎宫,揉太阳;双手的食、中、无名三指同时点揉攒竹、鱼腰、丝竹空;中指揉睛明、四白;用两拇指揉压头部督脉、膀胱经路线 3~4 遍,侧指叩击头部;揉拨下肢小腿胃经,按揉足三里、三阴交。

俯卧位:掌揉脊柱两侧;拇指揉按肝俞、脾俞、肾俞;侧掌㨰脊柱两侧。

正坐位:拇指分推颈 1 至胸 7 两侧;多指揉拿颈部;多指拿肩井 3~5 次。

方义:推天门、坎宫,揉压鱼腰、睛明、太阳、四白等穴位能调节眼部经气,舒筋通络,醒脑明目,主治眼部疾患;揉肝俞、肾俞滋肾养肝;揉脾俞,按揉足三里、三阴交健脾胃,补气血以养肝目。

【其他疗法】

中成药

(1)杞菊地黄丸　用于肝肾亏损证。

(2)明目地黄丸　用于各证。

【预防与护理】

①改善阅读照明条件,不要在阳光直射下或光线较弱处阅读学习。

②学习姿势要端正,眼与书本的距离应保持在一尺左右,走路、乘车或卧床休息时不要阅读书籍。

③防止眼睛疲劳,不宜连续长时间阅读、看电视、玩电脑及手机等,一般连续用眼 1 小时后,应休息 10 ~15 分钟并远眺。

④应定期检查视力,如有“假性近视”,可及时进行推拿治疗。

⑤每天坚持做眼保健操。

小贴士

眼保健操

操作时双目自然闭合,全身肌肉放松,心里默念 4 个 8 拍。

第 1 节　按揉睛明穴

双目闭合,以左手或右手拇、食二指腹面挤按、揉目内眦上方 1 分处,先下后上挤按和揉动,一挤一按为 1 拍,连做 4 个 8 拍。

第 2 节　按揉太阳穴和刮眼眶

两手拇指按压两侧太阳穴,其余 4 指握空拳用左右食指第二节内侧面刮上下眼眶,上眼眶从眉头到眉尾,下眼眶从内眼角到外眼角,即由内而外,先上后下,各 2 拍,轮刮 1 圈是 4 拍;再用拇指腹面揉太阳穴 4 拍,一共 8 拍,连做 4 个 8 拍。

第 3 节　按揉四白穴

以两手中指或食指按揉下眼眶下面的凹陷处,按揉 1 圈为 1 拍,共 8 拍,连做 4 个 8 拍。

第 4 节　按揉风池穴

以双手食、中指并拢,放在风池穴上,每拍按揉 1 次,连做 4 个 8 拍。

第 5 节　干洗脸

将两手四指并拢,从两侧鼻翼旁开始,沿鼻梁两侧向上推,一直推到前额,然后顺着两额沿太阳穴向下拉,向上推 4 拍,向下拉 4 拍,共 8 拍,连做 4 个 8 拍。

本套眼保健操需 4 ~5 分钟,应每日上、下午或早晚各做 1 次,也可在视物过久、眼睛疲劳、视物不清时运用。

第四节　斜　视

斜视是以目珠偏斜为主要特征的眼病，祖国医学称为“目偏视”。斜视临床上以外斜视和内斜视为多见：若双眼注视同一前方目标，其中一眼或双眼偏于鼻侧者为“内斜视”；若一眼或双眼偏于颞侧者为“外斜视”。此外，临床上还可见“上斜视”和“下斜视”。

【病因病机】小儿为稚阴稚阳之体，筋脉娇嫩，气血未充，发育未全，风邪多乘虚侵袭，致筋脉弛缓；或先天禀赋不足，肝肾亏损，精血不足，筋脉失养；或先天眼珠发育不良，长期劳目竭视，调节失常；或因脾胃失调，津液不布，聚湿生痰，风痰阻络所致。此外，也可因头面外伤，经络受损，使气血凝滞；或热性疾病，风热攻脑，使脑筋急缩而致目珠偏斜。

本节主要讨论眼肌失衡所致的斜视，因颅内、眶内占位性病变引起的斜视则不属本节治疗范畴。

【诊断要点】

1. 病史　多自幼发病。

2. 临床表现　目珠偏斜，两眼不能同时注视同一目标，一眼注视目标时，另一眼偏离目标，可伴有视力下降。

3. 眼部检查　眼球向某一方向转动受到限制，用任何一眼注视时其偏斜程度基本相等。

【鉴别诊断】

1. 近视　近看清晰，远看模糊，通过配镜可以矫正。

2. 弱视　无论近看、远看均较模糊，即使配镜，也难于矫正。

【辨证论治】本病重在辨脏腑。以目珠偏斜，眼目无神、干涩，听力差，腰膝乏力，健忘，脉弦细者，多属肝肾不足；兼见精神倦怠，面色萎黄，食少便溏，脉缓者，多属脾胃气虚。

1. 肝肾不足

证候：目珠偏斜，眼目无神、干涩，视物模糊，头晕，听力差，腰膝乏力，健忘，舌淡红，苔薄白，脉弦细。

证候分析：多因先天禀赋不足，肝肾精血亏损，目失所养，目珠偏斜，眼目无神，干涩，视物模糊；肝肾不足，肾虚则髓海空虚，故头晕，听力差，健忘；腰为肾之府，故腰膝乏力；舌淡红，苔薄白，脉弦细均为肝肾不足表现。

治法：补肾滋阴，养肝明目。

处方：补脾经，补肾经，清肝经，掐揉小天心，揉二马，掐揉端正，揉中脘，按揉脾俞，按揉肾俞。在治疗时应配合基本手法(见下文)。

方义：补肾经、揉二马、按揉肾俞滋阴补肾；补脾经、揉中脘、按揉脾俞健脾胃，助运化，以资气血生化之源；清肝经、掐揉小天心、掐揉端正清肝明目，主治斜视。

2. 脾胃气弱

证候：目珠偏斜，精神倦怠，肢体乏力，面色萎黄，食少便溏，舌淡，苔白，脉缓或细弱。

证候分析：脾虚不运，气血不足，不能上贯于目，故目珠偏斜；脾虚气弱不能充养周身，故精神倦怠，面色萎黄，肢体乏力；脾虚运化无力，故食少便溏；舌淡苔白，脉缓或细弱皆为脾虚气弱之象。

治法：健脾益气，养肝明目。

处方：补脾经，运内八卦，揉外劳宫，掐揉端正，推三关，揉中脘，摩腹，按揉肝俞，捏脊，在治疗时应配合基本手法（见下文）。

方义：补脾经、运内八卦、揉外劳宫、推三关补脾益气，温中补虚；揉中脘、按揉肝俞、摩腹、捏脊健脾和胃，补气养血；掐揉端正主治斜视。

3. 风痰阻络

证候：目珠偏斜，视一为二，恶心呕吐，头晕目眩，舌淡苔白腻，脉濡缓。

证候分析：脾胃失调，津液不布，聚湿生痰，风痰阻络，故眼珠偏斜，视一为二；胃失和降，故恶心呕吐；脾不升清，故头晕目眩；舌淡苔白腻，脉濡缓均为痰湿之象。

治法：健脾利湿，通络明目。

处方：推脾经，运内八卦，揉肾纹，掐揉端正，捣小天心，揉膻中，按揉肺俞，按揉肝俞，按揉脾俞，在治疗时应配合基本手法（见下文）。

方义：推脾经、运内八卦、按揉脾俞，健脾化湿；揉膻中、按揉肺俞宽胸理气，化痰降逆止呕；按揉肝俞、揉肾纹祛风明目，散瘀结；掐揉端正、捣小天心主治斜视。

【**基本手法**】纠正斜视的推拿手法如下：

①患者仰卧位，医者坐其床头。用双手拇指交替推天门、分推坎宫 300 ~ 500 次；继用食指或中指按揉、点颤攒竹、鱼腰、瞳子髎、太阳、睛明等穴；再用拇指或大鱼际压颤或推运眼球 3 ~ 5 遍，用拇、食指捏拿上、下眼睑，快拿快放，用中指抹揉眼眶周围数遍，用两拇指揉压头部督脉、膀胱经路线 3 ~ 4 遍，揉压阳白、头维等穴；多指揉拿下肢，按压足三里、三阴交、太冲等穴。②患者俯卧位，医者站于一侧。用掌根或拇指揉拨背部膀胱经；拇指按揉肝俞、脾俞、肾俞；侧掌擦脊柱两侧 3 ~ 5 遍。③患者取坐位。医者用双手多指揉拿颈项，拿合谷，拇指捻揉耳垂结束治疗。

方义：推天门、坎宫，揉压鱼腰、睛明、太阳、阳白等穴位能调节眼部经气，舒筋通络，醒脑明目，主治眼部疾患；拿合谷，揉太冲平肝泻火，祛风明目；揉肝俞、肾俞滋肾养肝；揉脾俞，按揉足三里、三阴交健脾胃，补气血以养肝目。

辨证加减：

（1）外斜视　以点颤睛明、攒竹为主要穴位治疗。

（2）内斜视　以捏拿瞳子髎、丝竹空为重点穴位治疗。

(3)上斜视　以揉拨球后、四白为重点穴位治疗。

(4)下斜视　以揉拨阳白、鱼腰为重点穴位治疗。

【其他疗法】

中成药

(1)石斛夜光丸　用于肝肾不足证。

(2)明目地黄丸　用于各证。

【预防与护理】

①患儿应注意眼部卫生,避免眼睛疲劳。

②积极进行视觉训练,让患儿有意识地观看某一物体,如笔头、灯光等,以纠正其斜视。

③对于屈光不正引起的斜视患儿可配戴眼镜以矫正屈光异常。

第五节　乳　蛾

乳蛾又称喉蛾,指咽喉两侧发生红、肿、疼痛的一种病证。肿在喉核,形似乳头,状如蚕蛾,故名之“乳蛾”。临床多双侧同时发病。

【病因病机】本病多为慢性过程,其病因包括禀赋不足、喂养不当、调护失宜、素禀体热等。病机为正虚热毒未尽,痰瘀互结于喉核。

1. 禀赋不足　父母体弱多病或妊娠时患病,或早产、多胎,生后肌肤薄弱,腠理疏松,不耐四时邪气,感邪即病。感冒之后不能及时托毒外出,日久伤阴,虚火上炎,熏灼喉核。

2. 喂养不当　母乳不足,或辅食添加不当,或偏食、挑食,饮食精微摄取不足,脾胃虚弱,土不生金,易遭外邪侵袭;或过食寒凉生冷、肥甘厚腻之品,损伤脾胃,致外邪易侵。或嗜食辛辣炙煿之品致肺胃蕴热或胃肠积热,邪热熏灼而发病。

3. 调护失宜　小儿肌肤柔弱,卫外不固,加之小儿寒热不知自调,若气候突变,冷热失常,增减衣被不及时,易致外感;或素禀体热,遇感而发。

小儿感冒、鼻炎、发热、咳嗽,特别是急性乳蛾等治疗不彻底,致邪气留恋,余毒未清,余热未尽。气血运行受到影响,气滞、血瘀、痰浊内生。痰气交阻,痰瘀互结,痰热相和,与未解之邪毒胶着、搏结于喉核,使喉核肥大、肿硬,致反复发病。

【诊断要点】

1. 病史　常有感冒、发热病史。

2. 临床表现　可见咽部充血,喉核长期肿大,左右不对称,表面不光滑,颜色不均匀,色红或绛,痛或不痛。伴咽喉不适、咽痒、异物感、咳嗽、清嗓等局部症状。急性发作时红肿疼痛较甚,吞咽困难,甚至寒战高热。

3. 血液化验检查　病毒感染者白细胞计数正常或偏低;细菌感染者白细胞及中性粒

细胞均增高。

【鉴别诊断】

1. 咽白喉 为白喉杆菌引起的急性传染病，以咽部黏膜形成灰白色假膜及全身毒血症为主要特征。轻者发病较缓，伴全身不适，发热不甚，咽痛尚轻；重者起病急，咽痛剧烈，可伴有高热、烦躁、呼吸急促等。临床检查以肿大扁桃体和咽部表面覆有灰白色假膜，坚韧而厚，不易剥离，若勉强除去则易出血为特征。

2. 抽动症 以局部抽动并伴有长期清嗓为特征，但扁桃体一般不肿大。

【辨证论治】本病重在辨脏腑虚实。患儿面色无华，自汗，气短懒言，声低者多属肺虚；面色少华，厌食少食，倦怠乏力者多属脾虚；咽微红、口臭、大便干结者属肺胃实热。

1. 肺脾气虚

证候：反复感冒，咯痰清稀，面色无华，神疲气短，声低，舌淡，苔薄，脉濡，指纹淡。

证候分析：禀赋不足，喂养不当，调护失宜，致肺脾两虚，或脾胃虚弱，土不生金，以致肺气虚弱，卫外不固，故易反复感冒；肺主气，肺虚则神疲气短，声低；脾虚运化失常，生化乏源，故咯痰清稀，面色无华；舌淡，苔薄，脉濡，指纹淡均属肺脾气虚表现。

治法：补益肺脾，利咽散结。

处方：补肺经，补脾经，推三关，按揉天突，开璇玑，摩丹田，捏脊，拿肩井。

方义：补脾经、捏脊能健脾胃，助运化，补气血，通经络，培补元气；补肺经、推三关温阳散寒，补益肺气；开璇玑、摩丹田宽胸理气，培肾固本；拿肩井、揉按天突利咽喉，调畅气机。

2. 肺肾阴虚

证候：反复咽部不利，咽干口燥，清嗓频频，干咳，唇红，颧赤，手足心热，舌红少苔，脉细数，指纹色绛。

证候分析：素体阴虚，或感冒、发热日久不愈，伤及肺肾之阴，故反复咽部不利，咽干口燥，清嗓频频，干咳；余邪留恋不去，则唇红，颧赤，手足心热；舌红少苔，脉细数，指纹色绛均为阴虚内热之象。

治法：滋养肺肾，清咽利喉。

处方：补肾经，清心经，清肝经，揉二马，清天河水，点揉廉泉，刮天柱骨，拿人迎，按揉三阴交，擦涌泉。

方义：清心经、清肝经、清天河水、刮天柱骨能清热，泻火除烦；补肾经、揉二马、按揉三阴交、擦涌泉补肾滋阴，引火归元；点揉廉泉、拿人迎，清热利咽止痛。

3. 痰瘀互结

证候：咽部异物感，吞咽不利，清嗓频频，每因激动、忧郁而加重，喉核肿硬，舌有瘀点，苔灰，脉涩，指纹滞涩为特征。

证候分析：小儿脏腑娇嫩，病久不愈，邪气留恋，肺失肃降，气郁痰结，故咽部异物感，吞咽不利，清嗓频频，喉核肿硬；舌有瘀点，苔灰，脉涩，指纹滞涩皆为痰瘀之特征。

治法：化痰逐瘀，利咽散结。

处方：掐揉小横纹，揉掌小横纹，运内八卦，清天河水，点揉廉泉，拿人迎，推天柱骨，按揉膻中。

方义：掐揉小横纹、揉掌小横纹、清天河水、推天柱骨清热散结，化痰降逆；运内八卦、按揉膻中理气顺气，开胸散结，促使余邪痰浊外散；点揉廉泉、拿人迎利咽止痛。

4. 急性发作

(1)风热邪毒

证候：每因外感咽喉疼痛加重。以肿胀明显，局部焮红，吞咽或咳嗽时疼痛加剧，兼发热，恶寒，头痛，舌红，苔薄黄，脉浮数，指纹浮红。

证候分析：风热犯肺，肺气失宣，故发热，恶寒，头痛；邪热循经，上熏咽喉，则咽喉疼痛加重，肿胀明显，局部焮红，吞咽或咳嗽时疼痛加剧；舌红，苔薄黄，脉浮数，指纹浮红，则为风热在表之象。

治法：疏风清热，消肿解毒。

处方：开天门，推坎宫，揉太阳，揉耳后高骨，推天柱骨，清天河水，掐揉合谷，掐揉曲池，捏挤大椎，点揉廉泉，拿人迎。

方义：开天门、推坎宫、揉太阳、揉耳后高骨，能疏风解表，退热止痛；清天河水，掐揉合谷、曲池，捏挤大椎清热泻火退热；推天柱骨、点揉廉泉、拿人迎，清热利咽喉、止痛。

(2)肺胃热毒

证候：每因饮食、情志失调而咽部疼痛剧烈，连及耳根、颌下，喉核红肿，表面黄白色脓点，咽峡红肿，吞咽困难，颌下痰核，伴高热，口渴喜饮，痰黄稠，口臭，腹胀，舌质红，苔黄，脉洪大，指纹绛。

证候分析：因过食辛热厚味，或情志化火，致热邪炽盛，灼津为痰，痰阻于肺，故高热，口渴喜饮，咽部疼痛剧烈，连及耳根、颌下，喉核红肿，痰黄稠；胃失和降，浊气上冲，故口臭，腹胀；舌质红，苔黄，脉洪大，指纹绛均为热毒炽盛之征。

治法：清热解毒，利咽止痛。

处方：清肺经，清胃经，清大肠，清天河水，退六腑，推天柱骨，按揉膻中，点揉廉泉，拿人迎，挤捏天突。

方义：清肺经、清胃经、清大肠清肺胃之浊气，消胀满；清天河水、退六腑清热泻火，凉血解毒；推天柱骨、按揉膻中、挤捏天突宽胸理气，化痰降逆，顺气散结；点揉廉泉，拿人迎，清热利咽止痛。

【其他疗法】

中成药

(1)冰硼散　用于各证。

(2)小儿清咽颗粒 用于急性发作期。

【预防与护理】

①加强锻炼,增强体质。

②保持口腔清洁,食后漱口,早晚用淡盐水漱口。

③忌食辛辣刺激食品,多饮温水,多食蔬菜水果。

④积极治疗邻近器官疾病,如急慢性鼻炎、咽炎、中耳炎等。

第六节 小儿生长痛

小儿生长痛是指小儿在生长发育过程中,由于生长发育较快等因素导致肢体关节疼痛的一种病证。该病多发生于10岁左右的儿童,影响儿童的学习和生活,并给儿童带来痛苦和烦恼。因此,要及时治疗和调养,以利小儿健康成长。

【病因病机】

1.肝肾不足 小儿先天禀赋不足,肾气未盛,髓海未充,脏气虚弱,筋骨肌肉失养。肾藏精、主骨,肝藏血、主筋,若肝肾不足,精血亏虚,再加小儿生长发育迅速,精血更显不足,筋骨肌肉失于荣养,易导致小儿肢体关节疼痛不适。

2.脾胃虚弱 小儿脾常不足,易受损伤,过饥、过饱、偏食、厌食等均可致脾胃虚弱。脾主肌肉、四肢,主运化,为气血生化之源,若小儿脾胃虚弱,化源不足,肌肉筋骨失于荣养,肌肉软弱松弛无力,所以小儿活动量稍大就导致肢体关节疼痛不适。

【诊断要点】

1.病史 多无明显诱因。

2.临床表现 生长痛症多发生于10岁左右的小儿。疼痛常持续数分钟至几小时不等,疼痛通常是在肌肉深层,而不是关节处。主要表现为间歇发作的下肢疼痛。疼痛多为钝痛,也可针刺样痛,甚至剧烈牵拉痛。疼痛的部位多在膝关节,其次是大腿和小腿部位,或小腿骨前方。多出现在晚上,在休息时疼痛才变得明显,而在活动中往往感觉不到疼痛。

3.辅助检查

(1)X线检查 排除骨骼的感染或肿瘤。

(2)实验检查 排除感染。

【鉴别诊断】

1.股骨头骨软骨炎 由股骨头骨骺缺血坏死引起,多见于4~8岁小儿。早期膝关节内侧酸痛,继而发现跛行。晚期会有肌肉萎缩、下肢缩短的现象。

2.结核性髋关节炎 多见于学龄前小儿,发病较缓慢,以单侧多见。疾病早期患侧肢体酸痛,小儿在走路时步态会发生改变,以后疼痛逐渐加重,尤其是夜间睡眠时被痛醒，这是此病的主要特征。

3. 急性髋关节暂时性滑膜炎　常见症状是疼痛与跛行，经休息后症状很快消失。起病的患侧膝关节有轻微疼痛，24 小时后疼痛转移至髋关节，并伴有跛行。仰卧时两侧下肢长度不一致。

4. 骨折　由于小儿的活动量大，骨骼的发育尚未成熟，很容易就会造成骨折。而 3 岁左右的小儿还不太会表达自己的感受，因此骨折最容易被误诊。

5. 青少年关节炎　青少年关节炎容易被误判为生长痛，是因为触压关节时患者会感到疼痛，但年幼的孩子分辨不出肌肉疼痛和关节疼痛的差别。

【辨证论治】本病重在辨脏腑。以筋骨痿弱，下肢骨及关节部位疼痛为主症。兼见舌淡，脉沉细者，多属肝肾不足；兼见不思饮食，面色萎黄，脉细弱者，多属脾胃气虚。

1. 肝肾不足

证候：筋骨痿弱，下肢骨及关节部位疼痛，局部有明显压痛，活动时疼痛加剧，尤其是 5 岁以下小儿语言表达不清，会出现哭闹，不愿走路，舌淡、苔少，脉沉细无力。

证候分析：肝肾不足，精血亏虚，不能荣养筋骨，则筋骨痿弱，下肢骨及关节部位疼痛，甚者行走时疼痛加剧。舌淡、苔少，脉沉细无力，皆是肝肾亏虚、气血不足之征象。

治法：补肾养肝，强筋壮骨。

处方：补肾经，补脾经，推肝经，按揉肝俞，按揉肾俞，揉拨阳陵泉，按揉膝眼，按揉足三里，揉拨解溪，按揉委中，捏脊。

方义：补肾经、推肝经、按揉肝俞、按揉肾俞强筋壮骨，滋补肝肾；补脾经、捏脊、按揉足三里健脾胃、助消化、补气血；揉拨阳陵泉、解溪，按揉膝眼、委中能舒筋通络，镇痉止痛。

2. 脾胃虚弱

证候：肌肉软弱无力，下肢及关节部位疼痛，活动后疼痛更甚，当小儿走路或玩耍时腿痛，怕走路，甚者哭闹，不思饮食、偏食，舌淡、苔少，脉细弱。

证候分析：脾主肌肉四肢，摄取精微化生气血。脾胃虚弱，气血生化之源不足，气血不荣脏腑肌肤，故肌肉软弱无力，下肢及关节部位疼痛。脾主运化失司，脾不运则胃不纳，不思饮食、偏食。舌淡、苔少、脉细均为气血生化之源不足之征。

治法：健脾和胃，补益气血。

处方：补脾经，揉板门，揉外劳宫，运内八卦，摩腹，揉中脘，按揉足三里，按揉解溪，按揉阳陵泉，按揉委中，按揉阴陵泉，捏脊。

方义：补脾经、揉外劳宫能温中健脾；摩腹、揉板门、运内八卦理气和中，补益气血；揉中脘、按揉足三里、捏脊健脾和胃，补益气血；按揉解溪、阳陵泉、委中、阴陵泉能舒筋通络，镇痉止痛。

【其他疗法】

中成药

(1)六味地黄丸　用于肝肾不足证。

(2)健脾丸　用于脾胃虚证。

【预防与护理】

①小儿出生后注意合理饮食,多食营养丰富、易于消化的食物,及富含维生素的蔬菜及水果。

②重视科学功能锻炼,一般不需要限制孩子的活动,但疼痛比较严重时,应注意多休息,不要进行剧烈运动。可用热毛巾对疼痛部位进行热敷或按摩,能缓和紧张情绪及缓解疼痛。

③密切观察小儿在生长发育过程中出现的症状,可配合成人推拿手法进行调护与防治。

第七节　注意力缺陷多动障碍

注意力缺陷多动障碍,是一种常见的儿童时期行为障碍性疾病,临床以与年龄不相应的注意力缺陷、情绪不稳、多动冲动、自控力差,并伴有学习障碍而智力基本正常为主要特征,本病可归属为中医范畴的"躁动"。由于患儿智能接近正常或完全正常,但活动过多,思想不易集中而导致学习成绩下降,故又与"健忘""失聪"有关。

本病多见于学龄儿童,男孩多于女孩,发病与遗传、环境、教育、产伤等有一定关系。本病预后较好,绝大多数患儿到青春期逐渐好转,活动过多的症状消失,但注意力不集中,性格异常可继续存在。

【病因病机】本病病因主要为先天禀赋不足,后天失于护养,教育不当,环境影响等。其他如外伤瘀滞、情志失调等也可引起。病位主要在心肝脾肺。病机关键为脏腑阴阳失调,阴失内守,阳躁于外。

1. 心肝火旺　小儿心常有余,若教育不当、心理失和,或情志失调、五志化火,或素体热盛,喜食油煎辛辣之品,助热生火,扰动心肝,而见多动冲动、烦躁不安。

2. 痰火内扰　素体肥胖小儿,痰湿之体,平素喜肥甘厚味之品,或偏食辛辣燥烈之物,导致痰火内生,扰动心神,则多动多语,冲动任性。

3. 肝肾阴虚　小儿稚阴稚阳之体,若先天禀赋不足,肾阴不足,水不涵木,肝阳亢盛,则表现为多动难静,神思涣散。

4. 心脾两虚　若心气不足,心失所养可导致心神失守而精神涣散,注意力不集中。脾虚失养则静谧不足,兴趣多变,言语冒失,健忘;心脾两虚则神思不定,反复无常不能自制。

【诊断要点】

1. 病史　有多动、品行障碍、精神障碍等家族史；或有铅中毒、锌缺乏等病史。

2. 临床表现

(1)活动过多　大多患儿的多动在幼儿期或学龄期才引起家长注意。但早期即有睡眠不安，脾气不好，活泼过度。至学龄期更为明显，多动不宁，坐立不安，活动过多，不听大人指挥，常惹人生气。入学后在课堂上喜欢做小动作，玩铅笔，咬指甲，扭屁股，甚至在课桌底下钻来钻去，在课堂上或家里很难坐下来安静完成作业，别人说话时好插嘴，易引起他人厌烦。

(2)注意力不集中　患儿主动注意功能减弱，对无关刺激却给予过分的注意，因此上课不能专心听讲，精力分散，做什么事情都是虎头蛇尾，不能善始善终。

(3)情绪不稳，冲动任性　缺乏克制能力，容易激惹，对愉快或不愉快的刺激，常过度兴奋或异常愤怒。常无故叫喊或哄闹。没有耐心，做什么事都急急匆匆。

(4)学习困难　虽然智力正常或接近正常，但因多动和注意力不集中而给学习带来困难，导致学习成绩下降。

以上表现可同时出现或单独出现。

3. 辅助检查　体格检查时动作不协调，翻手试验、对指实验、指鼻试验、指指实验可呈阳性，注意力测试常呈阳性。

【鉴别诊断】

1. 正常顽皮儿童　虽有时出现注意力不集中，但大部分时间仍能正常学习，功课作业完成迅速。能遵守纪律，上课一旦出现小动作，经指出即能制约而停止。

2. 孤独症　可有活动过多或者注意力集中困难的症状，极似严重的儿童多动障碍，但其特点是不能与周围人建立感情联系，不能与人对视，行为表现刻板、重复单一，有严重的社会交往与语言功能障碍。

3. 品行障碍　以反复而持久的反社会性、攻击性或对立违抗行为，以及违纪犯罪行为等为主要特征，可与本病合并出现。

4. 儿童精神分裂症　可有活动过多和行为冲动，但有个性改变、情感淡漠、行为怪异、思维离奇等表现。

5. 其他　应与教学方法不当，致使孩子不注意听课及与年龄相称的好动相区别，以及与智能低下，或因视、听感觉功能障碍所致的注意力涣散与学习困难相区别。

【辨证论治】本病辨证要辨清脏腑。在心者，注意力不集中，情绪不稳定，多梦烦躁；在肝者，易于冲动，好动难静，容易发怒，常不能自控；在脾者，兴趣多变，做事有头无尾，记忆力差；在肾者，脑失精明，学习成绩低下，记忆力欠佳，或有遗尿、腰酸乏力等。

1. 心肝火旺

证候：多动不安，冲动任性，急躁易怒，注意力不集中，做事莽撞，或好扰他人，常与人打闹，或面赤烦躁，大便秘结，小便色黄，舌质红或舌尖红，苔薄或薄黄，脉弦或弦数。

证候分析：心火亢则热扰心神，神失所藏，故注意力不集中，心烦不安，舌尖红甚或舌体生疮；肝火旺则肝阳易亢，故多动不安，冲动任性，性情急躁易怒，脉弦或弦数；面赤，大便秘结，小便色黄，舌质红，均为阳热之象。

治法：清心平肝，安神定志。

处方：清心经，清肝经，揉总筋，揉内劳宫，掐揉小天心，掐揉五指节，清天河水。

方义：清心经清心泻火，除烦安神；清肝经清肝泻火，安神定志；清天河水、揉总筋、揉内劳宫均可以清热泻火除烦；掐揉小天心、掐揉五指节能镇惊安神。

2. 痰火内扰

证候：多动多语，烦躁不安，冲动任性，难以制约，兴趣多变，注意力不集中，胸中烦热，懊恼不眠，纳少口苦，便秘尿赤，舌质红，苔黄腻，脉滑数。

证候分析：痰火内扰，心神不宁，故多动多语，烦躁不安，冲动任性，烦热懊恼；火扰肝胆则口苦；痰邪困脾，脾不藏意，故纳少，兴趣多变；痰火灼津则便秘尿赤；舌质红，苔黄腻，脉滑数，均为痰火之象。

治法：清热泻火，化痰宁心。

处方：补脾经，补肾经，清心经，清肝经，揉内劳宫，运内八卦，揉小天心，揉总筋，推揉膻中，摩腹，揉丰隆，推下七节骨。

方义：补脾经、补肾经健脾和胃，培补元气；清心经、清肝经、揉内劳宫、揉小天心、揉总筋清热除烦安神；运内八卦、推揉膻中、揉丰隆顺气化痰；摩腹、推下七节骨泻热通便。

3. 肝肾阴虚

证候：多动难静，急躁易怒，冲动任性，难于自控，神思涣散，注意力不集中，难以静坐，或有记忆力欠佳、学习成绩低下，或有遗尿、腰酸乏力，或有五心烦热、盗汗、大便秘结，舌质红，苔少，脉细弦。

证候分析：肾阴亏虚，水不涵木，肝阳上亢，故多动难静，急躁易怒，冲动任性，难于自控；肾水不能上济于心，水火失济，心神不宁，故神思涣散，注意力不集中，难以静坐，记忆力欠佳；肾气不充，下元不固，故腰酸乏力，遗尿；阴虚生内热，则见五心烦热，盗汗，口干咽燥；舌质红，苔薄少，脉细弦均为肝肾阴虚之象。

治法：滋养肝肾，平肝潜阳。

处方：补脾经，补肾经，揉二马，揉小天心，按揉脾俞，按揉肝俞，按揉肾俞，推揉涌泉。

方义：补脾经、补肾经、按揉脾俞、按揉肾俞能健脾和胃，滋阴补肾，培补元气；揉二马、按揉肝俞、推揉涌泉滋补肾阴，平肝潜阳，配揉小天心，镇惊安神。

4. 心脾两虚

证候：神思涣散，注意力不集中，神疲乏力，形体消瘦或虚胖，多动而不暴躁，言语冒失，做事有头无尾，睡眠不熟，记忆力差，伴自汗盗汗，偏食纳少，面色无华，舌质淡，苔薄白，脉虚弱无力。

证候分析：中焦脾虚，气血化源不足，心失所养，故神思涣散、注意力不能集中，言语冒失，睡眠不实，记忆力差；脾虚失运，故面色无华，偏食纳少，神疲乏力，形体消瘦；舌质淡、苔薄白、脉虚弱无力，为心脾两虚，气血不足之象。

治法：养心安神，健脾益气。

处方：补脾经，补心经，摩腹，按揉足三里，按揉心俞，按揉脾俞，按揉肾俞，按揉命门，捏脊。

方义：补脾经、摩腹、按揉足三里、按揉脾俞能健脾和胃；补心经、按揉心俞能补气血，养心安神；按揉肾俞、命门培补元气；捏脊健脾益气。

【其他疗法】

中成药

(1)静灵口服液　用于肝肾阴虚证。

(2)小儿智力糖浆　用于心肾不足，痰浊阻窍证。

(3)归脾丸　用于心脾两虚证。

(4)多动宁胶囊　用于肝肾阴虚证。

【预防调护】

①孕妇应保持心情愉快，精神安宁，营养均衡，禁烟酒，慎用药物，避免早产、难产及新生儿窒息。

②注意防止小儿脑外伤、中毒及中枢神经系统感染。

③保证儿童有规律的生活，培养良好的生活习惯。

④注意早期发现小儿的异常表现，及早进行疏导及治疗，防止攻击性、破坏性及危险性行为发生。

⑤关心体谅患儿，对其行为及学习进行耐心的帮助与训练，要循序渐进，不责骂不体罚，稍有进步，给予表扬和鼓励。

⑥保证患儿营养，补充蛋白质、水果及新鲜蔬菜，避免食用有兴奋性和刺激性的饮料和食物。

第八节　小儿肌性斜颈

小儿肌性斜颈又称先天性斜颈、原发性斜颈。是以患儿头向患侧倾斜，颜面旋向健侧为特征的疾病。一般是指因一侧胸锁乳突肌纤维挛缩而造成的肌性斜颈。此外，因脊柱畸形引起的骨性斜颈，视力障碍的代偿姿势性斜颈，颈部肌麻痹导致的神经性斜颈，不属本节讨论的范围。

小儿肌性斜颈，目前治疗方法有保守疗法和手术两种。早期发现，及时治疗，预后较好。若婴幼儿期未及时合理治疗,畸形可随年龄增长逐渐加重,疗效逐渐降低,影响患儿身心健康。

知识链接

【解剖生理】

胸锁乳突肌起于胸骨柄前面和锁骨的胸骨端,肌束斜向后上方,止于颞骨的乳突。一侧收缩,使头屈向同侧,颜面转向对侧;两侧收缩,使头向后仰。胸锁乳突肌上段主要由枕动脉、中段由颈外动脉、下段由甲状腺上动脉供血。胸锁乳突肌主要由副神经支配。

【病因病机】小儿肌性斜颈的原因很多,至今尚未完全定论。目前认为主要病机是胸锁乳突肌发生纤维性挛缩。起初见纤维细胞增生和肌纤维变性,最终为颈部其他软组织也发生肌纤维挛缩。其病因有以下几方面:

1. 产伤　斜颈患儿臀位产,难产者占 1/3。在胎儿娩出时,一侧胸锁乳突肌受产道或产钳挤压受伤出血,引起肌肉纤维化挛缩,而导致斜颈。

2. 供血不足　胎儿在子宫内头向一侧偏斜,局部异常高压,或动脉痉挛、狭窄,或静脉堵塞,血液回流不畅等致局部缺血或瘀血,影响颈部肌肉发育,或导致肌肉纤维化,或分娩时胎儿头位不正,阻碍一侧胸锁乳突肌血液供应,引起该肌缺血性改变所致。

3. 先天性畸形　胸锁乳突肌纤维化是本身发育不全的先天性畸形,常与其他畸形同时存在,如先天性髋关节脱位、先天性马蹄足。但这种认识,目前仍依据不足。

总之,上述原因均能导致肌性斜颈,而且是出生后数日就可发现,故称先天性斜颈。

【临床表现】患儿头向患侧倾斜,颜面却旋向健侧。一部分患儿,在出生后,即可发现病侧的胸锁乳突肌处有 1 个肿块,一般呈卵圆形或梭形,大小各异,质坚硬,上下不能活动,其方向与胸锁乳突肌一致,当颈部向健侧转动时肿块突出明显,可引起疼痛。也有的患儿在出生后 10 余天或数月后才发现肿块,也有的患儿肿块不明显而未被及时发现。

如不及时推拿治疗,患侧颜面部及脊柱发育均可受到影响,致使颜面部大小不对称,头部活动及旋转受限。晚期患者,一般伴有颈椎或上段胸椎出现代偿性侧弯畸形。

【诊断要点】

1. 病史　部分有胎位不正、难产或产伤史。

2. 临床特征　患者头向患侧倾斜,颜面旋向健侧,颈部活动受限,晚期面部发育不对称,可伴有颈椎、胸椎代偿性的侧弯。触诊检查患侧胸锁乳突肌呈束状挛缩,在胸锁乳突肌中段常可摸到质地较硬,梭形或椭圆形包块。

3. 辅助检查　X 线摄片时,颈椎未见骨骼改变。

4. 超声波检查　以超音波扫描胸锁乳突肌是否有纤维化及其纤维化程度。

【鉴别诊断】

1. 锁骨产伤骨折　新生儿产伤引起的锁骨骨折后，在 7～10 天出现骨痂，呈球形，位于锁骨上，局部压痛，颈部斜向患侧。X 线摄片可见锁骨骨折线或球形骨痂，即可确诊。

2. 颈部软组织感染　如颈淋巴结核及扁桃体炎均可引起颈淋巴结的肿大、疼痛，从而引起胸锁乳突肌痉挛，继发斜颈。这类病例多发生于较大儿童，一般有发热，局部肿大压痛淋巴结，胸锁乳突肌本身不能摸及硬块。

3. 先天性颈椎畸形　包括颈椎发育不全，颈椎椎体融合、先天性短颈等，颈部活动减少，但无肿块。X 线摄片可明确诊断。

4. 眼疾引起姿势性斜颈　如先天性眼外肌麻痹，为避免复视，经常把头偏向一侧，日久造成胸锁乳突肌本身的缩短而形成斜颈。

【推拿治疗】

1. 治法　疏经通络，软坚散结，纠正畸形。

2. 手法操作　患者仰卧位或坐位，医者坐于患侧。医者用多指自上而下推、抹患侧胸锁乳突肌及周围。用多指揉、拨、理患侧胸锁乳突肌数遍。用拇、食、中三指弹拿挛缩肌腹。用拇指或多指自上而下按揉颈部两侧。牵引拔伸颈部，多指揉拿肩井。

方义：用推、揉、拨、理、牵引拔伸等手法能改善局部血液循环，缓解肌肉痉挛，促进血肿吸收和挛缩组织消散，并可纠正畸形，使颈部功能改善和恢复正常。

【预防与护理】

①本病宜早发现，早治疗，一般小儿出生 10 天后就可以手法治疗，坚持每天治疗，并注意巩固治疗。

②家长平时可用轻快柔和的手法在患侧按摩，但注意不要损伤皮肤，以免加重病情。

③嘱家长在患儿睡眠时，在患侧垫枕使头部固定于与病理相反位置，平常应在患侧逗患儿，使其下颌转向患侧，以助纠正畸形。

④头部旋转受限超过 1 年，胸锁乳突肌挛缩严重，一侧面部发育不良，两侧明显不对称，经手法治疗 6 个月无改善或改善不明显者，可用外科手术治疗，手术年龄以 12～18 个月为宜。此外，虽有脸面畸形，经手术矫治后，随生长发育，日后可逐渐获得纠正。

第九节　小儿桡骨头半脱位

小儿桡骨头半脱位又称“牵拉肘”“肘脱环”，是指肘关节在伸直时腕部受到牵拉，桡骨头脱离了正常位置而引起一系列临床表现的一种骨伤科病证，多见于 2～5 岁小儿。本病是临床中常见的肘部损伤，由于它不具备半脱位的全部体征，多数 X 片上无异常，从病理上讲只是关节囊或韧带被嵌顿，所以也称“桡骨小头假性脱位”。本病手法复位预后良好。但如果反复发生，可形成习惯性半脱位。

【解剖生理】肘关节由肱尺关节、肱桡关节和近端桡尺关节构成。这 3 个关节共同包裹在1个关节囊内。

肱尺关节的骨性结构是肱骨滑车与尺骨滑车切迹。近端桡尺关节是桡骨头的环状关节面及尺骨的桡骨切迹。肱桡关节由肱骨小头与桡骨头上凹构成，外有关节囊，周围衬绕环状韧带。环状韧带在桡骨颈部仅为一纤维膜，其前下方更薄。5岁以下小儿，桡骨头发育未全，桡骨小头关节面呈卵圆形，并向后方倾斜，与桡骨干并不完全垂直，且环状韧带较松弛。

肘关节的功能主要是屈伸和旋转，当小儿出现桡骨头半脱位时，肘关节功能即受到影响。

【病因病机】5岁以下的小儿，因桡骨头上端发育尚不健全，桡骨头与桡骨颈的直径几乎相等，有时桡骨头还小于桡骨颈，肘关节囊与环状韧带松弛而薄弱。小儿在肘关节伸直时，若过度牵拉小儿前臂，如穿衣、走路跌倒时幼儿前臂在旋前位被用力向上提拉，使肱桡关节间隙加大，桡骨头易从包绕桡骨颈的环状韧带中滑脱，关节内负压骤增，关节囊和环状韧带被吸入肱桡关节间隙，阻碍桡骨小头回复原位，即形成桡骨头半脱位。

【临床表现】有被牵拉的损伤史，伤侧肘部疼痛，伤肘保持半屈曲，前臂处于内旋位。伤儿哭闹，不能屈肘、举臂，常拒绝别人触动伤肢及拒绝检查。伤肘外侧部有压痛，但无肿胀和畸形（即便有肿胀，也很轻微，常不能触及），前臂不能外旋，肘关节被动屈、伸活动时，疼痛加重，常引起伤儿哭闹。肩部及锁骨部均为正常。若有明显外伤史者，应做X线检查，以排除桡骨头、桡骨颈及肱髁上骨折。

【诊断要点】

1. 病史　有过度牵拉患肢损伤史。

2. 临床特征　伤肘保持半屈位，前臂处于旋前位。检查患侧肘关节，多无肿胀、畸形，肘前外侧桡骨头处有压痛。

3. 辅助检查　本病X线检查常无明显异常改变。但有明显外伤史的患儿，宜做X线检查，以排除桡骨头、桡骨颈、肱骨髁上骨折。

【鉴别诊断】

1. 肱骨髁上无移位骨折　有跌仆史，肘部肿胀、疼痛，活动受限，肱骨髁上有明显压痛，肘三角正常，X线检查可发现骨折线。

2. 桡骨头骨折　有外伤史，肘部疼痛，肘外侧肿胀明显，桡骨头局部压痛，肘关节屈伸活动及前臂旋转活动受限，旋转时桡骨头局部疼痛加重，肘关节正、侧位X线摄片有助诊断。

【推拿治疗】

1. 治法　理筋止痛，整复移位。

2. 手法操作　家长抱伤儿于坐位，并固定其伤肢上臂。术者立其对面，一手握患儿伤肢肘部，拇指压住桡骨小头外侧稍前方，另一手握伤肢腕部，稍用力牵引前臂并将其外旋、过伸,同时握肘之拇指向内后方轻压桡骨小头,握腕之手将肘关节屈曲至最大限度。继之,内旋前臂、伸直肘关节,半脱位即可整复。伤肘疼痛即刻消失,前臂可上举,手能握物。

【预防与调护】

①平素注意不要过于用力牵拉小儿上肢。

②复位后,可用三角巾悬吊,以利恢复。

③对于习惯性半脱位的患儿,告诉家长今后避免牵拉患臂,养成穿衣时先穿患侧,后穿健侧,脱衣服时先脱健侧,后脱患侧的习惯,预防复发。

第十节　小儿肥胖症

小儿肥胖症是由于能量摄入长期超过人体消耗,小儿体内脂肪异常堆积、体重超过正常标准的一种慢性营养代谢性疾病。体重超过同性别、同身高参照人群均值的20%即可称为肥胖。

肥胖分为单纯性肥胖和继发性肥胖。单纯性肥胖是指无明显内分泌—代谢原因,以肥胖为主要证候,占肥胖的95%~97%。继发性肥胖是肥胖继发于各种内分泌代谢病和遗传综合征,占3%~5%。临床上所称的肥胖症大多指单纯性肥胖。本节主要讨论小儿单纯性肥胖症。

随着生活水平的提高,小儿肥胖症的发病率呈上升趋势,现已接近或超过发达国家。肥胖症不但影响儿童期的健康、心理,而且可延续至成人,容易引起高血压、糖尿病、冠心病等心血管疾病。新近调查表明,我国约有4 600万肥胖儿童,约3亿人超重,肥胖已成为危害我国儿童健康的重要因素。

【病因病机】本病的发生与体质、年龄、饮食习惯、劳逸、情绪、遗传等诸多因素有关。本病病机主要以脾胃机能失调、阳气虚损为本,涉及肝肾功能失调。小儿肥胖症在脏腑功能失调的基础上产生水湿、痰浊等病理产物,是一个本虚标实的综合征。

1. 脾虚痰湿　小儿先天脾胃不足,后天少动多静,或多食肥甘生冷,饮食失节,日久损伤脾胃,脾胃虚弱,水谷精微不能正常运化为气血,反化为湿,水湿停聚,湿聚成痰而为痰湿脂浊,加之儿童学习任务繁重,静多动少,久坐伤肉,造成肌肉减少而脂肪增加,形体逐渐肥胖。

2. 胃肠腑热　小儿嗜食辛辣、肥甘,《素问·奇病论篇》说:"肥者令人内热。"胃热滞脾,热则消谷,致小儿饮食过度,生湿化热,过剩的水谷精气输布全身导致肥胖的发生。

3. 脾肾阳虚　小儿先天禀赋不足,后天调护失宜或久病失养,致使脾肾阳虚,脾主运化水湿;肾为水脏,主水液。脾肾阳虚,水液运化失常,气不化水,二便排泄无力而肌肤肿胀。

【诊断要点】

1. 病史　有饮食不节、久病、先天不足等病史。

2. 诊断标准

(1)标准体重法　肥胖症指体重超过同年龄正常标准20%。轻度肥胖,20%～29%;中度肥胖,30%～49%;重度肥胖,超过50%以上。

(2)体重指数法(BMI)　该法为国际通用评价肥胖指标,即体重(千克)除以身高的平方(米^2)。亚洲地区:18.5以下为体重不足;18.5～23为健康;23～25为超重;25～30为肥胖;超过30为严重肥胖。

3. 辅助检查　一般无异常发现。

【鉴别诊断】

1. 单纯性肥胖　以肥胖为主要症状,无遗传代谢性疾病。辅助检查一般无异常发现。

2. 继发性肥胖　肥胖常继发于遗传内分泌代谢性疾病,实验室等检查可有异常发现。

【辨证论治】本病重点辨虚实,实证主要为胃肠腑热及痰湿内盛;虚证主要为脾胃虚弱及脾肾阳虚。虚实可相互转化。

1. 脾虚痰湿

证候:形体肥胖,面浮肢肿,皮肤松弛,头重如裹,神疲乏力,脘腹胀满,不思乳食,尿少,舌淡,苔腻,指纹滞,脉缓或滑。

证候分析:脾主运化水液,脾气虚生化乏力,水反为湿,湿邪积聚肌肤,故形体肥胖,面浮肢肿,皮肤松弛,尿少;湿邪阻滞气机,清阳不升,故头重如裹,神疲乏力;脾失健运,水谷停聚中焦,阻滞气机,故脘腹胀满,不思乳食;舌淡,苔腻,指纹滞,脉缓或滑为脾虚痰湿之征。

治法:健脾化湿。

处方:补脾经,揉板门,运内八卦,推三关,揉膻中,按揉中脘,摩腹,按揉足三里,按揉丰隆,捏脊。同时配合推、揉、震颤、搓擦肥胖局部部位。

方义:补脾经、揉板门、运内八卦、摩腹健脾和胃,消积化湿;推三关温阳散寒,健脾化湿;按揉中脘、足三里,捏脊健脾胃,助运化,通经络;按揉丰隆,揉膻中化痰理气行滞。

2. 胃肠腑热

证候:面红,上半身肥胖,身热多汗,消谷善饥,口臭口苦,口渴喜冷饮,大便干结,小便短赤,舌红,苔黄腻,指纹绛,脉滑数。

证候分析:饮食积于中焦,食积化热,热性上炎,故上半身肥胖;热结肠胃,热则消谷,故消谷善饥;阳热蒸腾,故身热多汗,面红;热邪易伤津液,故口渴喜冷饮;热结肠腑,伤津耗液,故大便干结,小便短赤;舌红,苔黄腻,指纹绛,脉滑数均属胃肠腑热之象。

治法:清泻脾胃。

处方:清脾经,清胃经,清大肠,退六腑,掐揉四横纹,掐揉小横纹,推下七节骨,按揉天枢。同时配合推、揉、震颤、搓擦肥胖局部部位。

方义:清脾经,清胃经,按揉天枢可清胃泻热,消积导滞;掐揉四横纹、掐揉小横纹、退六腑能清热散结,调中消胀。推下七节骨、清大肠能泻热通便,使有余之热从大便而解。

3. 脾肾阳虚

证候:面色苍白,发黄而稀,下半身肥胖、肿胀,小腹坠胀,不思乳食,倦怠乏力,腰膝酸软,可见生殖器官发育落后,会阴部潮湿,便溏,舌淡胖嫩,苔薄,指纹色淡,脉沉细无力。

证候分析:肾主水,脾主运化水液,脾肾阳虚,则水液运化失常,水湿泛溢肌肤,湿性趋下,可见下半身形体肥胖、小腹坠胀;肾主骨,腰为肾之府,肾阳亏虚,故腰膝酸软;肾主生殖,肾阳不足,故可见小儿生殖器官发育落后,会阴部潮湿;脾主肌肉,脾虚生化无源,故面色苍白,发稀而黄,肢软无力,便溏;舌淡胖嫩,苔薄,指纹色淡,脉沉细无力均为脾肾阳虚之象。

治法:温补脾肾。

处方:补脾经,补肾经,推三关,揉关元,摩腹,摩丹田,按揉足三里,按揉三阴交,按揉脾俞,按揉肾俞,捏脊。同时配合推、揉、震颤、搓擦肥胖局部部位。

方义:补脾经、补肾经、按揉脾俞、按揉肾俞健脾补肾;推三关温阳散寒;揉关元、摩丹田温补肾阳;捏脊健脾补虚,统摄真元,强身壮骨;摩腹、按揉足三里、按揉三阴交健脾助运,利湿化浊。

【其他疗法】

中成药

(1)小儿健脾丸　可用于脾虚痰湿证。

(2)保和丸　用于胃肠腑热证。

【预防与护理】

①指导患儿改变不良的饮食和生活习惯。食物宜清淡,少食肥甘厚腻及煎炸之品;用餐须细嚼慢咽;限定食量,少吃或不吃零食;避免过度睡眠;坚持适当的体力劳动和体育运动。

②治疗取得成效后仍应调控饮食,坚持运动,以防体重回升。

第十一节　小儿腺样体肥大

小儿腺样体肥大是因腺样体增生肥大而引起长期鼻塞、流涕、闭塞性鼻音、张口呼吸、入睡鼾声、面容改变等一系列临床症状的一种疾病。腺样体肥大是儿童时期常见的一种呼吸道疾病,寒冷潮湿地区发生率较高,发病无明显季节性,但在冬春季多易加重,男童发病率高于女童。本病病情反复、迁延难愈,容易导致多种并发症,严重影响小儿的身心健康和生长发育。近年来其发病率呈逐年增高的趋势。

腺样体又称咽扁桃体，位于鼻咽顶后壁中线处，是人体的免疫器官之一，是一团表面呈橘瓣样的淋巴组织，含有各个发育阶段的淋巴细胞，如T细胞、B细胞、吞噬细胞等，既有体液免疫作用，又有细胞免疫作用。腺样体与腭扁桃体、舌扁桃体、咽鼓管扁桃体、咽侧索以及咽后壁淋巴滤泡共同组成咽淋巴环，因位置特殊成为吸入性或摄入性抗原最早接触部位，是呼吸道的第一道防御门户，具有保护呼吸道、促进对感染发生免疫反应的保护和防御功能。腺样体是儿童时期重要的免疫器官，在婴儿出生后随着年龄的增长而逐渐增大（生理性增大），6～7岁时达最大限度，10～12岁逐渐萎缩，成人基本消失。如果腺样体长期反复受到感染、雾霾、粉尘等刺激，就会过度肥大（病理性增生），进而压迫咽鼓管咽口、阻塞后鼻孔，造成儿童鼻腔通气和鼻腔引流功能障碍，会引发一系列临床症状，并导致儿童阻塞性睡眠呼吸暂停低通气综合征、分泌性中耳炎、鼻炎、鼻窦炎、面部骨骼发育畸形等严重并发症，影响小儿的健康成长。

【病因病机】本病多由内外合邪致病，内有脾胃郁热，加之外感风热，熏蒸体内痰浊，上扰清窍，阻塞气道，发为本病。痰壅清窍为本病的核心病机。脾胃为生痰之源，小儿脾常不足，气虚不能布散津液，聚而生痰，加之小儿喜食肥甘厚味之品，复生痰湿；肺为贮痰之器，小儿肺脏娇嫩，形气未充，开窍于鼻，不耐寒热，每遇外感必累及咽喉。

1.风热郁结　肺开窍于鼻，小儿肺脏娇嫩，形气未充，不耐寒热，风热之邪，从口鼻而入，侵袭肺脏，肺经壅热，失于清肃，可致鼻窍不通，咽喉为肺胃之门户，郁热可上熏灼咽喉，致咽喉肿痛不利，热邪亦可灼伤津液，炼液为痰，痰热搏结，阻塞清窍，而发为本病。

2.痰热互结　《医旨绪余·上卷·鼻衄》曰："若夫肠胃素有痰火积热，则其平常上升之气，皆氲而为浊尔，金职司降，喜清而恶浊，今受浊气熏蒸，凝聚既久，壅遏郁结，而为痰涕。"小儿脾胃虚弱，恣食肥甘，或素体肥胖，痰湿内盛，上储于肺，郁久化热，或外感热邪，热蒸痰湿，致痰热交结，上聚咽喉，壅塞气道，而致咽喉肿痛，鼻塞流涕、张口呼吸等。

3.气血瘀阻证　叶天士在《临证指南医案》中指出"久病入络"。易感之体，加之疾病迁延，腺样体反复增生肥大，久病入络，虚久必瘀，缠绵难愈。朱丹溪有"痰夹瘀血，遂成窠囊"。喻嘉言在《寓意草》中谈道："至于窠囊之痰，如蜂子之穴于房中，如莲子之嵌于蓬内，生长则易，剥落则难……此实闭拒而不纳耳。"故痰湿久留，郁滞不散，阻塞气道，导致气血运行不畅，气滞血瘀，郁于鼻腔及咽喉，遂成本病。

【诊断要点】

1.病史　可有反复感冒的病史或父母打鼾的遗传病史。

2.临床表现　鼻部长期鼻塞、流涕、闭塞性鼻音，耳闷胀、耳鸣、听力下降，入睡时鼾声，张口呼吸，睡眠不安，可伴有阵咳及呼吸困难。日久可出现腺样体面容，即颌骨变长，颚骨高拱,牙列不齐,上切牙突出,唇厚,缺乏表情,因长期张口呼吸,影响面部骨骼和肌肉发育。

3. 辅助检查

(1)鼻咽部侧位 X 线平片检查　可见腺样体增大,A/N(腺样体厚度/鼻咽腔宽度)大于0.6。

(2)鼻咽纤维镜检查　在鼻咽顶部和后壁可见到纵行裂隙分叶状橘瓣样的腺样体,堵塞后鼻孔 2/3 以上。

【鉴别诊断】

1. 感冒　感冒有鼻塞、流涕症状,但病程一般不超过 1 周,还有头痛、身痛、发热等全身症状。

2. 鼻炎　以鼻塞为主要症状,病程超过 1 周,可有类似伤风的轻微全身症状,久病可有嗅觉减退,临床检查可见鼻甲肿胀肥厚。

3. 鼻渊　鼻渊可有鼻塞,但以鼻涕量多,质地黏稠,脓性为特征,伴有头昏、头痛,检查可见鼻内脓性分泌物。

4. 鼻息肉　鼻塞固定于病变侧鼻孔,涕多,检查可见鼻腔内赘生物。

【辨证论治】本病初期多为风热郁结,日久则痰热互结,气血瘀阻。治疗宜化痰,理气,活血化瘀。

1. 风热郁结

证候:鼻塞,流浊涕,呼吸不畅,张口呼吸,夜打鼾,或伴发热或咳嗽,纳可,大便正常或干结,咽红、咽痛,扁桃体肿大,舌红薄黄,脉浮数。

证候分析:肺主气,司呼吸,开窍于鼻,司声音,合皮毛而卫外;风热犯肺,深入颃颡,则表现呼吸不畅,张口呼吸,夜打鼾;热蒸津液,炼液成痰,肺失清肃,阻塞鼻窍,则鼻塞,流浊涕,发热,咳嗽;热熏咽喉,热胜则肿,则咽红、咽痛,扁桃体肿大;舌红薄黄,脉浮数为风热郁结之象。

治法:疏风清热,化痰散结。

处方:开天门,推坎宫,揉太阳,揉耳后高骨,揉迎香,清肺经,揉掌小横纹,清天河水,推脊柱。

方义:开天门、推坎宫、揉太阳、揉耳后高骨为头面四大手法,疏风解表;揉迎香宣通鼻窍;清肺经、揉掌小横纹清解肺中郁热;清天河水、推脊柱清热解表。

2. 痰热互结

证候:鼻塞重,黏浊涕,咽或干或痛,张口呼吸,夜鼾声重,时有呼吸暂停,大便正常或干硬,咽红或充血,扁桃体肥大,舌红,苔黄腻,脉滑数。

证候分析:痰热互结,壅塞鼻窍,气机不利则见鼻塞重,黏浊涕,张口呼吸,夜鼾声重,时有呼吸暂停;咽喉为肺胃之门户,痰热郁结咽喉,热盛则肿,则见咽或干或痛,咽红或充血，扁桃体肥大；舌红，苔黄腻，脉滑数均为痰热互结之征。

治法：清化热痰，散结消肿。

处方：开天门，推坎宫，揉太阳，揉耳后高骨，揉迎香，推脾经，清肺经，运内八卦，清天河水，揉膻中，按揉丰隆。

方义：开天门、推坎宫、揉太阳、揉耳后高骨、揉迎香，为鼻周局部刺激，可调和阴阳，通鼻窍；清肺经清热化痰；推脾经运脾化痰；清天河水清热泻火；揉膻中、按揉丰隆、运内八卦可顺气化痰散结。

3. 气血瘀阻

证候：鼻塞日久，反复发作，张口呼吸，夜打鼾，呼吸暂停，甚则夜间憋醒，腺样体面容，咽稍红，扁桃体肥大，舌暗红，苔薄，脉涩。

证候分析：病程日久，气滞血瘀，阻塞鼻窍咽喉，则见鼻塞日久，反复发作，张口呼吸，夜打鼾，呼吸暂停，甚则夜间憋醒，腺样体面容；病情反复发作，扁桃体反复受到刺激则扁桃体肥大；舌暗红，苔薄，脉涩为气血瘀阻之象。

治法：行气化痰，祛瘀通窍。

处方：开天门，推坎宫，揉太阳，揉耳后高骨，揉迎香，推肺经，补脾经，运内八卦，推膻中，擦肺俞，擦膈俞。

方义：开天门、推坎宫、揉太阳、揉耳后高骨、揉迎香，为鼻周局部刺激，可调和阴阳，通鼻窍；擦肺俞、推肺经化痰，补气固表；补脾经健脾化痰；推膻中、运内八卦可理气化痰散结；擦膈俞活血化瘀。

【其他疗法】

中成药

(1)小儿热速清口服液　用于风热郁结证。

(2)千柏鼻炎片　用于气血瘀阻证。

【预防与护理】

①加强锻炼，增强体质，预防感冒。该病疗程较长，应提前告知家长。

②加强呼吸锻炼，呼吸时可适当延长呼气和吸气时间。

③睡觉时可适当垫高枕头。

第十二节 鼻 炎

鼻炎是以鼻塞、鼻流清涕或浓浊涕，伴有头痛项强，嗅觉减退等为主要临床表现的一种小儿上呼吸道感染的常见病证。鼻炎是鼻腔黏膜和黏膜下组织的急性或慢性炎症，即局部黏膜充血、水肿，或肥厚，或萎缩。

本病多按病情分为急性鼻炎、慢性鼻炎和过敏性鼻炎三类。起病急，病程短者，为急性鼻炎；起病缓慢，病情超过两个月者，为慢性鼻炎；过敏性鼻炎则多由于感受外界刺激（粉尘、花粉、冷空气等）引发，突然出现鼻痒，喷嚏，流清涕，鼻塞不通等症状。本病发病率很高，如过敏性鼻炎的发病率可高达12%，且呈上升趋势。本病可诱发鼻窦炎、咽炎、扁桃体炎、哮喘、支气管炎等疾病。

【病因病机】

《灵枢·脉度》说："故肺气通于鼻，肺和则鼻能知香臭矣。"中医认为肺开窍于鼻而司呼吸。肺气宣畅，则呼吸平和，鼻窍通利，感知香臭，防御外邪。鼻为呼吸之门户，最先感知外界气候的变化。外界风寒或风热邪气，或大气污染，粉尘，花粉，动物皮毛等异物最易影响鼻窍及肺而致肺失宣肃。肺失清肃，鼻窍壅塞，肺气失宣，水津不布，聚而为痰；或风邪入里化热，炼液成痰；痰气交阻、痰热互结致鼻窍闭塞不通。本病病位在鼻，主要病机为肺失宣肃，痰壅清窍。

1. 急性鼻炎　小儿肺脏娇嫩，形气未充，肌肤疏薄，易感外邪。肺主皮毛，主宣发卫气而卫外，开窍于鼻。外邪侵袭，首先犯肺，而鼻为之不利，出现鼻塞、流涕，或伴有恶寒、发热、咳嗽等症。失治误治则逐渐加重入里化热，出现鼻塞、流浊涕或黄脓涕，伴有发热、头痛、口渴、便秘等。

2. 慢性鼻炎　小儿先天禀赋不足，体质虚弱，或外感病日久不愈，耗伤正气，则更易复感外邪，致肺气愈伤，鼻窍愈加不通。同时小儿脾胃虚弱，若调护失宜，易为乳食、生冷所伤，而致脾胃纳运失司，水谷不能化为气血精微，反而生湿酿痰，上贮于肺，肺气失宣，而致鼻塞不通，时有流涕。

3. 过敏性鼻炎　先天遗传或胎禀不足，或由于后天调养失宜、反复外感，导致肺、脾、肾三脏不足，水液代谢障碍，生湿化痰，痰气内伏气道，每当气候突变，或感受刺激性气味，或花粉、烟尘、动物毛屑等刺激，就会引动伏痰，痰气交阻，而出现鼻痒、喷嚏、流清涕、鼻塞不通等症状。

【诊断要点】

1. 病史　可有过敏性家族史或反复感冒的病史或受凉史。

2. 临床表现　急性鼻炎常于受凉后出现鼻塞、喷嚏、流清涕，3～5天后清涕转为浊涕或脓涕。慢性鼻炎以鼻塞为主要症状，鼻塞呈间歇性或两鼻孔交替性。久病可有嗅觉减退，也可伴随鼻痒，鼻干燥不适。慢性鼻炎急性发作时鼻塞加重，流涕增加，喷嚏连连。过敏性鼻炎发病有明显诱因及发作时间，临床主要表现为突然、反复发作鼻痒、打喷嚏以及流清涕等症状。查体时急性鼻炎可见鼻腔黏膜充血，慢性鼻炎鼻腔黏膜充血不明显，过敏性鼻炎多见鼻黏膜苍白、充血肿胀或淡蓝色，以下鼻甲最为明显，鼻腔中可见大量清水样涕。本病常伴见扁桃体肿大、颌下淋巴结肿大疼痛。

3. 辅助检查

血常规　由病毒感染所致者，白细胞总数正常或减少，淋巴细胞比率升高，中性粒细胞比率降低。由细菌感染所致者,白细胞总数增多,中性粒细胞比率升高,淋巴细胞比率降低。过敏性鼻炎可见嗜酸粒细胞比率增高。

【鉴别诊断】

感冒 感冒因感受风邪致肺卫失宣,有鼻塞、流涕症状,但病程一般不超过1周,头痛、身痛、发热等全身症状较明显。

【辨证论治】急性鼻炎多为风热犯肺,或风寒入里化热。初期多为风寒袭肺,辨证以鼻塞、喷嚏、流涕、脉浮为关键,治疗宜疏散风寒,通利鼻窍;急性鼻炎初期失治,则寒邪入里化热,或风热犯肺,辨证以发热、口渴、便秘、舌红、苔薄黄为关键,治疗宜疏风清热,通利鼻窍。慢性鼻炎因痰热蕴肺者,辨证以舌质偏红、苔黄腻,鼻塞、流浊涕, 头昏痛,间或伴有咳嗽咯痰、喷嚏、鼻痒为关键,治疗宜清热化痰,宣肺通窍;因肺脾气虚者,辨证以鼻痒、喷嚏、流清涕,反复发作,遇凉易犯,舌淡苔白,脉弱为要点,治疗宜补益肺脾、化痰通窍。过敏性鼻炎肺气虚寒型辨证以受外界因素刺激而发病,鼻痒,喷嚏连连,易感冒,手足不温,舌淡,苔白,脉弱为要点,治疗宜温肺散寒,化痰通窍;痰热蕴肺型及肺脾气虚型可参考慢性鼻炎辨证施治。

1. 风邪犯肺

证候:初期见鼻塞,喷嚏,流清涕,逐渐加重后可出现头痛,鼻塞,流浊涕或黄脓涕,量多而难以排净,并伴发热、口渴、便秘等症状,舌淡红或红,苔薄白或薄黄,脉浮紧或数。

证候分析:肺主气,司呼吸,开窍于鼻,司声音,合皮毛而卫外。风寒袭肺,肺失宣肃则鼻塞,喷嚏,流清涕;寒滞经络,则头痛;寒邪入里化热,炼液成痰,则见症状加重,发热,流浊涕或黄脓涕,量多而难以排净;热伤津液则口渴,便秘;舌淡红,苔薄白,脉浮紧为风寒之象;舌红,苔黄,脉数为风寒已入里化热之象。

治法:解表清里,宣通鼻窍。

处方:开天门,推坎宫,揉太阳,揉耳后高骨,揉迎香,揉鼻通(位于鼻唇沟最上端),擦鼻外侧,黄蜂入洞,拿风池,清肺经,揉肺俞。

方义:开天门、推坎宫、揉太阳、揉耳后高骨为疏风解表,清利头目;揉迎香、揉鼻通、黄蜂入洞、擦鼻外侧宣通鼻窍;清肺经、揉肺俞宣通肺气;拿风池疏风解表。

加减:鼻窍不通,流黄涕或脓浊涕,加揉上星、印堂、大椎以泻郁热;身热不退,口渴,便秘者,加清天河水、清胃经、退六腑以清退里热。

2. 痰热蕴肺

证候:鼻塞或轻或重,流黏涕或脓性涕,量多者较易擤出鼻涕;鼻涕量少者,易见鼻塞、头痛,嗅觉减退,间或伴有咳嗽咯痰、喷嚏、鼻痒,舌质偏红,苔黄腻,脉滑数。

证候分析:急性鼻炎失治或治疗不彻底,致使余邪不去,热邪久蕴而发为慢性鼻炎,肺经郁热,肺失清肃,津液失于输布,加之热邪熏蒸,炼液成痰,壅堵肺之外窍而见鼻塞或轻或重,流黏涕或脓性涕,嗅觉减退,间或伴有咳嗽咯痰;热邪为主,则鼻涕量多,较易擤出鼻涕；若痰热互结，痰性黏腻，清窍受阻，清阳不升，则鼻涕量少者，易头痛；痰热引动肝风，则见喷嚏、鼻痒；舌质偏红，苔黄腻，脉滑数为痰热蕴结之象。

治法：清化热痰，宣肺通窍。

处方：开天门，推坎宫，揉太阳，揉耳后高骨，揉上星，按揉鼻通，按揉迎香，擦鼻外侧，清肺经，清胃经，揉掌小横纹，清天河水。

方义：开天门、推坎宫、揉太阳、揉耳后高骨、按揉迎香、按揉鼻通为鼻周局部刺激，可调和阴阳，清利头目，通鼻窍；揉上星、擦鼻外侧化痰降浊；清肺经、揉掌小横纹、清胃经、清天河水清热化痰。

3. 肺脾气虚

证候：鼻痒、喷嚏、流青涕，反复发作，遇凉易犯，鼻黏膜苍白水肿，兼见易感冒，不思乳食，大便稀溏，舌淡苔白，脉弱。

证候分析：肺脾气虚，津液失于输布，邪塞孔窍，水湿泛鼻则鼻塞，鼻涕增多，鼻痒、喷嚏、流清涕，反复发作，遇凉易犯，鼻黏膜苍白水肿；肺气虚，卫外不固，则易感冒；脾气虚，健运失职，则不思乳食，大便稀溏；舌淡苔白，脉弱为肺脾气虚之象。

治法：补益肺脾，化痰通窍。

处方：按揉迎香，黄蜂入洞，擦鼻外侧，补脾经，推肺经，推三关，揉中脘，按揉足三里，按揉脾俞，擦肺俞。

方义：按揉迎香、黄蜂入洞、擦鼻外侧为鼻周局部刺激，可宣肺气，通鼻窍；推肺经、擦肺俞宣肺化痰，补气固表；补脾经、推三关、揉中脘、按揉足三里、按揉脾俞健脾益气化痰。

4. 肺气虚寒

证候：多发于季节交替、气候突变时，或因受花粉、烟尘、螨虫等刺激，突然或反复发作，发作时鼻痒、喷嚏连连、流清涕、鼻塞不通，病程长者可有嗅觉减退、失眠健忘、头痛等，可兼见手足不温，易感冒，舌淡，苔白，脉弱。

证候分析：肺气虚寒，津液失于输布，卫外失职，水湿泛鼻，邪塞孔窍，则易因外界刺激而发作；肺气虚，卫外不固，则易感冒；阳气不足，失于温煦，则手足不温；邪塞孔窍，清阳不升，则见嗅觉减退、失眠健忘、头痛；舌淡苔白，脉弱为肺气不足之象。

治法：温肺散寒，化痰通窍。

处方：按揉迎香，黄蜂入洞，擦鼻外侧，补脾经，推肺经，推三关，揉外劳宫，擦肺俞。

方义：按揉迎香、黄蜂入洞、擦鼻外侧为鼻周局部刺激，可宣肺气，通鼻窍；推肺经、擦肺俞宣肺化痰，补气固表；补脾经补土生金，健脾益气化痰；推三关、揉外劳宫益气温阳散寒。

【其他疗法】

中成药

（1）鼻渊片　用于风热犯肺证。

（2）鼻渊舒口服液　用于痰热蕴肺证。

【预防与护理】

①生活起居规律，注意季节交替或气温变化时，及时增减衣物，避免着凉或过热，加强锻炼，增强体质，预防感冒，防止鼻炎发生。

②饮食宜清淡，少食肥甘厚腻之品，减少动物蛋白的摄入。

③感冒后应积极治疗，以防止鼻腔炎症迁延，病情缠绵不愈，形成慢性鼻炎。

④小儿要改正挖鼻孔的不良习惯，以免损伤鼻黏膜。教导患儿正确的擤鼻方法：用手指压住一侧鼻翼，擤另一侧鼻，交替排出两侧鼻涕，避免同时按压两侧鼻部以免鼻涕逆入耳腔，引起耳部疾患。

⑤过敏性鼻炎在查清过敏原后，应避免接触过敏物质，外出时可戴口罩，平素加强锻炼提高机体免疫力。

复习思考题

1. 何谓佝偻病？
2. 简述佝偻病的临床表现。
3. 试述肺脾气虚、脾肾亏损型佝偻病的主证、处方。
4. 简述注意力缺陷多动障碍的临床表现。
5. 简述痰火内扰型、肝肾阴虚型注意力缺陷多动障碍的主证、处方。
6. 何谓小儿肥胖症？
7. 何谓湿疹？
8. 简述湿疹的主要病因病机。
9. 简述湿疹的辨证要点。
10. 试述湿热俱盛、脾虚湿盛证湿疹的主证和治法。
11. 试述治疗近视的基本手法操作。
12. 简述斜视的推拿辨证加减治疗。
13. 简述乳蛾的主要病机。
14. 试述乳蛾常见证型的主证及治法。
15. 简述小儿肌性斜颈的临床特征。
16. 试述小儿肌性斜颈的治法及手法操作。
17. 简述小儿桡骨半脱位的主要症状及手法操作。
18. 何谓小儿腺样体肥大？
19. 简述过敏性鼻炎的临床表现。

附篇 保健篇

第十四章 小儿保健推拿

小儿保健推拿是在小儿无病的情况下,根据小儿生理病理及生长发育特点而设计和采用的,有助于小儿生长发育的一种保健推拿方法。其方法操作简单,简便易行,安全可靠,无副作用,既能预防疾病,减少疾病的发生,又能促进小儿生长发育,使小儿健康地发育成长。

小儿保健推拿在我国有着悠久的历史,据记载在两千多年前已有应用,早在《黄帝内经》中就已经有了"不治已病治未病"的记载,可见在当时就提出了预防和保健的重要性;唐代著名医家孙思邈所著《千金要方》中记载了"小儿虽无病,早起常以膏摩囟上及手足心,甚辟风寒",开创了膏摩法预防保健的先河,指出了小儿在无病的情况下进行保健推拿具有防病强身的作用,同时还可增强体质,提高小儿免疫力和抗御病邪的能力,使小儿发育成长更加充满生机,是一种行之有效的绿色疗法。

第一节 小儿常用保健推拿

小儿保健推拿,其应用范围较广,适用于任何年龄的健康儿童及疾病恢复期的儿童,6 岁以内的儿童尤为适宜,下面介绍几种常用的小儿保健推拿方法:

一、强身健体推拿法

强身健体推拿法是指具有增强小儿脏腑功能,强壮身体,促进其生长发育的一种保健推拿方法。

脾为后天之本,主运化水谷精微,为气血生化之源。小儿发育迅速,生长旺盛,营养精微需求相对迫切,而小儿脾胃薄弱,运化未健,若稍有饮食不节,饥饱无度,便易损伤脾胃而生病，故小儿强身健体推拿法起到了健脾和胃、强壮身体、促进发育、提高免疫力的作用。

1. 推拿处方　补脾经 100 ~ 300 次，揉中脘 3 分钟，摩腹 3 分钟，按揉足三里 30 ~ 50 次，捏脊 3 ~ 5 遍。

2. 功效　健脾和胃，增进食欲，强壮身体，促进发育，提高免疫力等。

3. 适用范围　体质虚弱及先天不足、后天失养的小儿尤为适宜。

小贴士

每天上午或空腹时进行，每日 1 次，10 次 1 个疗程，1 个疗程后休息 3 ~ 5 天，进行第二个疗程，推拿 2 ~ 3 个疗程为宜。

二、健脑益智推拿法

健脑益智推拿法是指促进小儿脑部发育，开发智力，令小儿智慧聪明的一种保健推拿方法。

正常小儿的生长发育，是由肾的元阴元阳相互协助、相互支持、相互影响的结果。中医认为“肾为先天之本”，主人体的生长发育，小儿的健康成长，全赖肾气旺盛。且肾主藏精，精能生髓，髓充骨而又上通于脑，故有“脑为髓海”之说，肾精足则令人智慧聪明，故健脑益智保健推拿可使肾气旺盛、肾精充足，从而达到健脑益智，促进小儿智力发育。

小儿生长发育迅速，又有“肾常虚”的特点，为此，补肾和健脾一样是很重要的一环，健脾可充肾之精气，肾气又能助脾运化，所以，健脑益智保健推拿法就是依据“肾常虚”的生理特点组合而成的。

西医学认为：小儿脑发育最快的时期是在出生后 1 ~ 3 岁时，皮质细胞已大致分化完成，8 岁时已与成人无多大分别，以后的变化主要是细胞功能的日渐成熟与复杂化。

1. 推拿处方　补肾经 100 ~ 300 次，补脾经 100 ~ 300 次，搓揉五指节 5 分钟，揉二马 100 ~ 300 次，摩囟门 5 分钟，按揉足三里 50 次，捻揉手十指及足十趾并拔伸弹拉各 2 ~ 5 遍，揉擦肾俞（以热为度）。

2. 功效　补肾益精，健脑益智，开发智力，增强记忆力，促进小儿生长发育。

3. 适用范围　0 ~ 12 岁的儿童。本法能促进小儿智力的发育，为小儿保健推拿常用方法之一，以 3 岁以内的小儿尤为适宜。对小儿记忆力较差，反应迟钝，五迟五软、解颅、小儿脑瘫等病有一定的辅助治疗作用。

小贴士

1. 本法在3岁之前进行效果较佳。

2. 上午或下午进行推拿，每天1次，10次为1个疗程，休息3~5天后可进行第二个疗程。

3. 对五迟、五软的患儿可适当选用补心养血或补肾养肝的推拿方法或方剂进行调理。

4. 对智力低下的儿童要同时进行行为指导，以开发智力。

三、健脾和胃推拿法

健脾和胃推拿法是指能增强脾胃功能，增进食欲，提高人体免疫力的一种保健推拿方法。

脾胃为后天之本，主运化水谷和输布精微，为气血生化之源，小儿脏腑形态发育未全，故运化功能尚未健全，易为饮食所伤而出现积滞、呕吐、泄泻、厌食等，所以，祖国医学有小儿“脾常不足”之说。但小儿生机蓬勃，发育迅速，对水谷精微的需求比成人迫切，因此，平时注意调理脾胃，使其正常运转是儿童成长的基本保证。古人主张扶正气以抗邪，首先应调理脾胃，才能使小儿脾健胃和，生化有源，气血充足，抗病力强，不易被外邪所侵。

1. 推拿处方　补脾经100~300次，掐揉四横纹100~300次，运内八卦100~300次，摩腹3~5分钟，按揉足三里30~50次，捏脊3~5遍或5~7遍。

2. 功效　健脾和胃，增进食欲，调和气血，提高人体免疫力。

3. 适用范围　适宜于健康儿童的保健，以及饮食不佳、消化不良的小儿。对患有厌食、积滞、疳证、腹泻、腹胀等病的患儿有一定的治疗作用。

小贴士

1. 一般在清晨或饭前进行，每周推拿2~3次，10~15次为1个疗程，1个疗程结束后休息5~7天，再做下一个疗程，长期坚持推拿效果更佳。

2. 健脾和胃保健的推拿方法很多，可以独取一法，也可以数法结合应用，应根据小儿体质，灵活选择。

四、养心安神推拿法

养心安神推拿法是指有助于心神安宁，改善睡眠，利于心神发育的一种保健推拿方法。

小儿神气怯弱，易暴受惊骇。小儿体禀素亏，心气怯弱，若突见异常之物，如牛、马、犬之类，或闻特异声响，如叫闹声、过重关门声、兽叫声等致惊因素，而引起突然惊恐。心主惊，心藏神，神安则脏和，故小儿昼得神安，夜则寐。但小儿神志怯弱，心气不足，若暴受惊恐，则易伤神志，所谓惊则伤神，恐则伤志，致使心神不宁，神志不安，故寐中暴惊而啼。因此，补肾养心能起到很好的安神定惊的作用。

1. 推拿处方　补肾经 100～300 次，补脾经 100～300 次，清肝经 100～300 次，揉小天心 50～100 次，掐揉五指节 50～100 次，抚摩囟门 5 分钟，猿猴摘果 10 次，虚掌拍打心俞、厥阴俞 5～10 次。

2. 功效　养心安神，清热除烦。

3. 适用范围　本法有养心安神、改善睡眠的作用。对先天不足、神气怯弱、易受惊吓、烦躁不安、睡时易惊的小儿尤为适宜。对患惊风、夜啼、佝偻病等病的患儿有一定的辅助治疗作用。

小贴士

1. 一般睡前或下午进行推拿，每日 1 次，10 次为 1 个疗程，可连续推拿 2 个疗程。

2. 拍打时要轻柔而有节奏，拍后用揉法。

3. 保证小儿有足够的睡眠时间。

4. 养成良好的睡眠习惯，睡前勿逗引玩耍，以免因兴奋而不易入睡。

五、健脾益肺推拿法

健脾益肺推拿法是指能增强脾肺的功能，提高抵抗力，预防外感病的一种保健推拿方法。

脾为后天之本，主运化水谷精微，为气血生化之源。小儿发育迅速，生长旺盛，营养精微需求相对迫切，而小儿脾胃薄弱，运化未健，故有“脾常不足”的生理特点，若稍有饮食不节，饥饱无度，便易损伤脾胃而生病。

肺为五脏之华盖，外合皮毛，外邪侵袭，肺先受之。肺脏娇嫩，肌肤疏薄，腠理不密，卫外功能未全，抵抗力薄弱，既易于受邪，又不耐寒热，加之小儿寒暖不知自调，如遇四时气候骤变，寒温失常，坐卧当风，沐浴受凉，护理不当等，六淫邪气极易侵袭机体而诱发疾病，故在病理上形成了肺为娇脏，难调而易伤的特点。

小儿肺气之所以娇弱，关键在脾常不足，脾与肺为母子关系，脾主运化，赖肺气敷布以滋养；肺之气化，赖脾之精微而充养，若小儿脾胃薄弱，则肺气亦弱，母病及子，使肺失清肃而产生各种疾病。如果脾气健旺，则水谷精微之气上注于肺，卫外自固，外邪就无从而入；肺气强弱与否，有赖于后天脾胃之气，故要预防外邪的入侵，必须健脾，所以，健脾保肺是关键。

1. 推拿处方　补脾经 300～500 次，清肺经 300～500 次，揉板门 100～300 次，摩囟门 100 次，揉擦风池穴（以热为度），开璇玑 5 遍，搓揉手足心各 5 分钟。

2. 功效　健脾益肺，调和营卫，增强抵抗力。

3. 适用范围　对体质虚弱，易患感冒的小儿尤为适宜。对患感冒、咳嗽、肺炎喘嗽等病的患儿有一定的辅助治疗作用。

小贴士

1. 一般在上午或下午进行推拿，每日 1 次，连续 5～7 次为 1 个疗程，休息 3 天后进行下一个疗程，推拿 3～5 个疗程。

2. 平时衣着不要过于暖厚。

3. 不宜过食生冷油腻之品。

4. 引导小儿多运动。

六、眼保健推拿法

眼保健推拿法是指能缓解眼疲劳，保护视力的一种保健推拿方法。

眼睛是心灵的窗户，保护视力与生活起居、工作学习等有密切的关系，故需从小养成保护眼睛的好习惯。眼保健推拿法就是通过推拿手法对穴位的刺激，达到疏通经络，调和气血的目的，眼保健推拿法能增强眼周围肌肉的血液循环，改善眼部神经的营养，使眼肌的疲劳得以改善。另外，应培养良好的用眼卫生习惯，以保护视力，预防近视。

1. 推拿处方　开天门 64 次，推坎宫 64 次，揉太阳 64 次，揉鱼腰 64 次，揉睛明 64 次，揉四白 64 次，用食指桡侧缘轮刮眼眶 64 次，摩眼周 10 次，拿揉曲池、合谷 10～20 次，揉拿颈项部 10～20 遍，拿风池、肩井各 5～10 次。

2. 功效　缓解眼部疲劳，解痉通络，保护视力，预防近视。

3. 适用范围　适用于 7～15 岁的少年儿童。

小贴士

1. 每天课间或作业完成后进行。

2. 操作时注意节奏，以 8 次为 1 个节拍，共 8 个 8 拍。

3. 操作完毕后遥望远方绿色植物。

4. 养成良好的用眼卫生习惯。

七、脊柱保健推拿法

脊柱保健推拿法是指能预防和矫正脊柱畸形的一种保健推拿方法。

小儿脊柱在生长发育过程中,常可因坐姿不良或长时间单肩背书包而出现脊柱侧弯、双肩不对称等畸形。为了防止和避免脊柱畸形的发生,家长除了平时要求孩子有正确的坐姿外,还可做推拿以预防和矫正。

1. 推拿处方

俯卧位:

①单掌推脊柱正中及两侧数遍。

②单掌揉脊柱两侧数遍。

③掌根按压大椎至腰椎一段数遍(或食、中、无名指顿挫按压)。

④点揉身柱、至阳、命门穴各 1 分钟。

仰卧位:

①家长位于小儿头部,用双手握小儿双手腕部做屈伸牵拉数遍。

②家长站于床尾作屈膝屈髋牵拉法数遍。

2. 功效　通经活络,矫正畸形。

3. 适用范围　适用于 3 ~ 15 岁儿童脊柱的日常保健。

小贴士

1. 上午或下午进行推拿,每日 1 次,连续 7 ~ 10 次为 1 个疗程,每月推拿 1 个疗程。或每周 2 ~ 3 次,可常年坚持推拿。

2. 平时家长注意纠正小儿坐姿。做完作业后,小儿双手放于背后十指交叉,肩胛骨用力向内收,头向后仰,停留 10 秒后复原,反复进行数次。

第二节　小儿全身保健推拿

一、头面部手法

①双手拇指交替推印堂。

②双手拇指分推坎宫。

③中指揉太阳。

④拇指轻轻按揉百会,掌摩百会。

⑤多指揉、扫散两颞部。

⑥双手拇指推抚面颊部。

二、耳部手法

①拇、食指捻揉整个耳部,重点捻揉耳垂。

②团揉耳部。

三、上肢部手法

①掌推抚、揉压上肢手三阴经数遍。

②多指拿揉上肢。

③轻推三关100次,退六腑100次。

④按揉一窝风,捻揉五指节。

⑤掌推抚上肢手三阳经数遍。

⑥活动腕、肘、肩关节。

四、胸腹部手法

①掌分推、摩膻中。

②推抚胸胁。

③顺时针轮状推腹部。

④分腹阴阳。

⑤摩腹,沿结肠走行方向摩腹部。

⑥大鱼际揉脐、揉中脘。

⑦掌摩关元。

五、颈部手法

①掌推抚颈部。

②多指拿揉颈部。

③掌擦颈根部,侧掌擦大椎。

④多指推天柱骨100次。

六、背腰部手法

①掌推抚背部。

②掌揉脊柱两侧竖脊肌数遍。

③食、中指揉夹脊。

④掌擦腰骶部,以热为度。

⑤捏脊(操作方法见常用手法)。

七、下肢部手法

①掌推抚、拿揉下肢。

②拇指揉压膝下胃经路线,按揉足三里、三阴交。

③鱼际擦涌泉。

小贴士

小儿全身保健手法，须轻快柔和，以舒适为度，应用时可根据小儿年龄的大小，灵活选用手法，操作时间以30分钟为宜。

第三节 婴儿抚触

抚触又称按摩,婴儿抚触是指利用按摩手法有技巧地对婴儿全身进行轻柔的触摸按摩,促进婴儿生长和智能发育以及增进母子感情的一种保健方法。

早期抚触就是在婴儿脑发育的关键时期给脑细胞和神经系统以适宜的刺激,促进婴儿神经系统发育,加快免疫系统的建立与完善,增强免疫力,提高抵抗力,改善睡眠,加快新生儿对乳食的消化和吸收等,并可促进母婴情感交流,起到保健和预防疾病的目的。

一、抚触对象

健康新生儿及婴儿,或无合并症的早产儿。

二、抚触时间

一般安排在沐浴之后,午睡或晚上睡觉之前,抚触时动作要轻柔,先从5分钟开始,然后延长到15～20分钟。

三、抚触前准备

①做抚触之前,要将双手指甲修平,并将首饰摘掉。

②选择安静、清洁的房间,保持适宜的房间温度(26～28℃)。

③采用舒适的体位,放一些柔和的音乐。

④在抚触前准备好毛巾、尿布、替换的衣物。

⑤抚触前先倒一些婴儿润肤油或润肤液于手掌心,将手相互揉搓使双手温暖,再进行抚触按摩。

四、抚触顺序

婴儿抚触的顺序为:头部→胸部→腹部→上肢→下肢→背腰部。

五、抚触手法操作步骤

婴儿仰卧位:

(一)头面部

①双手拇指从婴儿前额中心处向两侧推压,画出一个微笑状。

②用两手拇指指腹从婴儿眉间向两侧滑推。

③两手拇指分别从婴儿人中和承浆向外上方滑推,让上下唇形成微笑状。

④一手托头，用另一只手的指腹从婴儿前额发际向上、向后滑动至后发际，并停止于两耳后乳突处轻轻按压（双手交替进行）。

以上手法各做6个节拍。

功效：舒缓婴儿脸部因吸吮、啼哭及长牙造成的不适。

（二）胸部

①双手分别放于婴儿两侧肋下缘，先用右手向上推向婴儿右肩，复原。

②左手向上滑向婴儿左肩，双手交替进行推动，在婴儿胸部画一个大的交叉，避开婴儿的乳头。

③以上手法各做6个节拍。

功效：促进循环，顺畅呼吸。

（三）腹部

①食指、中指、无名指从婴儿的右下腹至上腹，向左下腹移动，呈顺时针方向画半圆，避开新生儿的脐部。

②用右手在婴儿的左腹由上向下滑推至腹股沟，好像写了一个英文字母"I"。

③接着再由婴儿右腹上方平行滑推至左腹上方，再由上向下滑推至腹股沟，好像写了一个倒写的"L"。

④最后右手由婴儿右下腹向上滑推至右上腹，接着平行滑推至左腹上方，再由左上腹向下滑推至腹股沟，好像写了一个倒写的"U"（可同时用关爱的语调跟宝宝说"I Love You"）。

⑤双拇指轻揉婴儿中脘和天枢穴。

以上手法各做6个节拍。

功效：促进婴儿肠道蠕动和排泄功能，有助排气和舒解便秘。

（四）上肢部

①双手四指或手掌轻轻推抚婴儿上肢内侧面数遍。

②双手先捏住婴儿的一侧上肢，从腋窝至手腕轻轻挤捏滑行至手腕部（双手交替进行）。

③双手夹住婴儿上肢上部，由上向下搓擦至手腕处。

④双手拇指从婴儿腕横纹的中点向两侧轻轻分推（分阴阳）。

⑤用双手拇指指腹在婴儿手掌心做"八"字形轻推，用拇、食指捻揉婴儿每个手指，并轻轻弹拉（可同时跟宝宝数手指，即1、2、3、4、5）。

⑥用同样的方法抚触婴儿另一只手。

以上手法各做6个节拍。

功效：可以增强婴儿手臂和手的灵活性，增强运动协调功能。

（五）下肢部

①双手从婴儿的大腿开始，轻轻推抚至膝、小腿。

②双手轻轻挤捏婴儿大腿至踝部。

③双手夹住婴儿下肢，由上向下搓揉。

④用拇指指腹从婴儿脚跟向脚趾方向轻推，用拇指、食指捻揉并轻轻牵拉婴儿每个足趾（可同时跟婴儿数脚趾，即1、2、3、4、5）。

以上手法各做6个节拍。

功效：增强婴儿腿和脚的灵活性及运动协调功能，让婴儿的下肢更强壮。

小提示

俯卧位时注意婴儿脸部，保持其呼吸顺畅。

（六）背腰部

①双手多指指腹从婴儿头部开始，沿颈顺着脊柱向下推抚至臀部。

②双手食指与中指由上至下滑推婴儿脊柱两侧。

③双手拇指或多指平放在婴儿背部，由上至下分推背腰部。

④双手与脊椎成直角平放在婴儿背部，以脊柱为中分线，由颈部向下往相反的方向推抚。

⑤双手从婴儿肩部沿脊柱两侧向下推抚至脚部。还可将手轻轻抵住婴儿的小脚，使婴儿顺势向前爬行（注意：新生儿做1～2个爬行动作即可）。

以上手法各做6个节拍。

功效：可以舒缓婴儿一直平躺受力的背部肌肉。

小贴士

1. 手法操作时动作要轻柔。
2. 在脐痂未脱落前不宜对腹部进行抚触。
3. 抚触者双手要温暖、光滑，指甲要短、无倒刺，不要戴首饰。
4. 抚触时不要强迫婴儿保持固定姿势。
5. 留心婴儿的反应，如果哭闹，先暂停抚触，待安静下来后再继续抚触。
6. 婴儿饥饿和饱胀时不宜进行抚触。

附　文献歌赋选录

1. 小儿无患歌

孩童常体貌，情志自殊然，
鼻内干无涕，喉中绝没涎。
头如青黛染，唇似点朱鲜，
脸方花映竹，颊绽水浮莲。
喜引方才笑，非时手不掀，
纵哭无多哭，虽眠未久眠。
意同波浪静，性若镜中天，
此候俱安吉，何愁疾病缠。

《小儿推拿方脉活婴秘旨全书》

2. 基本手法歌

上下挤动是为推，揉唯旋转不须离，
搓为来往摩无异，摇是将头与手医，
刮则挨皮稍用力，运须由此往彼移，
掐入贵轻朝后出，拿宜抑下穴上皮，
唯分两手分开划，和字为分反面题。

《推拿指南》

3. 治法捷要歌

人间发汗如何说，只在三关用手诀，
再掐心经与劳宫，热汗立止何愁雪，
不然重掐二扇门，大汗如雨便休歇。
若治痢疾并水泻，重推大肠经一节，
侧推虎口见工夫，再推阴阳分寒热。
若问男女咳嗽诀，多推肺经是法则，
八卦离起到乾宫，中间宜乎轻些些。
凡运八卦开胸膈，四横纹掐和气血，
五脏六腑气候闭，运动五经开其塞。
饮食不进儿着吓，推动脾土就吃得，

饮食若进人事瘦，曲指补脾何须怯。
若还小便兼赤涩，小横纹与肾水节，
往上推去为之清，往下退来为补诀。
小儿若着风水吓，多推五指指之节，
大便闭塞久不通，盖因六腑有积热，
小横肚角要施工，更掐肾水下一节。
口出臭气心经热，只要天河水清切，
上入洪池下入掌，万病之中多去得。
若是遍身不退热，外劳宫上多揉擦，
不问大热与大炎，更有水底捞明月。
天门虎口㪷肘诀，重揉顺气又生血，
黄蜂入洞医阴症，冷气冷痰俱治得，
阳池穴掐止头疼，一窝风掐肚痛绝。
威灵总心救暴亡，精宁穴治打逆噎，
男女眼若往上翻，重重多揉小心穴，
二人上马补肾经，即时下来就醒豁。
男左三关推发热，退下六腑冷如铁，
女右三关退下凉，推上六腑又是热。
病症虚实在眼功，面部详观声与色，
寒者温之热者清，虚者补之实者泄。
仙人传下救孩童，后学殷勤当切切。
古谓痖科治法难，唯有望闻并问切。
我今校订无差讹，穴道手法细分别，
画图字眼用心详，参究其中真实说。
非我多言苦叮咛，总欲精详保婴诀，
更述一篇于末简，愿人熟诵为口诀，
诸人留意免儿哭，医士用心有医德。

《秘传推拿妙诀卷下》

4. 各穴用法总歌

心经一掐外劳宫，三关之上慢从容，
汗若不来揉二扇，黄蜂入洞有奇功。
肝经有病人多痹，推补脾土病即除，

八卦大肠应有用，飞金走气亦相随。
咳嗽痰涎呕吐时，一经清肺次掐离，
离宫推至乾宫止，两头重实中轻虚。
饮食不进补脾土，人事瘦弱可为之，
屈为补兮清直泄，妙中之妙有玄机。
小水赤黄亦可清，但推肾水掐横纹，
短少之时宜用补，赤热清之得安宁。
大肠有病泄泻多，侧推大肠久按摩，
分理阴阳皆顺息，补脾方得远沉疴。
小肠有病气来攻，横纹板门推可通，
用心记取精灵穴，管叫却病快如风。
命门有病元气亏，脾土大肠八卦为，
侧推三关真火足，天门斛肘免灾危。
三焦有病生寒热，天河六腑神仙诀，
能知取水解炎蒸，分别阴阳掐指节。
膀胱有病作淋疴，补水八卦运天河，
胆经有病口作苦，重推脾土莫蹉跎。
肾经有病小便涩，推动肾水即清澈，
肾脉经传小指尖，依方推掐无差忒。
胃经有病食不消，脾土大肠八卦调，
胃口凉时心作嘈，板门温热始为高。
心经有热发迷痴，天河水过作洪池，
心若有病补上膈，三关离火莫推迟。
肝经有病人闭目，推动脾土效即速，
脾若热时食不进，再加六腑病除速。

《幼科推拿秘书》

5. 手法治病歌

水底明月最为凉，清心止热此为强。
飞金走气能行气，赤凤摇头助气良。
黄蜂入洞最为热，阴症白痢并水泻，
发汗不出后用之，顿教孔窍皆通泄。
大肠侧推到虎口，止吐止泻断根源，

疟痢羸瘦并水泻，心胸痞满也能痊。
掐肺经络节与离，推离往乾中要轻，
冒风咳嗽并吐逆，此筋推掐抵千金。
肾水一纹是后溪，推下为补上为清，
小便闭塞清之妙，肾经虚损补为能。
六腑专治脏腑热，遍身潮热大便结，
人事昏沉总可推，去火浑如汤泼雪。
总筋天水皆除热，口中热气并刮舌，
心惊积热火眼攻，推之即好真妙诀。
五经运通脏腑塞，八卦开通化痰逆，
胸膈痞满最为先，不是知音莫与泄。
四横纹和上下气，吼气肚痛掐可止。
二人上马清补肾，小肠诸病俱能理。
阴阳能除寒与热，二便不通并水泻，
诸病医家先下手，带绕天心坎水诀。
人事昏迷痢疾攻，疾忙急救要口诀。
天门双掐到虎口，㪷肘重揉又生血。
一掐五指节与离，有风被喝要须知。
小天心能生肾水，肾水虚少推莫迟。
板门专治气促攻，扇门发汗热宣通。
一窝风能治肚痛，阳池穴上治头疼。
外劳治泻亦可用，拿此又可止头痛。
精宁穴能医吼气，威灵促死能回生。

《幼科推拿秘书》

6. 推拿代药赋

前人忽略推拿，卓溪今来一赋。寒热温平，药之四性；推拿揉掐，性与药同。用推即是用药，不明何可乱推。推上三关，代却麻黄肉桂；退下六腑，替来滑石羚羊。水底捞月，便是黄连犀角；天河引水，还同芩柏连翘。大指脾面旋推，味似人参白术，泻之则为灶土石膏；大肠侧推虎口，何殊诃子炮姜，反之则为大黄枳实。涌泉右转不揉，朴硝何异；一推一揉右转，参术无差。食指泻肝[1]，功并桑皮桔梗；旋推止嗽，效争五味冬花。精威拿紧，岂羡牛黄贝母。肺俞重揉，慢夸半夏南星。黄蜂入洞，超出防风羌活；捧耳摇头，远过生地木香。五指节上轮揉，乃祛风之苍术；足拿大敦鞋带，实定掣之勾藤。后溪推上，不减猪苓泽泻。小指补肾,焉差杜仲地黄。涌泉左揉,类夫砂仁藿叶。重揉手背,同乎白芍川芎。脐风灯火十三,恩符再造。定惊元宵十五,不啻仙丹。病知表里虚实,推合重症能生。不谙推拿揉掐,乱用便添一死。代药五十八言,自古无人道及,虽无格致之功,却亦透宗之赋。

[1]文中“食指泻肝……”之意,当为“无名指泻肺……”

《幼科铁镜》

7. 卓溪家传口诀

婴儿十指冷如冰,便是惊风体不安。
十指梢头热似火,定是夹食又伤寒。
以吾三指按儿额,感受风邪三指热。
三指按兮三指冷,内伤饮食风邪入[1]。
一年之气二十四,开额天门亦此义。
自古阴阳数有九,额上分推义无异。
天庭逐掐至承浆,以掐代针行血气[2]。
伤寒推法上三关,脏热专推六腑间,
六腑推三关应一,三关推十腑应三,
推多应少为调燮,血气之中始不偏[3]。
啼哭声从肺里来,无声肺绝实哀哉。
若因痰蔽声难出,此在医家用妙裁。
病在膏肓不可攻,我知肺俞穴能通,
不愁痰筑无声息,艾灸也能胜上工。
百会由来在顶心,此中一穴管通身,
扑前仰后歪斜痫,艾灸三丸抵万金,
腹痛难禁还泻血,亦将灸法此中寻。
张口摇头并反折,速将艾灸鬼眼穴,
更把脐中壮一艾,却是治疗最妙诀。
肩井穴是大关津,掐此开通血气行,
各处推完将此掐,不愁气血不周身。
病在脾家食不进,重揉艮宫妙似圣,
再加大指面旋推,脾若初伤推即应。
头疼肚痛外劳宫,揉外劳宫即见功,
疼痛医家何处识,眉头蹙蹙哭声雄。
心经热盛作痴迷,天河引水上洪池,
掌中水底捞明月,六腑生凉那怕痴。

婴儿脏腑有寒风，试问医人何处攻，
揉动外劳将指屈，此曰黄蜂入洞中。
揉掐五指爪节时，有风惊吓必须知，
若还人事难苏醒，精威二穴对拿之。
胆经有病口作苦，只将妙法推脾土，
口苦医人何处知，合口频频左右扭。
大肠侧推到虎口，止泻止痢断根源，
不从指面斜推入，任教骨碎与皮穿，
揉脐兼要揉龟尾，更用推揉到涌泉。
肾水小指与后溪，推上为清下补之，
小便闭赤清之妙，肾虚便少补为宜。
小儿初诞月中啼[4]，气滞盘肠不用疑。
脐轮胸口宜灯火，木香用下勿迟迟。
白睛青色有肝风，鼻破生疮肺热攻，
祛风却用祛风散，指头泻肺效与同。
鼻准微黄紫庶几，奇红带燥热居脾，
大指面将脾土泻，灶土[5]煎汤却亦宜。
太阳发汗来如雨，身弱兼揉太阴止，
太阴发汗女儿家，太阳止汗单属女。
眼翻即掐小天心，望上须将下掐平，
若是双眸低看地，天心上掐即回睛。
口眼相邀扯右边，肝风动极趁风牵，
若还口眼频牵左，定是脾家动却痰。
肾水居唇之上下，风来焉不作波澜。
双眸原属肝家木，枝动因风理必然，
右扯将儿左耳坠，左去扯回右耳边[6]。
三朝七日眼边黄，便是脐风肝受伤，
急将灯火十三点，此是医仙第一方。
效见推拿是病轻，重时莫道药无灵。
疗惊定要元宵火，非火何能定得惊。
若用推拿须下午，推拿切莫在清晨。
任君能火还能药，烧热常多退五更。
叮咛寄语无他意，恐笑先生诀不真。

《幼科铁镜》

注：

[1]文中“以吾三指按儿额……内伤饮食风邪入”，以上为探病法。

[2]文中“一年之气二十四……以掐代针行血气”，此乃开首推法。

[3]“推多应少为调燮，血气之中始不偏”之意：是指如只推不应，恐发热则动火，过凉有滞。

[4]文中“小儿初诞月中啼……木香用下勿迟迟”之意，是指身不烧热，啼声雄壮。

[5]文中“灶土”之意：灶土即灶心焦土，名伏龙肝。

[6]文中“口眼相邀扯右边……左去扯回右耳边”之意，将耳垂下扯。

8. 看小儿病状歌(内附望闻问切)

小儿有病令人怜，全仗医生仔细观。
令人抱出光明处，先将面部用心看。
额属心兮鼻属脾，左肝右肺两腮前，
颏乃肾经为主宰，五经辨色要心虔。
白有气虚黄有积，赤者为热青主寒，
鼻塞声重伤风重，眼下青色主饮痰，
口唇赤白辨阴阳，赤者胃热白者寒，
虫积唇内生白点，疳气鼻燥体态干。
有痛啼哭总不止，有积褦襶不耐烦，
抱出探凉欲赴冷，此是内热使之然。
若是当风急畏缩，必是伤风与阴寒。
鼻冷疮疹耳冷热，遍身发热是风寒。
手足心热口发渴，纹沉食积是真诠。
若是下午手心热，阴虚盗汗夜生烦。
倘若手指梢头冷，便是惊风一例看，
只有中间一指热，小儿亦定是伤寒，
中指微微独自冷，定然麻痘恐相缠。
复看指纹记歌诀，浮沉色气审的端，
要看指纹风气命，三关内推细心研，
三关部位寅卯辰，病之吉凶在此间。
初起风关病无碍，气关纹现恐缠绵，
乍临命位诚危急，射中通关命难全。
指纹何故浮然样，邪在皮肤病易蠲，

腠理不通名表证，急行疏解汗之先。
忽尔关纹沉沉状，已知入里病盘旋，
莫将风药轻相试，须向阳明里证宣。
身安定见红黄色，红艳本来是伤寒，
淡红隐隐虚伤寒，定将深红作热看，
关纹见紫热之兆，青色为风是的端，
伤食紫青痰气送，三关青黑恐难安。
指纹淡淡不必悦，气质薄弱禀先天，
脾胃本虚中气微，切防攻伐损婴元。
关纹滞涩本因积，邪遏阴营卫气连。
食郁中焦风热炽，不行推荡病何迁。
腹痛纹入掌中里，弯内自然是风寒，
纹向外弯痰食热，水形脾胃两伤焉。
复诊掌后关中脉，浮沉迟数审的端，
七至八至为数热，四至五至为迟寒。
浮脉主表病在外，沉脉至里病内潜，
数脉六至腑有热，迟脉三至主脏寒。
浮而有力风与热，无力中虚宜培元，
沉而有力痰积食，沉而无力气滞间，
迟而有力乃为痛，迟而无力是虚寒。
数而有力本实热，无力疮疡恐熬煎，
此是切脉真口诀，静心审的要心专。
再看舌苔分表里，红黄有火清即安，
白滑里寒温中急，白涩里热黄滑寒。
若是舌黑辨阴阳，气息冷热用手探，
口中气热小便赤，舌黑必燥下为先，
气微便清手足冷，参　桂附妙如仙，
小儿阴亏舌亦黑，滋阴润燥无不痊。
又看胸腹坚与软，虚实此中可细参。
望切之理谅如是，闻声问证岂可偏，
言厉声粗知病实，气衰体虚必微言，
肝病怒声心病笑，脾病发声如歌然，
肺病出声有若哭，肾主呻吟恐共间。

阳证身轻言响亮，阴证昏逆闭眼眠，
阳症发狂喜饮水，阴证郑声话懒言。
一问寒热二问汗，三问头身与胸前，
四问饮食病新久，五问二便与渴烦，
六问前服药寒热，七问痘麻与后先。
用药细心谅虚实，有积体虚兼培元。
热清温湿风疏散，久泻当涩固先天。
如斯延医细斟酌，药到病除福无边。
少者怀之遵圣意，惟愿赤子寿百年。
若问是编何人辑，亚拙山人在鱼泉。

《幼科切要》

9. 推拿三字经

《推拿三字经》为光绪年间(1877 年)徐谦光所著,《推拿三字经》所记载的推拿技法,多为治疗当时民间流行的某些成人及小儿疾病时所用,尤其对痢疾、腹泻、脱肛、霍乱、瘟疫、痨瘵、痰喘、疮肿、惊风、癫狂、牙痛、腹痛等病的症状、诊断、取穴、预后、疗效等方面,叙述较详。由于受历史条件的限制,有些认识和提法显然不适合于当代。为尊重原著,全面反映推拿三字经派的特色,本书全文转录,仅供参考。

清代民间无钟表,推拿计时靠计数,故《推拿三字经》中有“大三万”“小三千”“婴三百”等词句,均指推拿次数而言。推拿次数的多少,时间的长短,是根据病人年龄大小、体质强弱和病情轻重,灵活掌握,临床治病不必拘泥此数。

《推拿三字经》原文

徐谦光,奉萱堂,药无缘,推拿恙,自推手,辨诸恙,
定真穴,画图彰,上疗亲,下救郎,推求速,惟重良。
独穴治,大三万,小三千,婴三百,加减良,分岁数。
轻重当,从吾学,立验方,宜熟读,勿心慌,治急病,
一穴良。大数万,立愈恙,幼婴者,加减量,治缓症,
各穴量。虚冷补,热清当,大察脉,理宜详,浮沉者,
表里恙,迟数者,冷热伤,辨内外,推无恙,虚与实,
仔细详。字廿七,脉诀讲,明四字,治诸恙。
小婴儿,看印堂,五色纹,细心详。色红者,心肺恙,
俱热症,清则良,清何处,心肺当,退六腑,即去恙。

色青者，肝风张，清补宜，自无恙，平肝木，补肾脏。
色黑者，风肾寒，揉二马，清补良，列缺穴，亦相当。
色白者，肺有疾，揉二马，合阴阳，天河水，立愈恙。
色黄者，脾胃伤，若泻肚，推大肠，一穴愈，来往忙。
言五色，兼脾良，曲大指，补脾方，内推补，外泻详。
大便闭，外泻良，泻大肠，立去恙，兼补脾，愈无恙。
若腹痛，窝风良，数在万，立无恙。流清涕，风感伤，
蜂入洞，鼻孔强。若洗皂，鼻两旁，向下推，和五脏，
女不用，八卦良。若泻痢，推大肠，食指侧，上节上，
来回推，数万良。牙疼者，骨髓伤，揉二马，补肾水，
推二穴，数万良。治伤寒，拿列缺，出大汗，立无恙。
受惊吓，拿此良，不醒事，亦此方。或感冒，急慢恙，
非此穴，不能良。凡出汗，忌风扬，霍乱病，暑秋伤。
若止吐，清胃良，大指根，震艮连，黄白皮，真穴详。
凡吐者，俱此方，向外推，立愈恙。倘泻肚，仍大肠。
吐并泄，板门良，揉数万，立愈恙，进饮食，亦称良。
瘟疫者，肿脖项，上午重，六腑当，下午重，二马良，
兼六腑，立消亡。分男女，左右手，男六腑，女三关，
此二穴，俱属凉，男女逆，左右详。脱肛者，肺虚恙，
补脾土，二马良，补肾水，推大肠，来回推，久去恙。
或疹痘，肿脖项，仍照上，午后恙。诸疮肿，照此详，
虚喘嗽，二马良，兼清肺，兼脾良。小便闭，清膀胱。
补肾水，清小肠，食指侧，推大肠，尤来回，轻重当。
倘生疮，辨阴阳，阴者补，阳清当。紫陷阴，红高阳，
虚歉者，先补强，诸疮症，兼清良。疮初起，揉患上，
左右旋，立消亡。胸膈闷，八卦详，男女逆，左右手，
运八卦，离宫轻。痰壅喘，横纹上，左右揉，久去恙。
治歉症，并痨伤，歉弱者，气血伤。辨此症，在衣裳，
人着褡，伊着棉，亦咳嗽，名七伤，补要多，清少良。
人穿褡，他穿单，名五痨，肾水伤，分何藏，清补良，
在学者，细心详。眼翻者，上下僵，揉二马，捣天心，
翻上者，捣下良，翻下者，捣上强，左捣右，右捣左。
阳池穴，头痛良，风头痛，蜂入洞，左右旋，立无恙。

天河水，口生疮，遍身热，多推良。中气风，男女逆，
右六腑，男用良，左三关，女用强。独穴疗，数三万，
多穴推，约三万，尊此法，无不良。遍身潮，分阴阳，
拿列缺，汗出良。五经穴，肚胀良，水入土，不化谷。
土入水，肝木旺。小腹寒，外牢宫，左右旋，久揉良。
嘴唇裂，脾火伤，眼胞肿，脾胃恙，清补脾，俱去恙，
向内补，向外清，来回推，清补双。天门口，顺气血，
五指节，惊吓伤，不计次，揉必良。腹痞积，时摄良，
一百日，即无恙。上有火，下有寒，外劳宫，下寒良。
六腑穴，去火良，左三关，去寒恙，右六腑，亦去恙。
虚补母，实泻子，曰五行，生克当。生我母，我生子，
穴不误，治无恙。古推书，身首足，执治婴，无老方，
皆气血，何两样，数多寡，轻重当。吾载穴，不相商，
少老女，无不当。遵古推，男女分，俱左手，男女同，
予尝试，并去恙。凡学者，意会方，加减推，身歉壮，
病新久，细思想，推应症，无苦恙。

《推拿三字经》

10. 保生歌

要得小儿安，常带饥与寒，肉多必滞气，生冷定成疳。
胎前防辛热，乳后忌风参，保养常如法，灾病自无干。

《幼科推拿秘书》

11. 调护歌

养子须调护，看承莫纵驰，乳多终损胃，食壅即伤脾。
衾厚非为益，衣单正所宜，无风频见日，寒暑顺天时。

《小儿推拿广意》